U0347853

CEIBS 中欧经管图书

中欧**医改**丛书

寻 路 医 改

中国卫生政策的创新与实践

蔡江南

主编

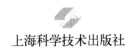

上海科学技术出版社

图书在版编目(CIP)数据

寻路医改：中国卫生政策的创新与实践 / 蔡江南主编. —上海：上海科学技术出版社，2017.1（2019.4重印）
（中欧医改丛书）
ISBN 978 - 7 - 5478 - 3343 - 8

Ⅰ.①寻… Ⅱ.①蔡… Ⅲ.①医疗保健制度—体制改革—研究—中国 Ⅳ.①R197.1

中国版本图书馆 CIP 数据核字（2016）第 262794 号

寻路医改：
中国卫生政策的创新与实践
主编 蔡江南

上海世纪出版股份有限公司
上海 科 学 技 术 出 版 社   出版
（上海钦州南路 71 号 邮政编码 200235）
上海世纪出版股份有限公司发行中心发行
200001 上海福建中路 193 号 www.ewen.co
当纳利（上海）信息技术有限公司印刷
开本 787×1092 1/16 印张 27.5 插页 4
字数 400 千字
2017 年 1 月第 1 版 2019 年 4 月第 3 次印刷
ISBN 978 - 7 - 5478 - 3343 - 8/R · 1272
定价：88.00 元

演讲者名单

研究机构

阿兰·特雷格	约翰·霍普金斯大学高等国际研究院资深研究教授
鲍 勇	上海交通大学公共卫生学院教授、中国社区健康联盟主席
蔡江南	中欧国际工商学院卫生管理与政策中心主任、经济学兼职教授
耿文秀	华东师范大学心理与认知学院教授、博士生导师
胡善联	复旦大学公共卫生学院教授、上海市卫生发展研究中心顾问
胡苏云	上海市社会科学院人口与社会发展研究所研究员
黄 丞	上海交通大学安泰经济与管理学院副教授、博士生导师
黄葭燕	复旦大学公共卫生学院副教授、硕士生导师
姜 傥	迪安诊断副总裁、中山大学中山医学院检验系教授
金少鸿	中国食品药品检定研究院国际合作高级顾问、研究员、博士生导师
罗大伦	北京中医药大学中医诊断学博士、原北京电视台《养生堂》主编
亚瑟·德姆里克	美国堪萨斯大学医学中心副教授、前中欧国际工商学院访问教授
俞 卫	上海财经大学公共经济与管理学院教授
张录法	上海交通大学国际与公共事务学院副教授
赵德余	复旦大学社会发展与公共政策学院发展与政策研究中心主任
赵永超	上海荣曼咨询公司总经理、中欧卫生管理与政策中心兼职研究员
朱恒鹏	中国社会科学院经济研究所副所长、公共政策研究中心主任
左学金	上海市人民政府参事、上海社会科学院研究员

医疗机构

段 涛	上海市第一妇婴保健院院长
龚晓明	美中宜和妇儿医院妇产科副主任
赖世伦	"百草箱"创立者,美国回归中医药大学创始人
李朝阳	美国个体私人诊所外科医生
李为民	四川大学华西医院院长
梁晓华	复旦大学附属华山医院肿瘤科主任
朴灿杰	上海韩国商会医疗局局长
宋冬雷	冬雷脑科医生集团创始人、原复旦大学附属华山医院医生
宋 维	上海寓医馆创始人兼院长、原第二军医大学附属长征医院医生
孙艳霞	上海市徐汇区长桥社区卫生服务中心健康管理科主任、医生

童维楠	张强医生集团行政总监
谢 斌	上海市精神卫生中心主任医师
杨永晓	上海应象中医学堂创始人
于广军	上海交通大学附属儿童医院院长
于 莺	美中宜和综合门诊中心 CEO
张廷浒	重庆黔江民族医院董事长兼院长、重庆市政协常委
朱 兰	上海市徐汇区斜土街道社区卫生服务中心团队队长、医生

政府、协会

安 平	甘肃省卫生和计划生育委员会副巡视员
程崇高	江苏省宿迁市卫生局副局长
丁汉升	上海市卫生发展研究中心副主任
韩晓芳	原北京市发展和改革委员会委员、北京市医改办主任
江 萍	上海市长宁区卫生和计划生育委员会副主任
金春林	上海市医学科学技术情报研究所所长兼上海市卫生发展研究中心常务副主任
金其林	上海市医院协会副会长
柳鹏楠	江苏省保健养生业协会副会长、原南京市卫生局副局长
牛正乾	中国医药企业管理协会副会长、中国医药企业家协会副会长
钱瑛琦	江苏省太仓市医疗保险基金结算中心主任
唐民皓	上海市食品药品安全研究会会长
王裕如	上海市心理咨询行业协会会长、知音心理咨询中心主任
王 桢	浙江省卫生和计划生育委员会医政处处长
肖泽萍	上海市卫生和计划生育委员会副主任
谢道溥	杭州市医疗保险管理服务局党委书记、局长
熊先军	中国医疗保险研究会副会长兼秘书长
徐毓才	陕西省山阳县卫生局副局长
许 速	上海市卫生和计划生育委员会副巡视员、上海市医改办副主任
张宗久	国家卫生和计划生育委员会医政医管局局长
赵丹丹	上海市长宁区卫生和计划生育委员会主任、前黄浦区卫生局局长
周 群	上海市食品药品监督管理局总工程师

健康产业

阿米尔·哈桑	飞利浦医疗信息系统解决方案及服务大中华区总经理
崔 宁	中公网医疗信息技术有限公司副总经理

范　晶	北大医疗产业集团助理总裁、前国家卫生和计划生育委员会医政医管局医疗资源处主任科员
富漫江	易医健康管理咨询（上海）有限公司亚太区医疗总监、前加拿大全科医生
韩厉玲	阳光保险集团战略投资发展中心董事总经理、原天士力控股集团创新投资及国际部总经理
韩　青	礼来公司医学注册事务总监
黄颖峰	翼多信息咨询有限公司（eDoctor）总裁
柯　樱	上海医药集团科研发展部总经理
李健华	美国佰健势医疗集团驻华总裁、邻家诊所创始人
李天天	"丁香园"创始人
李逸石	思路迪公司公共关系与战略总监、前百时美施贵宝制药有限公司战略产品规划部高级经理
刘大伟	上海医药集团股份有限公司副总裁
刘　明	睿信投资合伙人
刘　晓	泰禾投资集团有限公司医疗板块副总经理、前德睿医疗咨询（上海）有限公司咨询业务董事总经理
倪向阳	阿斯利康战略合作与业务发展副总裁
邵晓军	慕尼黑再保险大中华区医学总监
邵　颖	上海复星医药（集团）副总裁兼研发中心主任
屠永锐	常州四药制药有限公司董事长
汪立源	杭州方回春堂馆长
王　磊	阿斯利康中国和中国香港特区总裁
王小芳	南京人民广播电台健康节目主持人
王燕妮	青松居家康复护理机构创始人兼 CEO
谢　开	分享投资医疗基金投资副总裁
谢震中	平安健康云战略市场部总经理、前埃森哲大中华区医疗与公共事业部管理咨询总监
杨金宇	上海三国电子有限公司总经理、前东软集团战略咨询部首席咨询顾问
杨　萨	云南新康医疗管理集团董事长兼 CEO
俞　熔	美年大健康董事长
张瀚文	联新国际医疗集团执行长
章滨云	上海复旦医疗产业管理公司总经理

前　言

酝酿和发起

　　1991 年,我开始在美国波士顿的布兰迪斯(Brandeis)大学公共政策学院攻读博士学位。之前在国内,我本科和硕士读的都是经济学,与医疗卫生没有任何关系,只是来美之后的切身体验触发了我对医疗的兴趣。当时我在美国有两颗牙齿需要做根管治疗,并需要做牙套,而每一颗牙齿的治疗费用需要 2 000 美元。这 4 000 美元当时就是一个学生一年的生活费用。在二十多年前,这对于一个来美国读书的中国穷学生是一笔巨大的开支。长期在经济学领域学习和工作的我,实在是不明白,为什么最基本的经济学规律(供求规律)在美国的医疗领域却不起作用? 为什么这个行业不会通过供求来调节价格,增加供给,最后降低价格?

　　抱着这种好奇心,加上我就读的学院有一批著名的学者在美国的卫生政策研究领域有着非常重要的影响,我就开始转向卫生政策领域。1996 年博士毕业后,我在波士顿的一家药品经济咨询公司工作,三年后又去了麻省卫生厅下面的卫生筹资和政策局工作,从事卫生政策的研究。2003 年国内发生的严重急性呼吸综合征(SARS)使得卫生政策领域受到了很大的重视,我开始有机会被邀请回国参加会议和演讲,从此产生了回国工作的念头。我感到国内卫生政策和卫生经济学的研究非常需要像我这样有跨学科的背景,同时对中美两国都有比较深入了解的学者。

　　2006 年 9 月,我开始了在复旦大学经济学院为期三年的教学和研究

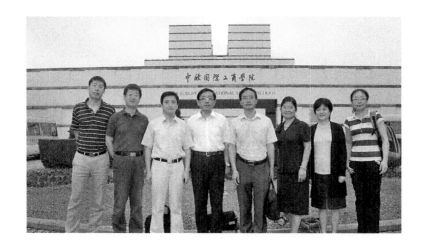

工作，由于个人家庭的原因，原来准备全职回国的计划，变成了中美两边的兼职，每年在国内工作3～4个月。回国工作后有幸参与了新医改方案的起草和讨论，当时复旦大学是医改方案起草的最初六家机构之一。回国后，与上海财经大学俞卫教授、复旦大学公共卫生学院陈洁教授、上海社会科学院左学金院长经常聚在一起，交流酝酿合作，想组织一个定期的会议。我还与上海交通大学的黄丞教授和张录法教授、上海社会科学院的胡苏云研究员进行交流合作，也希望有一个合作机制。

2012年5月，我开始在中欧国际工商学院全职工作，担任卫生管理与政策中心的主任。2012年7月17日下午，上海六家机构的专家在中欧国际工商学院开会，就如何结合各高校现有资源进行有效创新合作进行了交流，并就此提出了合作举办"卫生政策上海圆桌会议"的倡议。圆桌会议的宗旨是：① 选择有影响且有一定争议的卫生政策问题讨论并形成一定的结果；② 能够给业界有所指引；③ 能够突出和传播上海的先进经验。

参会者有：上海市卫生发展研究中心丁汉升副主任，上海财经大学公共经济与管理学院常务副院长俞卫教授，上海交通大学安泰经济与管理学院、医疗卫生研究所执行所长黄丞教授，复旦大学公共卫生学院罗力教授，复旦大学公共卫生学院院长助理陈英耀教授，上海交通大学公共卫生学院胡爱平教授，上海市社会科学院城市与人口研究所杨昕博士，中欧国际工商学院卫生管理与政策中心主任蔡江南教授和行政助理韩芳。

会议发起方包括七家机构（按笔画排列）：上海市卫生发展研究中心、上海市医疗保险协会、上海交通大学、上海社会科学院、上海财经大学、中欧国际工商学院、复旦大学。执行委员会的 11 位专家来自这七家机构：丁汉升、余央央、李国红、罗力、陈英耀、胡苏云、胡爱平、杨昕、黄丞、彭佳平、蔡江南。会议又邀请了 10 位专家作为顾问委员会成员，他们是：左学金、肖泽萍、陈洁、金春林、俞卫、郑志杰、郑树忠、胡善联、高解春、梁鸿。

形式和特色

会议的地点选在了中欧国际工商学院金融研究院，地址在浦东新区陆家嘴滨江大道 2525 弄 15 号 B 幢别墅。陆家嘴公共交通方便，便于大家参加。这幢别墅坐落在黄浦江边，在东方明珠电视塔和水族馆中间的一个小花园内。这是一幢三层楼的别墅洋房，一楼的会议室面积不大，大约可坐 50 人，若增加座位可以容纳 120 人。长方形的房间显得很紧凑，正好便于大家交流互动。二楼的大厅可以用作记者采访和就餐的场地。当参会人员特别多的时候，我们也曾经用于转播会场。

第一次圆桌会议于 2012 年 9 月 15 日周六下午召开，主题是"如何推进全科/家庭医生制度"，大家都觉得基层医疗和全科医生的短缺是我国医疗卫生体系的重大缺陷，所以将此作为第一次会议的主题。会议开始

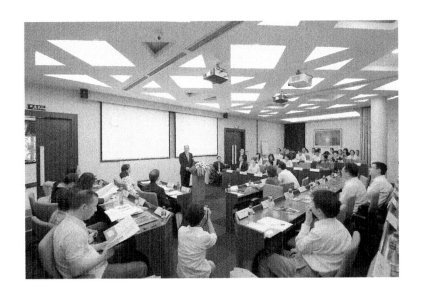

前,我们做了认真的准备工作。为了保证会议的质量,首先要邀请高质量的演讲人,我们邀请了政府方面的代表,当时的上海市长宁区卫生局副局长江萍和黄浦区卫生局局长赵丹丹;学者有上海交通大学的鲍勇教授和复旦大学的赵德余教授;基层医疗工作者有上海徐汇区的两位全科医生朱兰和赵艳侠,还有曾经担任加拿大全科医生的富漫江。从此以后,每一次会议的发言人尽量包括政策制定方(政府)、学者和第一线实践者,这种政府、学术和产业多视角的发言便成为圆桌会议的特色之一。在可能的条件下,还会介绍国际的经验和做法。

圆桌会议在议程上有几个创新点:第一,会议议程包含了讨论的问题。第二,会议前向大家提供与会议主题有关的参考材料。第三,在每一次会议上预告下一次会议的主题和时间。在时间安排上我们决定每一个季度召开一次,每年 4 次,固定在 3、6、9、12 月的某一个周六下午举行。第四,会议议程上包括了发言人的照片和简历。第五,会议议程提前 2 周通过邮件,后来还通过微信通知大家,使得大家可以提前预留时间,并且了解会议的详细内容。

圆桌会议的一个重要特点是与媒体之间的密切合作,第一次会议就有不少媒体记者参加。我们与"搜狐健康网"建立了长期合作关系,每次将会议速记当天给他们,他们事先搭建了网络版面,最快在当天晚上就将发言内容整理上网。后来"搜狐健康网"还专门为我们搭建了圆桌会议的栏目,至今已经积累了 15 期会议的发言内容。《中国卫生》杂志从第一期开始便成为合作方,将每期会议的发言内容整理发表。许多媒体长期以来一直关注圆桌会议,成为会议的合作方。

圆桌会议的另一个重要特点是大家的参与和互动。我们从第一次圆桌会议发现,大家参与讨论的积极性很高,而且讨论发言的质量很高,有的现场临时发言甚至比预先准备的发言更加生动,引起了更好的互动。从第二次会议开始,我们决定减少主题演讲的时间,增加现场互动讨论的时间,将上半场作为主题演讲,茶歇后的时间全部用来互动和现场讨论。大家的积极参与成了圆桌会议一个非常重要的特色和吸引点,参会者不是作为一个被动的听讲人,而是成为会议的一部分,参加热烈的讨论,有时是激烈的辩论,使得不同的声音有机会表达,使大家对问题的理解更加深入全面。

会议的特色可以用"开放、合作、参与、互动"八个字来概括。由于会前的认真准备,会议主题紧扣大家关心的话题,发言人的不同视角和专业素养,大家现场的参与互动,以及会后会议内容通过媒体的传播和影响,使得卫生政策上海圆桌会议四年多来成了行业内的一个具有知名度的品牌会议。

内容和重点

会议的定位在于"提出问题,解决问题,对卫生政策产生影响"。每一次会议都会围绕一个大家关心的热点问题,从分析问题和解决问题的角度,来探讨在政策上需要做出什么改变,或者具有什么政策含义。圆桌会议的内容非常务实,理论联系实际,避免空谈大道理,避免纯理论研究。讨论的话题,经常是与政府刚发布的一项新政策,或起草的一项新政策,或很可能要制定的一项新政策相关。每次会议内容发表后,都能引起广泛的关注。我们还开辟了一个不定期的热点话题系列。例如在 2013 年,上海自贸区政策发布后的两周,我们举办了自贸区对于医疗健康行业影响的圆桌会议,马上引起了全国的关注。

这本书的内容涵盖了从 2012 年 9 月到 2016 年 6 月共 16 期卫生政策圆桌会议的全部发言,涉及的卫生政策问题都是我国医改的热点问题,覆盖了医疗卫生体制中的各个主要领域,包括医疗服务、医药、医疗保险、医疗信息技术和最新的医疗技术发展。由于本书根据演讲发言记录整理,使用的数据没有出处。如果读者发现有重大出入的话,请与我们联系。书中观点仅代表与会发言者的个人意见。

与医疗服务有关的内容最多,共有九章。与基层医疗有关的内容有三章:第一章"家庭医生,如何推进",第十三章"医生诊所,如何成长",第十五章"基层医疗,多元办医"。基层医疗是我国医疗服务体系中的短板,特别需要改革和发展。随着我国医改的深化,分级诊疗,推动基层医疗的发展,已经成为医改的重要内容。

医生是最为重要和稀缺的医疗资源。第七章"医生价值,如何回归",直接探讨了医生价值的问题,譬如为什么优秀人才不愿意学医,学医后不愿意从事临床工作,医生的价值如何才能得到实现? 第一章"家庭医生,如何推进"、第十三章"医生诊所,如何成长",这两章的内容也与医生话题直接有关,探讨了为什么家庭/全科医生本身缺乏吸引力,对病人也缺乏吸引力;医生的价值为何可以通过医生诊所和自由执业得到释放和实现。

医改所涉及的医疗服务的话题还包括多元办医:第六章"多元办医,如何推进",第十五章"基层医疗,多元办医"。在主流和传统认识中,认为基层医疗应该由政府来主办。政府管基层,市场管高端,似乎成为一种思维定势。然而在世界各国的医疗卫生体制中,恰恰是市场和社会在主办基层医疗,通过民办的医生诊所来负责常见病、多发病和慢性病的治疗和管理。因此,第十五章特别介绍了我国民营基层医疗的创新实践和其他国家的经验。医疗服务价格改革也是医改的重要话题,第十四章"医疗定价,如何改革",讨论了医疗服务的定价问题。

医疗服务还涉及许多特殊领域:第三章"老年护理,谁来提供",涉及养老服务;第四章"振兴中医,路在何方",涉及中医药领域;第五章"精神健康,谁来负责",涉及了精神卫生领域。这些话题都是大家非常关心的热点话题。老龄化问题在我国已经迫在眉睫,但还没有好的解决办法。机构护理、社会护理、居家护理都需要一定的投入,但缺乏资金和人才。中医药越来越得到重视,但是价格低、质量低、商业模式不成熟。《精神卫生法》的出台,提出了如何保护患者利益和老百姓利益的问题。精神卫生人才短缺,资金缺乏,管理制度不完善,都是影响发展的障碍。

"三医联动"的第二个重要领域是医药:第九章"仿药质量,如何保证",第十二章"网上药店,如何起步",第十六章"新药审批,如何加速",都从不同侧面涉及了药品领域的改革和创新。我国是一个仿制药大国,但是长期以来,如何提高仿制药的质量和国际竞争力一直是一个难题。这几年政府出台了一系列文件,在解决仿制药一致性评价上发力。2015年国家食品药品监督管理总局出台的加速新药审批的文件,成为我国药品领域改革的里程碑文件,里面包含了一系列创新点。网上药店也是一个新的探索领域,政府2014年起草了方案,引起了业界的关注,如何落地还需要解决一系列具体问题。

"三医联动"的第三个重要领域是医疗保险:第二章"大病医保,如何建立"，第十章"医保控费，如何实现"。我们既需要扩大覆盖面和提高医保报销水平，以降低受保人经济风险，也需要解决医保经费的可持续性问题，控制医保费用的过快增长。

本书还涉及了医疗技术，特别是医疗信息和互联网有关的话题：第八章"信息技术，改变医疗"，第十一章"远程医疗，如何发展"，第十二章"网上药店，如何起步"。信息缺乏、信息不对称、信息不确定，都是医疗行业与其他行业区别的重要特征，也是造成医疗行业诸多问题的原因。互联网和信息技术的发展，有助于缓解医疗信息不对称的问题，提高医疗资源使用的效率，改善医疗质量，改善病人的就医体验和方便程度，降低医疗费用，因此医疗信息领域的发展和变化值得特别关注。

本书内容的一个重要特色是包含了许多实际的案例。在上述的"三医"领域(医疗服务、医药、医保)和医疗信息领域，每一章都包含了真实的案例，都是在第一线从事创新和改革的实践者们亲身的体验，所以内容特别接地气，提供了大量鲜活的实际经验和改革创新，这为政策制定者提供了一个难得的重要视角。

本书是对我国卫生政策领域内所做的一系列创新和实践的很好总结。全书包括了我国医疗卫生领域内85位专家的发言：18位国内外的学者和研究者，17位医疗领域的管理者和医生，21位政府官员和行业协会领导，29位医疗卫生领域的实际管理者、创业家、咨询专家和投资人。内容都是专家们第一手经验和思考的总结，理论联系实际，没有脱离实际的纯理论研究，为希望了解我国医疗卫生领域实际存在的问题、改革的现状和有关政府政策变化的读者们，提供了极为宝贵的第一手资料。相关内容在出版领域尚属于首次，且参考借鉴意义重大，具有很大的前瞻性和实操性。对于所有希望了解我国医疗卫生领域改革和发展实际情况的读者来说，可以通过本书了解不同医疗政策制定的难点和问题，并从不同角度分析趋势，把握医改脉搏，因此是不可多得的重要参考资料。

感恩和感谢

这本书是我国医改政策形成和实践经验的一个缩影。首先要感谢这个改革年代给我们提供了丰富的问题和实践，离开实践的源泉，任何的理论将会显得苍白无力。从 2009 年开始的我国新一轮医改,推动了医疗卫生领域的蓬勃发展。我们从 2012 年起组织的卫生政策上海圆桌会议,完全是这个医改热潮下的时代产物。2013 年,国务院发布了促进健康服务业发展的 40 号文件,进一步将医疗健康领域的发展和改革推向了一个新的阶段:卫生政策的改革和健康产业的发展互相促进,形成了一个全新的发展阶段。在这个改革创新的年代里,本书将是一个记录者,紧紧把握了时代跳动的脉搏,集中了政府、学者和实践者的思考和实践经验。

我们要感谢许多组织机构的合作和支持,他们包括上海许多高校和研究院:复旦大学、上海交通大学、上海财经大学、上海社会科学院、上海健康医学院、同济大学;上海各个与卫生有关的政府机构和行业协会,包括上海市卫生发展研究中心、上海市食品药品安全研究会、上海市医疗保险协会、上海医药行业协会。同时,感谢医疗卫生有关企业的支持,没有它们,圆桌会议将很难如期举行,它们是飞利浦医疗、阿斯利康、礼来制药。

我们要特别感谢中欧国际工商学院提供的大力支持。作为一家商学院,中欧并没有内部的医疗卫生资源,但是中欧多年在医疗卫生领域精耕细作,培养了大量的医疗卫生领域管理人才和创业人才。中欧大量的校友活跃在医疗卫生有关的领域,作为政府政策制定者、医院管理者、药品器械行业的管理人、创业人、投资人,中欧校友和学生成为中欧各项活动的重要力量,许多也是会议中的演讲人。学校领导对中欧卫生管理与政策中心的工作给予了大力支持,许多有关部门提供了帮助和支持,包括发展部与企业的联系,陆家嘴金融研究院在场地上的大力支持,市场媒体部门的宣传报道、后勤部门的材料印刷等。

需要特别感谢中欧卫生管理与政策中心的目前和以前的同事们和实习生的努力工作,他们是中欧员工薛梅、陈尚恩、张黎、韩芳,实习生朱超、程龙、宋伟、李璐、上官琰、于李昭辉。中欧经管图书的胡峙峰和柳飞,对本书的策划,包括书名的选择,提出了很宝贵建议,付出了辛苦努力。

特别需要感谢的是实习生朱超,作为新加坡国立大学李光耀公共政策学院的研究生,他在 2016 年暑假 4 个月左右的时间里,对 16 期圆桌会议速记和 PPT 等第一手材料进行了认真的整理,将大家发言的精华保留了下来,并对口头发言用语做了更加规范化的处理。没有他的努力,这些会议速记的素材将不会闪耀出现在的光芒。

最后,我要感谢我的家庭、夫人和孩子的支持和鼓励。在他们的支持下,我在美国工作生活了二十多年后,全职回到中国工作,开始了人生的又一个新的里程。家庭永远是事业发展的有力后盾。

中欧国际工商学院　　卫生管理与政策中心主任
经 济 学 兼 职 教 授
2016 年 9 月 16 日中秋节

目　录

目
录

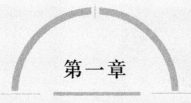

第一章

家庭医生，如何推进

本章内容摘选自 2012 年 9 月 15 日，第一期圆桌会议

　　在中国现有的医疗卫生体系中，基础医疗是一个极为薄弱的环节。其根本原因在于，作为基础医疗核心的全科/家庭医生目前的力量还比较薄弱。全科医生和基础医疗的缺乏造成医疗资源和病人大量聚集于三级医院，结果带来资源浪费、医疗费用偏高、医疗质量低下、病人看病难等一系列问题。在新一轮医改中，政府希望加强基层和基础医疗的力量，开始培养和发展全科医生的医疗服务体系。但是，目前存在着全科/家庭医生的双重吸引力缺乏的问题，即对医生本身和病人都缺乏吸引力。由于基层的待遇和职业发展等方面不足，无法吸引足够的现有医疗人才到基础医疗层面来，也无法吸引更多的医学生选择全科这条道路。从病人角度而言，由于对基层医疗能力的不信任等问题，也并没有将社区卫生中心或者乡镇卫生院作为首诊机构，而主动去"挤"大医院。

　　本章内容编选自第一期卫生政策上海圆桌会议，介绍了卫生政策研究者、基层医疗服务的实际工作者、中外的全科医生以及卫生政策的决策制定者等不同角度的观点，共同探讨和分析造成全科/家庭医生双重吸引力缺乏的原因，并提出解决对策和政策建议。

家庭医生制度下社区健康管理理论与思考

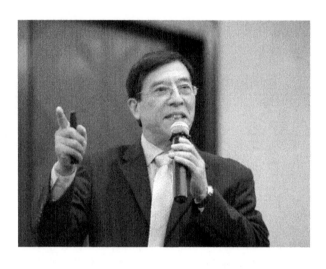

鲍勇

上海交通大学公共卫
生学院教授、中国社
区健康联盟主席

　　家庭医生制度一定要依靠社区健康管理这样一个支柱才可以可持续发展。首先我从政策方面来说,社区卫生服务发展从 1997 年到 2012 年走了三大步。第一步是 1997 年提出了"六位一体",第二步是 2003 年提出两个"基本",第三步是 2008 年提出了健康管理的概念,因为社区更多关注慢性病,如高血压、心脏病,需要健康管理。

· 两轮新医改的成绩 ·

　　第一轮新医改的成绩首先是建立了居民健康档案,并实施规范管理,但是没有应用好,我们需要把健康档案有效利用起来。第二方面是公共卫生。公共卫生的成绩是第一轮新医改中成绩最大的。到目前为止,中央为每一个人的公共卫生问题支付 25 元钱,这很不容易。第三是中医药进社区,现在中医药是我们的强项,上海长宁、黄浦等社区中医做得都非常好。

　　第二轮新医改又出现了新的走向,首先提出要"不得病、少得病、晚得病"。第二方面是看病更方便,第三方面是要降低医药费。

· 新医改形势下，健康管理协调发展有哪些模式 ·

这是一个理想的模式，我们简称"54321"。"5定"，首先我们要定服务人群，就是按照人头付费。医院则是按照病种付费。要定首诊医疗机构、医疗保险费用、医疗服务数量和质量费用、公共卫生服务数量和质量费用等。"4付"，政府、保险机构（健康管理）、医疗机构和个人四方付费。"3督"，政府、居民、社会（第三方）进行监督。"2转"，首诊医疗机构和综合性医院双向转诊。"1完善"，就是完善家庭医生制度。

另外一个是实施策略。首先，要明确政府医院（公立）和社区卫生服务机构（社区）以及私立医院的服务对象和内容。公立医院就是要保障老百姓的基本医疗，在收费、价格等问题上必须实行统一管理；私立医院可以实施延伸性服务和特殊服务，在收费、价格等问题上可以市场化。第二，不同的医疗卫生服务机构必须要联网。综合性医院、专科性医院、社区医院（社区卫生服务机构）、远程医疗机构等既要有明确的分工，又要有密切的合作。要形成纵向一条线，横向"无缝隙"的服务网络。第三是全科医生和专科医生通力协作。第四是真正的双向转诊和服务。现在综合性医院还是自负盈亏，我曾经做过一个简单的调查，上海市的综合性医院国家真正补偿的不多。社区医院是收支两条线。在这两个体系下如何实施双向转诊，难度很大。第五是共享医院（社区）硬件和软件。医疗资源是公共的，应该为公共享用。上海市如何共享 HIS（Hospital Information System，医院信息系统）、PACS（Picture Archiving and Communication System，影像归档和通信系统）、LIS、CHS 四大系统，特别是共享给社区，社区的资料也应该为综合性医院服务。

我们要做好社区卫生服务，要做好健康管理，要依靠家庭医生制度。从国外的实践来看，他们的特点是，第一政府主导基层医疗（除了美国之外），第二全科医生是健康守门人，第三真正的双向转诊。

现在我们正在培养全科医生队伍，我希望不仅仅是在我们的高校培养，更希望在社区培养。最近我们在上海长宁区，与长宁区卫生和计划生育委员会（简称卫计委）一起把全科医生培养成"三师"——健康管理师、营养师和心理咨询师，我相信我们的全科医生既是有资质的医生，又是"三师"，这样的医生肯定受大家欢迎。

家庭医生签约率提升，
信息化水平有待提高

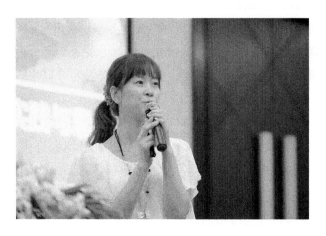

朱兰
上海市徐汇区斜土街
道社区卫生服务中心
团队队长、医生

上海从 2011 年 5 月份开始在十个区县进行家庭医生试点。

·家庭医生和全科医生的区别·

首先是称呼方面的区别，全科医生更强调专长，专业是"全科医学"这个二级学科，和内外科并立，而家庭医生更多强调的是职业和岗位。如果说你是全科医生，但是不在社区岗位，不从事家庭医生的工作，那么你就不是家庭医生。

在构成方面，家庭医生更强调"一个好汉三个帮"。一个家庭医生团队包括一个家庭医生、两个助理，仅仅靠家庭医生本人难以支撑千户家庭，所以家庭医生要组成一个系统，才能把作用放大。家庭医生还是一个契约，要签约家庭服务。家庭医生的工作主要是通过全科团队的网络化管理，包括三级、二级医院和社区的互动，对签约家庭进行全方位的健康管理和疾病管理。

在我们中心，我们对工作内容进行了十个方面的总结，也是围绕家庭健康管理的十大内容。服务品质一定是"四性服务"，强调综合性和全面连续性的服务。有一个特点很重要,家庭医生更多关注家庭成员的整体健康,而全科医生更关注个体的疾病。

·组织、约束、动力、管理和支持保障五个方面推进家庭医生制度·

我们中心位于上海徐汇区北部,人口分布非常密集。根据 2011 年社区人口的构成,在整个社区居民主要的一些慢性病疾病谱中,高血压、呼吸道疾病和心血管疾病发病率都很高。我们中心 2011 年开始实施家庭医生工作,发布了实施方案和六个配套文件,使工作一开始就在比较规范的轨道上运转。

中心内部的运行机制主要分为组织、约束、动力、管理和支持保障五个方面。比如说组织形式,我们中心是号召所有的比较优秀的全科医生都下到社区担当家庭医生,原则上从事社区工作 3 年以上。在动力机制上,包括绩效考核和竞争激励机制,因为在社区做家庭医生相对在中心病房和门诊要辛苦很多,怎么吸引更优秀的全科医生到社区,我们出台了一系列的政策。在管理方面,中心不同部门对家庭医生团队有不同的支持,包括医疗、护理、行政、管理等各个方面的保证。另外一个是我们的支持保障系统,还有后续的保障和宣传的保障。每一个家庭医生都配备了一台笔记本电脑和手机,专门负责为签约家庭服务。家庭医生的午餐是中心统一配送的,中心让很多医生也没有了后顾之忧。其他包括很多的培训、保障,不管是社区培训还是出国培训,我们都优先考虑家庭医生。

支撑系统,首先是团队互助支持,第二是中心专科对我们的技术支持,第三是中心搭台和附近的二级、三级医院的支持,还有社会的支持平台。因此,在动力及培养机制、激励机制、支撑机制等方面,中心评先评优、职称聘任等都优先考虑家庭医生。

·三大阶段的工作概况·

从 2011 年 6 月 1 日开始实施家庭医生到现在,基本上可以概括为三大阶段的工作。中心一共有 4 个家庭医生团队,每个团队都会有 3～5 个家庭医生的工作小组。每一个小组都由一名家庭医生和一名公共卫生医生或者是护士担当的助理构成。现在我们基本上是 1∶1 匹配。一个工作小组负责所在社区签约 800～1 000 户家庭的健康管理。我们的管理更多的是协调和考核。首先我们为每一个家庭医生配备统一的工作包,公开我们的介绍,包括我们的热线、邮箱和监督电话,其中十大项的服务项目也对社区居民进行全方位的公开。

第一阶段的工作是深入社区,进行宣传沟通,提高我们的签约率。刚刚开始在社区宣传的时候,很多居民都不了解,那个时候大家都不知道什么是家庭医生,询问是不是私人医生或者上门医生。现在说不收费,以后会不会收费。现在说没有影响,会不会签约之后,就会被限制到二级、三级医院自由就诊。居民对家庭医生制度有许多疑问。我们充分利用社区各个方面的资源,进行了宣传和沟通,提高我们的签约率。

七八月份我们正式启动签约工作,当时天气非常热,整个团队特别辛苦。因为社区很多居民是上班族和中年人,我们工作的时候他们不一定在家里,所以我们实施了"5 + 2"工作制,包括工作日和周末,甚至是下班之后也会去与居民进行沟通。效果应该说还是比较好的,从签约工作开始3个月之内,整个中心四个站点,签约了 9 000 户居民,签约率达到了常住户的50%。

第二阶段的工作是对健康基本信息的核实更新。因为许多居民的健康档案是几年前做的,几年下来之后,很多的健康档案、人口学信息、疾病信息、健康信息都有非常大的变化。签约之后,家庭医生和助理会对签约居民的信息进行全方位的整理和核对。当时复旦大学的一位教授到我们这里来看过,他说建立健康档案是一切工作的基础,而且这个工作也花费了我们非常多的时间。但是在这个过程中,我们学到了很多东西,也取得了很好的效果。通过沟通可以和周边居民拉近距离,了解情况。健康档案核实更新之后,我们再进行分层分类处理。结合这些情况进行整理,可以做到心里有数,知道到底有多少人需要我们管理,有多少人有事情时会来找我们。

第三阶段工作是服务内涵的工作。我们对居民基本情况理顺之后对健康风险进行评估,进行分层分类。包括我们开辟了家庭医生工作室,探索了绩效考核体系。从 2011 年到现在,我们一直在和家庭医生沟通。我们有一些工作的便签,内容包括我们的工作时间、工作电话等,会送到每一户人家手中。这一年多的时间,为了避免刚刚开始的时候轰轰烈烈,大规模的签约、沟通,到后来变得无影无踪,我们想了很多的办法。很难碰到的这部分居民,我们会在周末和休息的时间采取各种方式和他们进行沟通。

自开展以来,社区居民健康知识知晓率较之前提高了31%,社区居民对家庭医生服务的满意度明显增加,达到了96%。慢性病的控制率(是指我们进行规范化管理的病人的控制率)相对以往也有很大的提高。到目前为止,我们的签约率接近60%。

接下来是我们的绩效考核体系,我们称为"5 + 2 + 1"。"5"是指中心相关部门对家庭医生每月一次的考核。"2"是指一年两次的五率考核,包括家庭医生签约率、签约家庭服务覆盖率、慢性病管理率、预约门诊服务率、社区居民满意率。"1"则是指一年一次的量表的考核。

· 现存问题: 运行机制有待于进一步健全 ·

从目前存在的问题来讲,首先是我们的运行机制有待进一步健全。第二是家庭医生制度服务定位有待进一步明确。第三是高水平人才队伍很难引进,包括引进之后如何留住,这都是需要我们进一步探讨的问题。另外,我们的信息化水平还要进一步提高,包括医联网的建立,健康档案如何真正的活化起来。我们的目标是两年内签约率达到80%,重点人群覆盖率进一步提升。远期目标是探索建立社区首诊、双向转诊及按服务人口预付卫生经费等制度。最终实现人人享有初级卫生保健服务的目标。

家庭医生尚无法为病人转诊，需政策支持

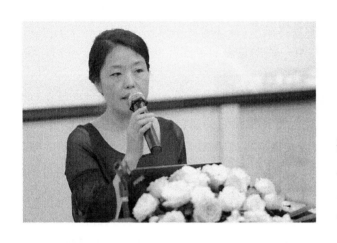

孙艳霞

上海市徐汇区长桥社
区卫生服务中心健康
管理科主任、医生

· **社区人口慢性病发病率高，建立"慢性病关爱家园"** ·

上海长桥社区常住人口为 12 万人左右，人口特点是老年人多，慢性病发病率高，特别是高血压、糖尿病，居民慢性病的知晓率低。因为我们的社区比较偏，动迁和贫困人口比较多，在 2008 年的时候，针对社区的特点，为了落实上级预防为主、防治结合的制度，我们建立了一个慢性病关爱家园。一共是 7 个房间，第一间是体检室，第二间是健康讲座和咨询室，还有大厅，接下来是专家咨询、营养、中医治未病以及心理咨询室，旨在做"六位一体"的工作。开展之初非常困难，因为老百姓到社区医院就是看病开药，然后就走，你要做一些健康教育他们基本上不接受。推广的时候我们动了一些脑筋，通过大力宣传，在慢性病预防的观念、防治结合的理念方面，通过上级一些医院专家的咨询扩大影响，以及联合街道和社区卫生积极分子将工作逐步开展起来。到目前为止，我们的工作做了四年半，现在社区有 6 000 多名高血压患者经常到我们这里来。糖尿病患者有 2 000 多人，我们定期 3 个月做健康档案和健康咨询。

·病人是医生的"粉丝"，所以签约速度快·

慢性病关爱家园有 7 位工作人员,包括医生、护士、防保人员、心理咨询师等。我们连续为居民开展健康教育和健康咨询。除了健康档案之外,我们还做健康评估和 65 岁以上老年人的体检,目前已经做了 4 800 例的健康体检。通过这些我们再进行健康干预,包括对高危人群做健康干预。

随着慢性病关爱家园的开展,在社区也形成了良好的氛围,我们就把服务对象逐步地延伸到儿童和妇女。开展妇女乳腺病、常见妇女病的咨询讲座以及保健工作。还邀请了国际和平妇幼保健院的专家来做定期的咨询门诊。到目前为止,共做了 1 100 多例,效果良好。随着全科医生和家庭医生工作的开展,中心目前签约了 1 900 多户,签约率为 60% 左右,也基本上达到要求。签约之前我们也讨论过以什么为标准来进行签约,一个是划片,一个是根据病人是医生的粉丝来签。当时我们考虑各自想自己的办法,最后决定以每个医生的粉丝来签。目前我们病人的签约速度比较快,病人比较配合。因为他是我们医生的粉丝,所以一些工作配合度就比较好。

·健康管理如何与家庭医生结合·

最近我们也做了把健康管理和家庭医生结合起来的工作。在慢性病关爱家园的健康管理科成立了一个家庭医生工作室。我们有 28 位家庭医生,轮流到健康管理科进行一些综合的预约门诊以及健康管理工作,因为有一些病人确实还是需要吃药和看病。我们在完成医疗咨询和健康管理,包括慢性病防治工作的同时,整合了健康档案的建立和身高、体重、体能的测试,以及一些健康教育工作,提高了工作效率。家庭医生工作开展也是比较积极、比较快的。我在临床工作中发现病人确实大部分想在社区看,希望首诊在社区。因为现在二级、三级医院看病确实很难。

·全科/家庭医生存在的问题·

家庭医生包括社区全科医生的能力确实还受到一定程度的质疑,事实上可能也是存在全科医生业务能力亟待提高的问题。还有辅助人员的配备,现在家庭医生这项工作推出之后,有的社区有专职的助理,有的社区是从外面聘的。助理可能没有医学背景,做一些文字处理工作,使我们的家庭医生有更多的精力投入到全科医生的工作。另外,对于绩效考核,因为现在社区是收支两条线,专家也考虑到这一块,我们是定编定岗,因为家庭医生专职医务人员的总量有控制。对于转诊,现在我们确实无法做。是不是二级、三级医院固定给一个社区留一两个、两三个床位的指标,让家庭医生可以把病人向大医院转诊,这样才可以吸引病人。

作为全科医生,我们希望家庭医生和全科医生一定要从业务上把病人抓住,提高业务能力、技术水平。这样才可以提高病人的信任度,才可以提高依从性,才可以进一步做到社区首诊。

积极探索家庭医生制试点工作

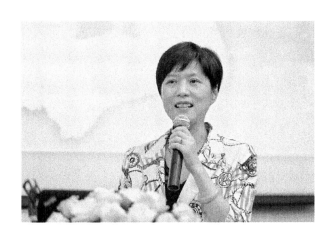

江萍

上海市长宁区卫生和
计划生育委员会副
主任

长宁区在 2005 年的时候就作为上海市政府社区卫生服务改革的综合试点区，2007 年作为国家社区卫生服务方面的一个试点区，今年有幸成为国务院医改办六个部门在全国招募的 10 个试点区之一。我们在整个大的医改背景下正在实践，社区卫生服务改革有很多需要我们做的内容。

· 政府应建立保障体系 ·

家庭医生制度也是根据上海市政府的要求来进行试点改革。从政府层面来说，我觉得作为一项制度的建设，首先是要建立一些保障体系。我们主要是通过四个方面来进行。一个是政府要加大投入，也是保障社区卫生服务中心的运行。我们社区卫生服务中心很早就实施了收支两条线，包括在市医保支持下，进行了医保预付的政策。在家庭医生政策实施初期，区政府通过一些专项经费加大了投入。

另外一个保障体系是政府要搭建全科医生技术的平台，也就是建立全科医生技术的支撑。这个支撑主要是来自三级和二级医院的支撑。我们利用了全市三级医院的资源，因为长宁区没有三级医院，复旦大学附属华东医院的院长组建了 10 支专家团队和 10 家卫生服务中心进行了结团式的服务。

我们和上海仁济医院通过协同来开展双向转诊。全市还有很多家专科医院，如第九人民医院、儿童医院等，为我们的全科医生开通了双向转诊绿色通道。我们通过三级医院专家和全科医生的对接，也提升了全科医生的技术等级。

对于一个区域的政府，更主要的是把区域里面的行政资源作为一个家庭医生制度多部门合作的协同机制。我们所有区政府的委办局，只要是提供一些健康服务的项目，都是通过购买服务的方式来进行支撑，同时协调解决区域里面的一些健康问题。

同时我们也在积极探索家庭医生绩效考核和激励机制。我们注重服务效果工作评估，通过建立一些健康、费用的指标来制订考核指标，提高家庭医生的待遇，提高他们的社会地位。

· 签约服务的工作从贫困人群开始 ·

在主要做法方面，首先是进行人员配置，一个居委会配备一个家庭医生。目前我们的家庭医生还没有达到这样一个数量，因为长宁区符合家庭医生资质的医生目前只有 150 名。我们按照行政区划里面有需求的老百姓给他们提供服务，我们的居委会覆盖率是 100%，签约覆盖率为 18%。第二是建立家庭医生支持系统，包括社区卫生中心和二、三级医院。怎么来实施家庭医生的签约服务？在国外，家庭医生核心的服务就是签约服务。我们的签约服务工作是从贫困人群开始。我们联合了卫生、民政、医保以及慈善机构等方方面面的资源，通过四医联动体系来为签约对象服务，提供家庭医生的定点医疗、社区首诊和双向转诊工作。

· 上海目前尚无工作规范，仍需探索 ·

就家庭医生的工作而言，目前上海市还没有一个非常清晰的工作规范，所以我们正在积极探索，通过服务理念的展现来加强家庭医生的内涵。长宁区成立了陈华医生工作室，目的是规范家庭医生工作的内容、方法，树立家庭医生的品牌。从内涵建设来说，家庭医生主要着重于五个要素。第一个是定点医疗，第二个是开展社区首诊，第三个是双向转诊，第四个是控制费用，第五个是健康管理。这些内容主要是在家庭医生服务方面进行的一些探索。

· 人才培养：规范培养和在职培训并举 ·

关于人才培养，上海全科医生的培养是走在全国前列的，但是目前我们规范培养的全科医生还很少。所以我们致力于两方面，一个是规范培养，一个是在职培训。围绕全区医疗人才的规划，在社区培养家庭医生，建立全科医生的学科。我们实施家庭医生系列培训，除了技能培训之外，还委托上海交通大学为我们的家庭医生实施培训。同时我们为全科医生和家庭医生提供很多的学习平台，到英国、韩国等地参加全国家庭医生的年会。通过对外交流，为家庭医生提供一些学习途径。针对医改的目标，提高家庭医生用药规范，提高药品储存量。我们给予了家庭医生这样的权限，只要是到家庭医生签约，实施慢性病的防治一体化管理，就可以给予一个月的用药量。

分析初步的成效，首先我觉得家庭医生最有效的是在慢性病管理上，我们社区的高血压、糖尿病的规范管理，覆盖量都有明显提高。在四医联动对象的案例上，我们实施了定点医疗、社区首诊和双向转诊。对于困难人群，政府的救助资源得到了有效合理的利用，医保基金也得到了有效合理的控制。

家庭医生制度的探索和实践

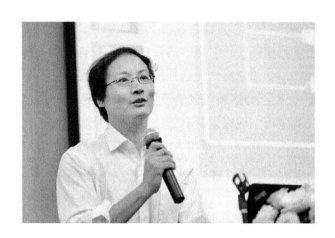

赵德余

复旦大学社会发展与
公共政策学院发展与
政策研究中心主任

· **家庭医生提供有价值的服务，才能和公众形成稳定的信任关系** ·

家庭医生要为患者提供有价值的服务，才可以与公众之间形成稳定的信任关系。这种信任关系确立以后才可以形成定点医疗，定点医疗之后才可以促进社区首诊，然后才可以开展防治结合和健康管理，而健康管理又可以增加家庭医生服务的价值。所以这是一个良性循环。

家庭医生的服务价值有三个方面：一个是健康管理；一个是绿色转诊，让病人可以更加轻松地转诊到二、三级医院看病；还有一个是费用控制，如果说实施了社区首诊和健康管理之后，这两条线都有利于对患者的医疗费用进行控制，倒过来又可以增加家庭医生服务的价值。这是家庭医生制度内在的动力模式。

· **家庭医生的目标和功能如何保证实现** ·

首先，家庭医生制度目标功能的实现要重新构造服务系统。在这个转变过程当中，最重要的一点，家庭医生制度应该是一个高级层次的赤脚医生。赤脚医生要熟悉他所服务的群体、他的客户、他的公众情况。所以家庭医生签约和过去最大的区别是,家庭医生一定要在地理空间上和家庭上固定。

第二,家庭医生是要长期致力于这个事业,而不是说不断换岗。这两个要求就很高了,因此我们在选拔和培养家庭医生的时候,使命感很重要。这的确是形成家庭医生和家庭之间稳定的信任关系,以及长期进行慢性病和健康管理的最重要基础。当然,其他的资质、整个社会的卫生服务一系列体系的构建也是非常重要的。还有是技术的支撑。这涉及大量的慢性病治疗模式和信息技术的问题,核心是确保家庭医生的能力可以不断提升和改进。这些就是家庭医生实践当中的知识,这些知识起到了决定性的作用,是提高价值的内核。

第三是制度的激励问题,怎样使家庭医生更愿意去做这个事情。我们要改变和提升家庭医生的动力水平和激励水平。

这三方面决定了整个家庭医生制度能不能有效实施,目标功能能不能实现。

· 怎样激励家庭医生的工作: 固定评估指标,医保资金激励 ·

如何提高激励,这是经济学家非常关心的事情。像农村的家庭承包责任制一样,让农民感觉在自己的自留地上劳作,而不是像在原来公社的田地里耕作。这需要识别、监督、激励、衡量家庭医生的服务数量和质量,服务数量和质量越高,给予他的激励水平越高。这种有效激励制度的设计是很困难的,这个问题是很难解决的,因为不同的全科医生谁做得好、谁做得不好是很难衡量的。

家庭医生的区位一旦固定之后,他的工作量和质量,通过统计可以反映出来:有多少人转诊了,有多少人在你这里首诊了,有多少慢性病得到了控制。这些指标就可以固定下来,降低了考核的成本,提高了检测的有效性,所以激励就比较容易。当然非常重要的一点是要和医保制度联系起来。现在我们在上海长宁区,重点就是把家庭医生所服务的社区的医保费用拿出一部分补贴给家庭医生。如果可以这样激励,更高水平的医生就有动力到社区卫生服务中心去工作,改变过去吸引力不够的状态。这也是解决家庭医生激励制度最根本的方法。

第一章 家庭医生，如何推进

上海全科医生实践中的问题、挑战和对策

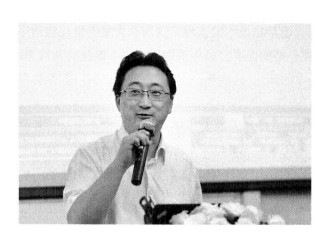

赵丹丹

上海市长宁区卫生和
计划生育委员会主
任、前黄浦区卫生局
局长

我专门就家庭医生这个话题和居民进行过谈话，非常遗憾的是，我们对自身的工作成绩的感受跟居民的感受是不大一样的。社区服务中心几乎都没有优质医生。

整体来看，为什么说推进家庭医生制度这件事情难呢？

首先，我们国家对全科医生非常重视，应该说成效是显著的，成绩是明显的，当然成本也很高。从问题上来看，社区医院的前身是地段医院，以前科室也比较齐全，甚至还可以做点小手术。在基层缺乏好环境、好医生的时候，就成立联合诊所。其实仔细看看，我们现在的做法都是向以前的做法学。地段医院向社区医院转型之后，虽然是一种进步，但是突然发现很多项目、检查，社区医院都无法做了，这样社区医院的整体功能其实是在弱化。现在我们社区医院的医生，更多的是在做配药的工作。虽然我们希望在改革过程中能创新，但不要一下子把过去全都否定掉重做。1994年世界卫生组织（WHO）的数据认为全科医生和专科医生的比例应该是1∶1，现在中国不仅全科医生数量不多，质量不高，而且医学院的学生也不愿意做全科医生，尤其是生活成本比较高的地区。我们发现上海之外的医生没有一个愿意到我们这里工作的，因为上海生活成本太高。

其次，社区全科医生也缺乏对居民的吸引力。原因如下：第一，制度与目标缺乏匹配度，政策之间缺乏协调。一方面让医疗服务下沉——让病人愿意下到社区医院就诊。在供应环节上，我们可以利用布局手段造一个社区医院，但是在需求环节上必须以市场为主导，病人是有自主选择权的。第二，全科医生具体的责权不清晰。很多工作都落到全科医生身上，但待遇不匹配，这是我们行政管理的弊端，导致医生缺乏积极性。第三，执业项目设计约束了社区卫生服务功能。很多服务项目把我们限制了，说这个不能做，那个不能做。第四，全科医生资源缺乏，现在是由专科医生培养全科医生，培养模式还是以专科医生为主。

最后谈一点个人非常粗浅的认识。虽然艰难，但在这个过程中还是要看到曙光，而且现在 10 个区的试点也做出了一些成绩。第一，我们要强化制度的衔接和政策的连续性，不能说下去做全科医生之后收入一定减少，那医生肯定是不愿意的。一定要把政策衔接做好，政策包括两块，一个是压力问题，一个是动力问题。外部要有压力，就是说要有人愿意去做全科医生，从起点上就愿意去。现在规范培养是一个非常好的项目，因为它代表了一种潮流，对医生水平的提高起到了一定的作用。但是钱进去容易出来难，专科医生因为执业风险、受教育程度等各个方面因素决定了他的待遇肯定比全科医生高，否则也是不公平的。通过三年规范化的培养，这些人就可以去做全科医生了，如果想做专科医生的话，需要再去接受专科医生的培训。这样门槛提高之后，势必会逼迫一些医生只能去做全科医生，而且他很服气。

外部一定要有这样的压力，内部也要有动力，提高一定的工资水平。全科医生工资水平大概要多少，不要报一个数字，而是要按照社会平均工资标准的倍数来规定。比如建议全科医生的工资是社会平均工资的 3～5 倍，如果测评上海市的年平均工资是 4 万多元，至少要保证全科医生是在 12 万～15 万元；专科医院医生虽然可以拿二三十万，但他们要写 SCI 论文等，日子也不好过。那有些人就选择不做专科医生了。此外，还要明确全科医生或家庭医生的基本工作是什么，比如是基本卫生服务，这个要明确，如果超出这个范围，额外的工作需要额外付费。

最后是如何干，我觉得主要有以下几个方面。第一社区要有重点。现在定点医疗的模式已经打破了，想收回来很难，但还是有一些办法的。能不能第一步让社区定点，二、三级医院放开。只要定点了，就可以做出一个模型出来。第二是信息化，除了提高我们的项目能力、资源共享之外，还可以监督病人和医生的行为。比如病人在这里开了两个月的药，再到另一个地方再开两个月的药，这是不行的。现在信息没有共享，就存在一定的问题。

另外，要营造相应的政策环境，我始终认为，推进一项改革，设定目标之后，首先是做环境，环境做好之后，底层一定会按照你的方向向前走。这里涉及法制环境——医患纠纷问题要解决，医生要有良好的执业环境，病人违法也应该受罚；要有一个好的社会认知环境——让社会了解卫生到底是怎么回事。还有政策环境，很多的条框要打破它的疆界。比如工资福利及用人制度要更自由等。提高医务人员的职业素质，医务人员在培训的时候很少去学人文和伦理，即便学了也不是作为很重要的内容。因此要提高道德水准、人文素养，这也是很重要的。最后一个环境是舆论环境。希望我们的媒体更多向好的方向宣传。现在很多学校的医学专业已经沦为调剂专业了，如果这样下去的话，是对整个人群的不负责任。

加拿大全科医生的培养和职责

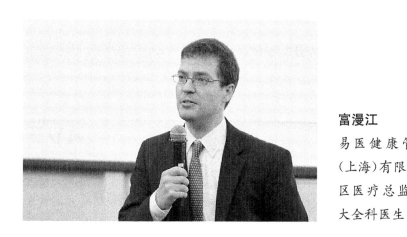

富漫江

易医健康管理咨询
(上海)有限公司亚太
区医疗总监、前加拿
大全科医生

做家庭医生，技能一定要特别强，要更聪明。一个医生的专业技能是首要的。在加拿大，人们会上网看其他的病人说他怎么样。这同时显示了声誉，也是非常重要的。还有很重要的一点是，病人需要一个特别懂他们的医生。

家庭医生的希望是什么？他们为什么喜欢当家庭医生？首先作为家庭医生，每天上班的时候都会遇到不一样的问题，很多的家庭医生都喜欢这样的工作状态。家庭医生会赢得病人的信任，这种信任感觉很好。

2007年，一个加拿大医学生调查显示，只有1/3不到的人希望当家庭医生。而且我们现在还遇到一些问题。我们看到年纪大一些的女性，结婚后她们会选择当家庭医生。如果说住在大城市外，医学生当家庭医生的可能性多一些。如果说他们的债务大，他们就会考虑去当专科医生，因为专科医生会比家庭医生赚更多的钱。当然现在当家庭医生的机会也越来越多了。

· **加拿大家庭医生的四项基本原则** ·

第一，要注意技能，包括糖尿病、高血压等慢性病的最新诊疗技术。对技能的学习不仅仅是在学校的学习，持续的学习是非常重要的。比较了选择当专科医生和全科医生的医学生的成绩后,我们发现这和他们的学习成绩无关。

第二,家庭医生是一个有更多选择的职业。当家庭医生也有很多种,甚至我们有很多的医院院长都是家庭医生。

第三,要关爱病人,我们发现几乎没有什么诊所可以晚上开门,所以我们开了一个关门晚一点的诊所。虽然这些病人不是我们的病人,我们也希望更多地帮助到他们。

第四,病人和医生的沟通非常重要。如果说没有这一点的话,你的工作是很难进行下去的,因为医患关系非常重要。

· 多说家庭医生的好话 ·

中国和加拿大的情况不一样,但有一些情况是共通的。我们应该更多地说家庭医生的好话。在加拿大,我们如果提高家庭医生的声誉,会有更多的人选择当家庭医生。最近,我们看到越来越多的医学生选择做家庭医生,这一点也是非常好的现象。我们要让人们知道,当家庭医生也可以做专家,增加家庭医生的吸引力。最后家庭医生多了,对我们的社会稳定也非常好。

圆桌对话

全科医生要素无法实现,医疗人力资源流失

问:为什么全科医生对病人没有足够的吸引力,同时对医生本身也不具备吸引力?

蔡江南:我自己理解,全科医生的定义有几个要素。首先全科医生是一个医生。这个要明确。为什么现在的全科医生对医学生没有吸引力呢?就是因为我们现在很多做法使得全科医生慢慢变得不像医生,比如把他的临床功能抽掉。第二个很重要的要素是首诊权。全科医生最大的权威就在于首诊,如果没有这个权力的话,全科医生的力量就大大地削弱了。第三个很重要的地方是他在诊断上的全面性,也就是说,他对病人整体,而非某一个器官有一个了解,这和我们的传统中医非常像。第四个是时间上的连续性,他对病人不是一次性的服务,而是要有连续性的管理。这四点是我理解的

基本要素,如果说没有这些要素的话,全科医生既没有权力,也没有吸引力。

我们的医生结构有很大问题,据 2005 年的数据,200 万名医生当中,只有 1/3 多一点具有本科以上的学历。在其他国家,我想起码本科是医生的一个门槛,如果说以这个门槛来定的话,中国就更加缺乏医生了。

我们一方面严重缺乏有资质的医生,而另一方面,大量的医学院校毕业生没有从事医生职业。观察我国改革开放 30 年的三个十年的数据,第一个十年是供不应求。第二个十年,这个情况有了很大的改观,供求关系差不多是吻合的。而最近十二年是我国高等教育扩招的时期,我们发现差不多 7 个毕业生中只有一个人去当了医生,也就是说,供给大大超过了需求。这个是不是说我们不需要医生了呢?根据前面的数字却发现,其实我们还需要大量的医生。这就说明了很多的毕业生做了其他的工作或去了其他行业,比如说医药代表或者是其他职业。

因此在中国,全科医生没有吸引力,大量的毕业生流失了。

就解决方案而言。医保要推行首诊制,全科医生处方不应该受基本药品限制,要建立独立检查中心。在治疗权方面,全科医生不应该承担公共卫生职能。在发展权方面,要提供科研、进修、晋升的机会。在收入方面,要医生收入透明化,取消收支两条线。

总的来说,首先要使得全科医生成为一个真正意义上的医生。全科医生需要更大的治疗和医疗费用控制权,他要指挥这个病人到哪里去。全科医生需要有职业发展的机会,也需要有合理的收入补偿机制。不仅要有合理的补偿机制,而且需要有激励更强的收入补偿机制。这样的全科医生制度才有生命力。

应重塑医生的职业声望,重拾医疗人文价值

胡苏云:全科医生缺乏双重吸引力的原因,一个是提供有价值的服务。前面讲到的主要是为病人提供有价值的服务,包括健康管理、费用控制两大主题。我觉得这个价值不仅是对病人,医生也应该在这个过程当中有增值。根据上海长宁区的介绍以及赵教授的介绍,我觉得长宁区在为病人提供具有附加值的服务方面,进行了很好的探索,以推动家庭医生制度的建立。

虽然我对社区家庭医生没有进行过研究,但是前几年做相关课题的时候,我们社区刚刚开始进行支付制度的改革等。当时的主要目的是为了让服务下沉社区,让社区医生为一般民众提供基本医疗服务。我们做了很多工作，但是始终对社区民众没有吸引力。最近几年，在我们复旦团队共同参与下，抓到了为社区民众提供服务的一个根本点，就是增加附加值。我觉得这是增加全科医生有吸引力的很重要的一点。

仅仅这些我觉得还不够，因为毕竟我们要发展家庭医生制度，要让社区医生继续留下去，或者说让更多的医生加入这个行业。目前做的很多工作都是政府强力主导推动的。所以一般我们所习惯的想法就是政府增加投入，增加补偿。我注意到蔡江南教授也提到是不是增加收入就可以了？我觉得这可能还不够，这一制度要对医生具有价值，全科医生这个职业要在社会上有一定的职业声望和前景。这不是说增加收入就可以的，全科医生的收入从现在的几万元增加到十几万元是不是够呢？他觉得价值还没有体现，因为收入不是追求的全部。虽然说金钱是大家追求的主要目标，但金钱不是全部，也有一部分人有职业价值上的追求。

因此，我们要重新建立职业声望，这个职业声望又和整个医生团队（不论是全科医生还是专科医生）的职业道德以及信任制度的建立有关。在社会学里，资本的积累中不仅有货币资本，也有人力资本，还有社会资本、文化资本。实际上在医生行业中，货币资本的积累和人力资本的积累体现的可能比较多。而在大医院为什么有吸引力，因为他有很大的人力资源网络。但是在家庭医生领域，这一点比较匮乏。我们和民众建立的更多的是情感性的东西，而这个恰恰是很多人不太重视的。至于说文化的积累，就和我们整个社会价值体系的紊乱是有关系的。其实医疗这个行业，本来是需要人文价值体现的，需要有人文涵养。我觉得真的要让家庭医生制度有吸引力，在文化建设及社会资本、文化资本建立方面都需要做更多的事情。而这些事情不是仅仅靠政府投钱就可以做的，而是各行各业，包括我们每个人都要付出很多努力，任重而道远。

全科医生是否适合中国土壤、适合大城市

金春林：全科医生缺乏吸引力的几个原因，一个是收入，一个是职称，第三是事业，第四是地位。对病人来说缺乏吸引力很简单，就是质量问题。因为虽然全科医生可及性比三级医院好，费用比三级医院低，态度比三级医院好，等待时间也比三级医院短，但唯一缺乏吸引力的地方就是可信，去了以后不一定可以看好，这一点很关键。

这里我提一个问题，就是全科医生这颗种子是不是适合中国的土壤？

刚刚蔡江南教授提出水土不服的问题,全科医生的环境是什么呢? 第一,国外三级医院和大医院是没有普通门诊的。第二,医生不是医院的雇员。在这样的环境下,国外形成了全科医生和家庭医生的概念。他们所谓的三级医院没有普通门诊,只有专科门诊。医生又不是医院雇员,所以他们一毕业,要么到三级医院当住院医师,要么是去做全科医生,而中国的情况是不一样的。

对于一个大城市来讲,要不要全科医生或是家庭医生? 县里面、乡里面的医生必须是要全科的。而在上海这样的地方,交通那么方便,走过去几分钟就可以到一个大医院,可以去看专科,为什么要去看全科呢? 要思考老百姓到底需要什么,而不是卫生行政部门想给老百姓什么。对全科医生来说,老百姓需要的是随时可以咨询,如果说这一点都做不到,什么云计算、物流这些概念都是浮云。

医生声誉需要时间建立

张录法:我觉得全科医生没有吸引力有两个逻辑:一个是方向不对;另外一个是我们的评价为时尚早。全科医生最大的问题是建立个人声誉,而医院是靠集体声誉。其实我们说上海华山医院的医生不一定都是好医生,病人信任的是华山医院这块牌子。而全科医生他是要个人声誉的,所以需要时间来建立,可能需要三五年来评估一名全科医生。刚刚开始的时候我们可能看到一些问题,但不能就"一棒子打死",说吸引力太差,我反而觉得吸引力很不错了,因为一年的签约率都很高。所以我觉得全科医生制度的推进步伐不用太快,我们可以提出问题,但是不要过度地提出负面的东西。

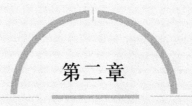

第二章

大病医保，如何建立

本章内容摘选自 2012 年 12 月 1 日，第二期圆桌会议

  大病医保是我国基本医疗保障体系中一个十分重要但尚不健全的环节。大病医疗保障对于解决老百姓因病致贫、因病返贫的问题，对于建立一个公平和人道的社会保障制度具有重要意义。最近，国家发展和改革委员会（简称发改委）、卫生部等六部委发布了《关于开展城乡居民大病保险工作的指导意见》。一些地方在最近几年已经开始进行大病医保的尝试，出现了各种不同的模式，江苏太仓的模式在这次政府文件中得到推荐。可以预见，从 2012 年起，特别是在中共十八大后，大病医保将会迎来一个推进的高潮。但在如何建立大病医保制度上，大家对一些基本概念和措施还存在着比较大的分歧和不同看法。特别是在大病医保的保障范围、筹资方式，如何防止逆向选择，如何保障医保资金的长期可持续性等问题上，还需要更多的探讨。

  本章内容编选自第二期卫生政策上海圆桌会议，力求将卫生政策研究者与医疗服务的实际工作者、卫生政策决策者和媒体联合起来，共同探讨和分析如何在我国建立大病医保制度，分享一些地方已经进行尝试的经验和教训，提出解决对策和政策建议。

建立大病医保制度面临的重要选择

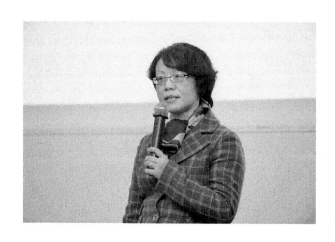

胡苏云

上海市社会科学院人
口与社会发展研究所
研究员

从疾病补偿来讲，大病医保是医疗保险的主要目的，是降低生病以后可能带来的经济损失风险。从全社会人群来看，社会中30%的人基本不使用医疗保险费用，而1%的人可能会花去30%的医疗费用，显而易见，大病对医疗保险基金的耗费是比较大的。中国前几年有一个数据，大概10%的病人花费了75%的医疗费用。最近几年没有统计，但大概也是如此。从降低疾病经济风险的个人角度来看，保大病比保小病更重要。

医疗保险各式各样，有商业、社会性医疗保险等不同种类。保险社会化的程度决定风险分散的效应，如果是全民覆盖，全民健康保健系统或者是覆盖比较广泛的社会保险，则是比较好的方法，能够减少患大病病人的经济风险。另外，被相互分割的商业保险、没有达到一定规模的商业保险，或者是保障人群有限的商业保险，其承受风险能力是有限的。所以任何医疗保险都涉及如何达到一种平衡：一方面要实现分散风险的作用，另一方面，又要让人承担一定的风险，否则会有道德风险和逆向选择等问题，反而会损害这个制度。

医疗保险和服务是为了增进健康，但是现在很多的制度和很多现实中的做法，却表明医疗保险和服务计划并没有实现增进健康这一目的。比如有一些纯粹的社会性医疗保险,像是城镇职工医疗保险,这种公共的医疗保险本来应该可以更好地实现健康的目标,但在实践中发现,往往会出现背道而驰的情况。

· "中国式"大病医保 ·

根据国家发改委发布的文件——《关于开展城乡居民大病保险工作的指导意见》,其主要资金来源,是从现有的城镇居民的医保基金以及新农合中划出一定比例或额度。有结余用结余,没有结余则在提高筹资时统筹解决资金来源。

评述一下这一模式,目前认为这样的筹资模式基本可行。因为这能体现现有政策的连续性,可以继续通过政府重大补贴来吸引人们参保,可以在一定程度上减缓和减少因自愿参保所产生的逆向选择。新农合是自愿参保所产生的逆选择,如果今后继续延续新农合的自愿参保,会因为逆选择的继续存在而影响目前所设定的大病医保的发展。

大病医保的保障范围和水平,则是根据收入而定,或者按病种而定。根据收入主要是针对大病发生高额医疗费用的时候,对基本保险支付后需个人负担的合规医疗费用给予保障。高额医疗费用是根据个人年度累计负担的合规医疗费用与当地人均可支配收入比较来定,具体金额由地方政府确定。合规医疗费用也是由地方政府确定。从现有内容来看,基本体现补贴需方的形式,比较可取。但是操作起来比较有难度,标准难掌握,就地就人的补偿仍然存在地方官员寻租的可能,所以需要在公开透明等方面加强监督。

按病种,各地也可以从个人负担较重的疾病病种起步,开展大病保险。这也是对需方补贴的形式,而不是通过对供方的支付来实现,否则会强化大医院的进一步无节度发展,因为大病病种一般都在大医院就诊。

现有文件明确规定,商业保险机构提供大病保险,保金由商业保险公司进行管理。当然,政府制定大病保险的筹资、报销范围、最低补偿比例,以及就医、结算管理等基本政策要求,保险公司中标后以保险合同形式承办大病保险,承担经营风险,自负盈亏。商业保险机构承办大病保险的保费收入,按现行规定免征营业税。

· 中国式大病医保补充要素说明 ·

中国式大病医保涉及的医保类型是新农合和城市居民医保。城市职工医保已经有大病保险了，所以不包含在内。新农合还有发展空间，目前新农合没有被现有的社会医保占据，有余地让商业保险公司进入，新农合也有基金委托管理的实践。

现在如果商业保险机构来管理新农合，我认为不应该是营利性的，而是非营利性的，设定为微利，并补充非营利和微利限定条款。

既要利用保险公司地域经营的优势，也要破除大公司垄断。因为垄断以后很难监管，会给参保人造成不便，所以特别要加强监管，要进一步促进我国大病医保的作用。

我国和美国的不同在于，我们是从社会医保当中分出商业医保，美国是以商业医保为主导，通过社会医保的发展来补充和克服商业医保的短处。两国最终都要找到一个合适的平衡点。大病医保商业公司管理，是推动医疗卫生管理领域市场化管理水平的有益尝试。虽然从道理上来讲，把大病医保包给商业公司有很多不合理之处，但是针对目前社会医保机构对大医院监管乏力无招的困境，发挥政府之外的市场和社会力量就成为选择。

· 中国式大病医保的路径发展 ·

现在医疗卫生问题的关键弊端，就是该领域具有一定的垄断性。当然有很多人对此不太认可，我觉得目前在医疗卫生领域，对医生信任的问题已经成为越来越突出的矛盾。不信任造成很多高代价，也造成交易中的高成本、高搜寻成本及买不到适宜的服务。如果要寻求好服务，在求医问病方面必须要付出高代价。根源之一就是存在对公共资源一定程度上的垄断，很多优质的医疗资源集中在公立医院，特别是集中在公立大医院、优势科室以及科室负责人手中。对某些医院和医生而言，由此容易产生垄断利润和寻租成本，这种寻租成本主要是针对服务寻求者（也就是患者以及材料供应方）而言。

从医疗产品实际的演变路径来说，一个是政府提供模式，一个是市场提供模式。大家争论比较多，政府提供比较好的方式是福利产品，市场提供一般是竞争性产品，这是好的模式。不好的提供模式，政府提供就会变成一种垄断模式，市场提供也会变成垄断模式。平常讲垄断是市场性的垄断产品，但是我认为,政府提供的时候也可能产生一种行政性的垄断产品。比较好的路径还是中间的这条道路,比如很多国家都在选择所谓的第三条道路(表2-1)。

表 2-1　医疗产品的提供模式(政府 VS 市场)

	政府提供(非商品),与市场失灵有关	中 间 产 品	市场提供(商品)
好的提供方式	福利产品	英国的第三条道路 北欧的合作主义 美国的非营利组织(偏竞争性商品,但非垄断性商品)	竞争性商品
不好的提供方式	垄断产品		垄断性商品

西方国家公共产品非商品化的结果是把它变成福利产品,而中国公共产品非商品化,最后很容易走上接近于垄断产品的道路。现在所讨论的大病医保的理想路径应该是利用新农合和城市居民医保的发展,来发展专业性的医疗保险行业。因为从商业保险公司来看,寿险、财险等发展比较好,理财险目前的问题比较多,保险行业也面临从外延型的扩张走内涵式发展的道路,因此现在也慢慢开始关注原来难度比较大的医疗保险。

专业医疗保险在美国很发达,但是在中国始终徘徊不前。现有的保险险种、人才发展,与保险的人群以及覆盖的病种多少之间形成相互制约,都没有办法发展,专业的疾病保险也难以发展。目前的商业医保主要是寿险的延伸,并绑定和跟随社会医保,采取按床日补贴的保险支付形式,而不是专业性的大病保险精算和管理。新农合和居民医保存在的发展空间和可能的发展前景,为专业性医疗保险发展带来了契机。

保险公司有兴趣和进入的可能。保险公司在微利下也可能有所收获:积累专业性医疗保险管理的经验和逐步形成专业管理人才,为拓展医疗保险业务打下基础。通过对社会医疗保险业务承接的经验逐步拓展范围,为承接城镇职工医疗保险业务管理打下基础。现在城镇职工医疗保险都是由医保局来管,下面还有管理事务中心,今后有没有可能让商业保险来承接?

· 对未来的良好设想 ·

以商业医保力量介入为契机,加强对大医院的管理,改变目前卫生发展当中的一些问题。社会医保下城市职工医保与公立医院相辅相成,路径依赖和既得利益使它们难以割舍，因此需要借助新的保险力量改变这一局面，这是我们拭目以待的。

在新农合和城市居民医保发展中，如果能通过商业医保来社会办医，那将有利于改变中国医疗服务格局，从而改变社会医保主要是公立医院占绝对主导的局面。并不是说公立医院不好，而是太多就不好，失控更不好。

理想的结果是，当专业的保险公司具备了医疗保险管理的经验，就可以逐步成为现有社保部门的保险事务具体管理部门，从而形成医疗保险真正管办分开的格局。当专业保险公司管理经验增强，能力提高，团队齐全，就能更有效地监管庞大的公立医院团体，形成新的管理格局。一种不太好的路径也可能存在，商业保险公司也在发展和扩张，与大医院发展共存，商业保险公司成为医疗卫生发展的另一获利者。因为大病保险毕竟是对重大灾难性疾病的额外补偿，如果采取按疾病偿付方法，采取对供方提供服务后补偿，会助推地方性大医院的建设和扩张，现在有些地方已经开始新一轮大医院的建设。

商业保险公司可能获取新农合和城市居民医保发展的众多利益，促使省市级医院的进一步扩张。群众的实际保障程度则有可能改观不多，或者继续出现保障比例增加而自付费用同时增加的怪圈。因为总医疗费用进一步上升，所增加的保障比例不足以抵消所需自付的总金额的增加。

我们最不愿意看到的局面就是，当医疗支出占 GDP 的比例提高与大病医疗筹资增加的同时，当社会保险文件规定的保障水平提高的同时，大医院扩张规模和地盘的局面几乎没有改观，老百姓看病难和看病贵的局面没有改变，只是多了保险公司从中分得一杯羹。结论是，关注大病医保前期的设计以及过程当中的一些问题，及时进行纠正，达到改善改良的理想局面，避免改恶改坏的糟糕局面。

圆桌对话

保险应该保大部分的病，并让公众参与筛选病种

问：从防范疾病，特别是大病带来的经济风险以及维持社会稳定和谐两个方面来看，的确是保大病重要，但治疗慢性病是不是该保？另外，医保基

金侧重保大病还是保预防？

胡苏云：关于是以保大病为主还是以保小病为主，在一个社会保险体系里面，如果这个社会保险体系真正比较完善，比较理想，最好是都能保，就像太仓的模式。但在资源有限的情况下，究竟是保哪一部分，是保大病还是保慢性病，我觉得主要看整体的资金和人群的疾病。我认为，如果资源分布确实不均衡，像现在对慢性病的防治、公共卫生的投入可能还不够，还要进一步倾斜。而大病方面，因为我们有基本医疗保险，原来定位保大病，比如新农合，现在又有补充保险，也是保大病的。有的地方说，慢慢地条件好的开始保基本的慢性病，一个制度里面，如果要从社会人群多少来看，应该是保大部分的病，保慢性病、常见病。

另外，从医疗保险、疾病保险的本质来说，要尽量减少降低患病者的经济风险。所以另一块也不能偏废，现在大病、急病更多，如肿瘤患者越来越多，还有医疗费用高昂的白血病等，给家庭带来极大负担。现在是参照医保的规定，在医保目录里面的疾病可以保。太仓的模式是目录以外的疾病也保了一部分，那么如果目录以外的疾病要进入保障的系统里面，不管是政府的保障，还是商业保险公司的保障，我认为要有一个共同参与选择的机制。当资源有限的时候，很多国家有一个优先的排序，到底该保哪些病，其实有一整套的程序让公共参与。大家的价值观，大家认同的是按照什么程序来排，排下来哪个病更重要就先进医保目录，不重要就放在后面。虽然不能满足所有人的要求，但是能够得到这个地区大部分人的认同。

"太仓模式"：商业医保发挥什么作用

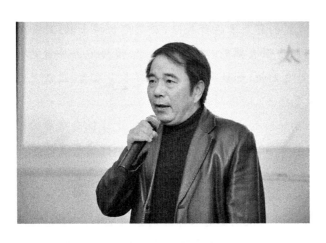

钱瑛琦

江苏省太仓市医疗保
险基金结算中心主任

在整个太仓模式里面，商保发挥的作用不是太重要，而重要的、我感受最深刻的那些方面，很多省市都没有真正的了解。

作为大病保险太仓模式，在保障模式上有最本质的区别，全国各地，比如湛江、江阴、洛阳、福建等地，无论是社保卫生双保结合的产品，还是公共服务，他们都取得了很成功的经验。但是也不乏有些地区出现了问题，不是把政府绑架，就是让双保机构赔得很严重，这是不太科学的事情。

指导意见是讲城镇居民和新农合两种保险，以太仓来说，从 2008 年开始，职工医保和城乡居民完全城乡统筹了，整合在一起了，包括医疗救助都在一起了。如果只做城乡居民这一块，在太仓必然会出现什么问题呢？城乡居民个人交的钱很少，城镇职工交得很多，同样得了大病，结果就会出现跷跷板，城镇居民大病保障水平要高于城镇职工大病保障水平。

·太仓模式的理念·

太仓模式的概要有四个方面，一个是理念，一个是模式，一个是成效，另一个是特点。

从理念来讲，第一是防控致贫的理念，提高大病保障的待遇，一般来说是制度范围内的合规费用。太仓城镇职工起报是90%，再提高到100%只有10%的空间，目前已经提高到95%，已经是很高的水平了。老百姓住院，自付超过10万元以上自费率55%，目录外占一半多，如何解决这只报45%的大病待遇问题。

第二是持续发展的理念。当初设计方案的时候，一定要让这个方案今年做，明年做，年年做下去。既然要建立，就不要中断。一定要做得谁都欢喜，并且是可持续的。而不是今年做了以后，保险公司亏了1000多万元，后年还亏，政府只能自己做，其他保险公司不来了。

第三是机会均等的理念，基本制度是讲权利和义务，而我们讲的是机会均等。如果额度达到这个水平，不管是穷人还是富人，感觉到基金里面每年拿这么多钱出来是可以的，是可持续的，那么这个钱有富人的钱，也有穷人的钱。

第四是互助共济理念，太仓47万人口的医疗保障都在人事部门，城乡居民相对弱势一点，基金稍微吃紧，所以搞了一个互助共济。最终要实现整个方案都是政府主导，实现多赢，这是我们的一个原则标准和目标。

· 太仓医保的保障模式 ·

保障模式的问题，这里有两个三角形可以形象地解释（图2-1），现在保基本制度，能否像是第一个三角形一样，由下往上，底边是人数，高度是费用的额度，人数绝大部分的保障到位。就像刚才所讲的1%的人用30%的费用。真正按照统计的数据来讲，职工医保有很多地区都是封顶的，如有的是20万元、30万元。在当代医学飞跃发展的前提下，这个费用是远远不足以解决问题的。

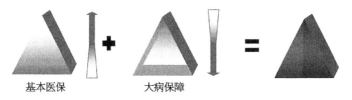

基本医保　　　　大病保障

图2-1　太仓医保的保障模式

曾经有一个白血病患儿，总费用为32.7万元，只保1.3万元，为什么？因为他的城乡居民保险已经用掉18.7万元，只剩1.3万元的额度。因为这个案例,我们做了大量的数据分析,当时城乡居民是 20 万元封顶,我们统计到底有多少超出封顶线,其实没有几个。最后因为这个小孩取消掉了,其实连 1% 都不到,但是封顶以上的人就是因病致贫的重点对象,他的费用必须是 40 万～80 万元,这就是现在的保大病制度。

第二个三角形,是大病保障的做法,保障是由上往下。第一个得到保障的人就是这个塔尖上的人。按照农村城乡居民可支配收入来保障,这个标准就是 1 倍,如果按照 1 倍去做,可持续性肯定不可能。因为大病的费用有可能是 1.5 倍、2 倍、3 倍或 4 倍,既然有这样的概念,定了按支配收入有意义吗?我们对大病保障同样是不封顶的,是三个不封顶,城乡居民基本待遇不封顶,大病保险不封顶。有封顶的只有一个医疗救助,就是剩下这么多钱做这么多的事情。如果把这两个三角形融合在一起,能否会看到这样一个颜色和谐的三角形。

· 太仓医保的保障特点 ·

太仓模式保障特点,第一确保防贫,起付标准非常重要。第二确保必需,保必需目录外的必需用药,剔除奢侈的特许项目及药品、昂贵项目、特殊材料等。第三确保公平,不应当区别群体差异。

太仓模式有效缓解因病致贫,看这样一个数据(表 2 - 2),总费用在 5 万、15 万、30 万元以上的,自己可负担 3 万、5 万、7 万、12 万元,通过保险补偿以后,真正负担的额度是 2.1 万、3.7 万、3.9 万、5.1 万元,后面还有 3 000 元的医疗救助没有算进去。也就是说,不管从总费用 6 万～7 万元,到总费用 40 万～50 万元,自己付的费用就是 2 万～5 万元,这是一般家庭可以承受的。

表 2 - 2　太仓医保效果,显著提高报销比例

费用区间(元)	姓名	年龄(岁)	职业	患病情况	总费用(元)	自付金额(元)	再保险报(元)	实际自付(元)	提高报销比例
5 万～10 万	周××	48	农民	肺癌	64 944.2	36 142	14 380.4	21 769	22.1%
10 万～15 万	王××	67	退休	冠心病	109 319.6	56 981	29 549.2	27 432	27.0%
15 万～20 万	刘××	56	农民	白血病	172 153.4	76 214	42 112.0	34 102	24.5%
20 万～30 万	蒋××	26	待业	白血病	276 364.0	72 459	33 493.4	38 966	12.1%
30 万以上	顾××	37	农民	脑外伤	328 500.8	119 268	79 786.9	39 482	24.3%
	沈××	55	农民	肠癌术后	478 647.4	155 160.1	103 839.5	51 320.6	21.7%
	丁××	56	老总	胰腺癌	332 030.4	129 839	26 972.9	102 866	8.12%

· 商业保险在太仓模式中的作用 ·

在太仓模式中，商保发挥了三点作用，第一协助作用，弥补了医保的业务缺位。我一直觉得医保有两大弱势，第一政府办医保经办，人员永远是紧缺的。第二经办工作人员专业能力是薄弱的。另外，发挥了商保精算优势，当初他们来的时候，把所有的数据全部开放给他们，按当初的理解，要算得明明白白，大家共赢，而且你们的赢是我可以控制的。第三吸纳周边的成功经验，因为商保的信息更通畅。

第二补位作用，为什么要做商保？首先是建立了企业优质管理机制，这也是政府经办的弱势。同时，解决了医保经办力量不足、编制紧缺的现象。最后，也可以引入权威医疗专业优势，解决了政府医疗专业的薄弱。

推进作用，主要实现了二次补偿，强化了定点监管。太仓模式做这个方案最早的原始动力就在于此。

· 对太仓模式的思考 ·

有关问题的思考·第一理念问题，核心理念一定是可持续，只有可持续才会多元。第二筹资问题，多方筹资是基本方向，职工医保已经建立大病补充医疗保险，资金是由参保职工个人缴纳的，退休人员也要参缴。筹资渠道，设计的时候包括三个方面，一个是基金，看基金有没有影响到保基本功能的稳定，如果保基本都不稳定，再从基金拿就是不可持续的。第二是财政，财政有没有钱，如果财政连公务员的工资都发不出来，还要再贷款的地方怎么办。第三看看老百姓，他们有没有相应的经济实力。设计问题，解决因病致贫必须扩大目录。经办问题，是购买服务还是产品，商保产品是完全由商保机构自己设计，并报中国保险监督委员会批准才可以，而且是自愿的。而太仓是政府主导的，几乎是强制性的，因为百姓没有交多少费，所以也都欢迎。

可复制的问题·太仓模式我认为是可以复制的。坚持持续发展和实现多赢格局是太仓模式设计的灵魂，也是取得成效的关键所在。太仓的做法，只是在破解因病致贫方面做了一些模式性探索，是对现行保大病制度做了完善，其设计是以可持续性为核心且环环相扣的链模式。其应用与地方经济的发展并无本质关系，发达地区可以做，贫困地区同样可以做。而要实现方案的可持续性，关键在于把握好每一个环节设计和对数据的精准分析，而不在于筹资额度的多少，因此太仓模式应该可以复制。保险公司做什么事情，做多少，做到什么目标，用多少人，这些人工资标准多少及软件开发等一系列成本，大概算一个框架。数据分析在这里是至关重要的，尤其是对自付费用的分析和费用结构的分析。

圆桌对话

大病医保机会平等，但要限制奢侈消费

问：冠心病列入太仓大病保险范围，保的都是支架费用。保险收益人群是不是有钱人，他们消费更多更昂贵的医疗服务？

钱瑛琦：关于支架的问题，首先一点，像是类似特殊材料，还是坚持保基本。太仓是执行苏州市的规定，比如支架，规定是每次限2件，每件限3万元，限量限价的双规，这一点是确定了保基本的思路。

举一个例子，曾经碰到过9万多元的支架，只给他解决3万，6万元就不报了。3万元中自己负担30%，剩下2.1万元按政策报90%，就是自付2 100元，自己实际报了18 900元，余下11 000元还有政策可以解决，但只解决合规费用。

对于大病保障，太仓模式机会是均等的。我们在放目录的时候，比如血液，包括一些生物制剂，目前是不保的，或者是有限来保。2010年底，《社会保险法》出台，其中有一条就是讲急诊和抢救的费用应该报销，凡是急诊和抢救产生的费用不受目录的限制，基于这个技术，当初把血品和生物制品都放入进去了。比如白蛋白，现在进行市场调查，白蛋白在医院里所能供应的是相当有限的，但是病人可以通过其他途径拿到。因此我们规定一定是正规的发票，一定是医院里面出来的。对于其他的药店或者其他的发票，保险公司一概不认，为什么？乱七八糟的发票，从管理上是失控的，医院里面出来是可控的，管理能到位。我们采用这样的方法，一是结合社保法规定急诊、抢救都保。二是类似于生物制品，还是要考虑市场的情况，采取放行，对于奢侈力量和预防力量我们都做了一定限制，但不是绝对水泄不通。

商保难以完全替代社保，目前监管法制不足

问：钱主任在演讲中提到所谓购买产品和购买服务的区别。我个人理

解,太仓模式和闵行模式不同,对于太仓模式,请教钱主任,有没有可能把基本医保向商保开放? 医疗费用的控制是全程的,如果将基本医疗把控住就会更好。

钱瑛琦:刚刚讲到商保,之前从来没有商保战略,自从大病保险开始,商保已经参与。对于监管,保险公司深入医院,作为人保部门坚决支持。他们索要监管方面获得的数据,第一关于信息安全的问题,所以只是开放给大病保障相关人员。第二本来商保也应该深入医院的一线,这是我们要求的,也是他们要作为的。他们要下去调查一系列的问题,这些数据我们肯定支持。既然要用商保提升医保对定点单位的监管,数据开放是一个前提。将来商保会不会代替社保的经办,这一点,从实践经验来看,还没有丝毫的迹象发现有这样的替代趋势。除非是当地政府缺乏施政水平,否则我觉得很难替代。主要是数据开放和监管的问题。

关键还有一条,就是建立医疗保险评审,医疗服务评审机制,或者是医疗保险服务评审机制。太仓地方不大,对宏观政策层面上的设计没有话语权。说实在话,我们当初做大病保险还有闯祸的感觉,我们不想把这个压力顶得太大。也就是说,商保到医院现在很难。为什么很难? 你去替人社医保监管,相当于医院多了一个合保,他们是不愿意的,不仅太仓不欢迎,全国都不欢迎。商保的职能谁来明确,顶层设计的法律没有涉及,这是缺陷,也不清楚我们作为县市级政府授权是否有合法性。

美国是如何解决大病医疗保障的

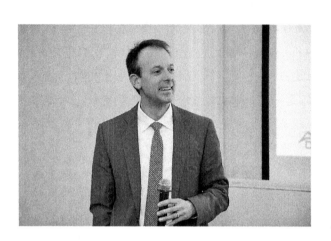

亚瑟·德姆里克

美国堪萨斯大学医学中心副教授、前中欧国际工商学院访问教授

这是全球普遍的现象——较少的病人花较多的健康保险费用。有 5% 的病人花掉 30% 的医疗费用，特别是在最后一年的健康保险费用花掉总费用的 25%。

· 美国健康保险系统概述 ·

美国的健康保险系统包括公共保险系统和私营保险系列。公共保险系统主要涵盖年纪比较大和低收入人群，私营保险系统主要涵盖正在工作的人群。65% 的人在用私营保险机构，15% 是年纪比较大的 65 岁以上的人，10% 的公共系统主要是给低收入人群的。总的来说，大概有 4 500 万的美国人是没有健康保险的，占到总人口的 17%。

从 1980 年到 2012 年，美国健康保险费用从 256 亿美元增长到 2 809 亿美元，每年增长率是 7.8%，与此同时，医疗健康的费用占 GDP 的比例每年增长 2.2%。医疗健康费用在整个 GDP 百分比越来越高，2012 年已经达到 17.9%。这样从两个方面来看，第一，大家会在医疗费用方面花的钱越来越多，整个费用已经超出控制。第二，其他的东西变得越来越便宜，当家里有两个大屏幕电视、两台电脑的时候,你还需要什么? 只是需要更好的生活质量。

从数据方面来分析美国的健康保险系统,在 1980 年美国的健康保险费用 43% 是花在住院费用上,2010 年 32% 健康保险费用是花在住院上的。2005—2010 年大部分国家的健康保险费用都处于一个增长速度不是很快的阶段,但是在美国增长速度特别快。在美国很多病人是在私营的诊所里看诊,在私营诊所里看诊需要非常高的费用。1995—2010 年美国在处方药的花费跟其他国家比起也明显增高很多。美国的医疗健康行政费用也比其他国家明显高很多,这也有寻租空间的利润在其中。

· 美国的健康保险系统历史由来 ·

美国私营医疗保险系统比公立保险系统历史更为悠久,所以从 1920 年开始,有一些医院他们会给病人做一些健康保险计划。后来有绿十字、绿盾,蓝十字、蓝盾,从承保医院费用到承保一些诊所的费用。自 1940 年开始,开始有自己独立的私营保险机构,从医院里面独立出来,可以给外面的人有一些承保的保险计划。

1954 年,美国通过这样一个税法,把公司给其雇员承保提供医疗保险的费用从公司应缴税款中扣除,这样给公司更多的激励机制,以给雇员提供健康保险的计划。

在美国,还有一个代表性的机构叫做凯撒医疗,是一个很大的医疗机构。它的独特模式是把医疗保险机构和健康医院机构合二为一,就是 HMO (Health Maintenance Organization)这个模式。HMO 从 20 世纪八九十年代出现,但很不受欢迎。因为美国人认为在 HMO 保险计划承保之后,不能选择保险计划之外的医院提供健康的服务,所以选择受到了限制。

2010 年,奥巴马医疗改革法案出台,之前没有联邦级的法律限制私营保险机构对承保花费来做一个上限:如果花费超过上限,私营保险机构就可以继续承保。如果之前有其他的健康问题,当寻求保险公司对你承保的时候,保险公司可以基于之前的健康状况来拒绝。而在奥巴马出台医疗改革法案之后这些状况就改善了。

美国公共医疗保险系统从 1965 年开始出现,其实它是一个妥协的产物。最开始大家争论公立保险系统是要承保医院的费用,还是承保私营诊所的费用,最后妥协的结果是两边都要保险起来。1965 年美国经济非常繁荣,所以给政策制定者更大的空间来提供更好的承保范围。本来情况是,65 岁以上的老年人,如果没有公共保险,就没有医疗保险涵盖的健康保险了。对于私营保险系统来说,他们就没有太多钱可以赚,因为 65 岁以上大家都开始得病,健康保险系统需要花钱,所以这样的话对于私营保险系统没有太多的激励机制。

公立保险系统就需要在这一方面加强,这就有了 Medicare 系统。最开始这个系统特别慷慨,不管向公立保险报多少钱,都会在报的基础上再加 2%返还给你。费用没有得到控制,在 1970 年代每年保险费用都上涨,之后政府通过规定,把不同范畴的病合并起来做一个群体来保,这样有效地达到了控费。

Medicare 系统主要针对儿童和低收入人群,承包的范围针对每个州都不太一样,但对于每个家庭平均有 1.74 万美元。

美国紧急医疗救助和劳动力法案推出的本意是医院不能对进入急诊室的病人转院或者是拒绝救助。但一些很平常的小病,比如发热,大家也去急诊室,这样就导致急诊室小病比一般的情况下要多花 4~6 倍的费用,这是负面的效果。我们设计这些健康保险系统的时候,出发的本意是好的,是要控制费用,但是却极大地增加了费用。

美国通过了一个综合医疗改革的法案,其中很大一块是强制每个人买保险,自己可以单独通过州政府来买保险,每个人都可以在网上系统购买保险。联邦政府给医疗保险设定一些规则,涵盖的内容必须非常丰富。大病保险无法在这个系统上购买,其需要额外的附加计划来进行承保。

社会科学有一个研究表明,如果要把风险放在一起分散的话,必须需要社会形成一个高度信任的环境。后来事实证明,这种大家都高度互相信任的系统,北欧比美国更加明显。北欧的国家不管在人群、经济发展程度上都比较一致,而在美国人种、民族等都比较丰富,也比较不一致。

在美国,由于个人主义比较盛行,每个人都希望健康保险计划都能针对自己的情况来量身定做。在这种情况下,提供健康保险的保险公司互相竞争,出现一个有趣的情况,与其他商品之间的竞争不太一样。这个情况具体来说是这样的,保险公司希望能够得到更多的客户来作为他们的第一要务,因此他们提供越来越多、越来越广的保险药物和服务来竞争更多的客户,导致最后的结果是,这个竞争在别的领域很有可能是会降低价格,但是在这个领域越来越多的竞争则升高了价格。

对于中国来说,由于中国承保人群的数据不是很充足,所以保险公司的数据分析不精确。但是在美国,由于美国保险公司从承保人群中间收集数据历史悠久,这样出现一个严重信息不对称的情况。在世界每一个角落,每一个人都需要越来越多的医疗服务,针对信息不对称有一个例子,如果我跌倒受伤,可以给三家医院打电话问我这种情况需要花多少钱,其实对于我个人来说这是非常难以衡量的。

在这里有一些负面外在性的因素,比如在高度发展的社会里面,很多人有医疗需求,但是没有办法得到及时的救助。健康保险有一个正面的外部性,也就是说,如果有更多的人能够被健康保险系统所覆盖的话,这对于整个社会都是有好处的。但也有一个负面的效果,如果要把所有大病都保起来,这样会使保费无限制地升高。就像自然灾害一样,大部分的自然灾害、疾病流行是很难让一个私营的保险公司全部承保,不管什么情况下都需要有一些公立的机构或者是政府在后面支持。

每一个国家健康保险计划和政策都是有历史由来的,一旦形成一个思维定式很难改变。大家也争论美国是不是需要有一个由政府主导的全民健康保险计划。由于美国历史的原因,现在没有办法做到。现在中国还处在一个医疗改革的十字路口,今后几年中国的医疗政策的演化就会决定今后几十年医疗的走向。

相关政策文件

● 国家发改委、卫生部、财政部、人社部、民政部、保监会,《关于开展城乡居民大病保险工作的指导意见》,发改社会〔2012〕2605 号,2012 年 8 月 24 日。

关于开展城乡居民大病保险工作的指导意见

发改社会〔2012〕2605 号

各省、自治区、直辖市人民政府,新疆生产建设兵团:

根据《国务院关于印发"十二五"期间深化医药卫生体制改革规划暨实施方案的通知》(国发〔2012〕11 号),为进一步完善城乡居民医疗保障制度,健全多层次医疗保障体系,有效提高重特大疾病保障水平,经国务院同意,现就开展城乡居民大病保险工作提出以下指导意见:

一、充分认识开展城乡居民大病保险工作的必要性

近年来,随着全民医保体系的初步建立,人民群众看病就医有了基本保障,但由于我国的基本医疗保障制度,特别是城镇居民基本医疗保险(以下简称城镇居民医保)、新型农村合作医疗(以下简称新农合)的保障水平还比较低,人民群众对大病医疗费用负担重反映仍较强烈。

城乡居民大病保险,是在基本医疗保障的基础上,对大病患者发生的高额医疗费用给予进一步保障的一项制度性安排,可进一步放大保障效用,是基本医疗保障制度的拓展和延伸,是对基本医疗保障的有益补充。开展这项工作,是减轻人民群众大病医疗费用负担,解决因病致贫、因病返贫问题的迫切需要;是建立健全多层次医疗保障体系,推进全民医保制度建设的内在要求;是推动医保、医疗、医药互联互动,并促进政府主导与市场机制作用相结合,提高基本医疗保障水平和质量的有效途径;是进一步体现互助共济,促进社会公平正义的重要举措。

二、开展城乡居民大病保险工作的基本原则

(一)坚持以人为本,统筹安排。把维护人民群众健康权益放在首位,切实解决人民群众因病致贫、因病返贫的突出问题。充分发挥基本医疗保险、大病保险与重特大疾病医疗救助等的协同互补作用,加强制度之间的衔接,形成合力。

(二)坚持政府主导,专业运作。政府负责基本政策制定、组织协调、筹资管理,并加强监管指导。利用商业保险机构的专业优势,支持商业保险机构承办大病保险,发挥市场机制作用,提高大病保险的运行效率、服务水平和质量。

（三）坚持责任共担，持续发展。大病保险保障水平要与经济社会发展、医疗消费水平及承受能力相适应。强化社会互助共济的意识和作用，形成政府、个人和保险机构共同分担大病风险的机制。强化当年收支平衡的原则，合理测算、稳妥起步，规范运作，保障资金安全，实现可持续发展。

（四）坚持因地制宜，机制创新。各省、区、市、新疆生产建设兵团在国家确定的原则下，结合当地实际，制定开展大病保险的具体方案。鼓励地方不断探索创新，完善大病保险承办准入、退出和监管制度，完善支付制度，引导合理诊疗，建立大病保险长期稳健运行的长效机制。

三、城乡居民大病保险的筹资机制

（一）筹资标准。各地结合当地经济社会发展水平、医疗保险筹资能力、患大病发生高额医疗费用的情况、基本医疗保险补偿水平，以及大病保险保障水平等因素，精细测算，科学合理确定大病保险的筹资标准。

（二）资金来源。从城镇居民医保基金、新农合基金中划出一定比例或额度作为大病保险资金。城镇居民医保和新农合基金有结余的地区，利用结余筹集大病保险资金；结余不足或没有结余的地区，在城镇居民医保、新农合年度提高筹资时统筹解决资金来源，逐步完善城镇居民医保、新农合多渠道筹资机制。

（三）统筹层次和范围。开展大病保险可以市（地）级统筹，也可以探索全省（区、市）统一政策，统一组织实施，提高抗风险能力。有条件的地方可以探索建立覆盖职工、城镇居民、农村居民的统一的大病保险制度。

四、城乡居民大病保险的保障内容

（一）保障对象。大病保险保障对象为城镇居民医保、新农合的参保（合）人。

（二）保障范围。大病保险的保障范围要与城镇居民医保、新农合相衔接。城镇居民医保、新农合应按政策规定提供基本医疗保障。在此基础上，大病保险主要在参保（合）人患大病发生高额医疗费用的情况下，对城镇居民医保、新农合补偿后需个人负担的合规医疗费用给予保障。高额医疗费用，可以个人年度累计负担的合规医疗费用超过当地统计部门公布的上一年度城镇居民年人均可支配收入、农村居民年人均纯收入为判定标准，具体金额由地方政府确定。合规医疗费用，指实际发生的、合理的医疗费用（可规定不予支付的事项），具体由地方政府确定。各地也可以从个人负担较重的疾病病种起步开展大病保险。

（三）保障水平。以力争避免城乡居民发生家庭灾难性医疗支出为目标，合理确定大病保险补偿政策，实际支付比例不低于50%；按医疗费用高低分段制定支付比例，原则上医疗费用越高支付比例越高。随着筹资、管理和保障水平的不断提高，逐步提高大病报销比例，最大限度地减轻个人医疗费用负担。

做好基本医疗保险、大病保险与重特大疾病医疗救助的衔接，建立大病信息通报制度,及时掌握大病患者医保支付情况,强化政策联动,切实避免因病致贫、因病返贫问题。城乡医疗救助的定点医疗机构、用药和诊疗范围分别参照基本医疗保险、大病保险的有关政策规定执行。

五、城乡居民大病保险的承办方式

(一)采取向商业保险机构购买大病保险的方式。地方政府卫生、人力资源和社会保障、财政、发展改革部门制定大病保险的筹资、报销范围、最低补偿比例,以及就医、结算管理等基本政策要求,并通过政府招标选定承办大病保险的商业保险机构。招标主要包括具体补偿比例、盈亏率、配备的承办和管理力量等内容。符合基本准入条件的商业保险机构自愿参加投标,中标后以保险合同形式承办大病保险,承担经营风险,自负盈亏。商业保险机构承办大病保险的保费收入,按现行规定免征营业税。已开展城乡居民大病保障、补充保险等的地区,要逐步完善机制,做好衔接。

(二)规范大病保险招标投标与合同管理。各地要坚持公开、公平、公正和诚实信用的原则,建立健全招标机制,规范招标程序。商业保险机构要依法投标。招标人应与中标商业保险机构签署保险合同,明确双方的责任、权利和义务,合作期限原则不低于3年。要遵循收支平衡、保本微利的原则,合理控制商业保险机构盈利率,建立起以保障水平和参保(合)人满意度为核心的考核办法。为有利于大病保险长期稳定运行,切实保障参保(合)人实际受益水平,可以在合同中对超额结余及政策性亏损建立相应动态调整机制。各地要不断完善合同内容,探索制定全省(区、市)统一的合同范本。因违反合同约定,或发生其他严重损害参保(合)人权益的情况,合同双方可以提前终止或解除合作,并依法追究责任。

(三)严格商业保险机构基本准入条件。承办大病保险的商业保险机构必须具备以下基本条件:符合保监会规定的经营健康保险的必备条件;在中国境内经营健康保险专项业务5年以上,具有良好市场信誉;具备完善的服务网络和较强的医疗保险专业能力;配备医学等专业背景的专职工作人员;商业保险机构总部同意分支机构参与当地大病保险业务,并提供业务、财务、信息技术等支持;能够实现大病保险业务单独核算。

(四)不断提升大病保险管理服务的能力和水平。规范资金管理,商业保险机构承办大病保险获得的保费实行单独核算,确保资金安全,保证偿付能力。加强与城镇居民医保、新农合经办服务的衔接,提供"一站式"即时结算服务,确保群众方便、及时享受大病保险待遇。经城镇居民医保、新农合经办机构授权,可依托城镇居民医保、新农合信息系统,进行必要的信息交换和数据共享,以完善服务流程,简化报销手续。发挥商业保险机构全国网络等优势,为参保(合)人提供异地结算等服务。与基本医疗保险协同推进支付方式改革,按照诊疗规范和临床路径,规范医疗行为,控制医疗费用。

商业保险机构要切实加强管理,控制风险,降低管理成本、提升服务效率,加快结算速度,依规及时、合理向医疗机构支付医疗费用。鼓励商业保险机构在承办好大病保险业务的基础上,提供多样化的健康保险产品。

六、切实加强监管

(一)加强对商业保险机构承办大病保险的监管。各相关部门要各负其责,配合协同,切实保障参保(合)人权益。卫生、人力资源和社会保障部门作为新农合、城镇居民医保主管部门和招标人,通过日常抽查、建立投诉受理渠道等多种方式进行监督检查,督促商业保险机构按合同要求提高服务质量和水平,维护参保(合)人信息安全,防止信息外泄和滥用,对违法违约行为及时处理。保险业监管部门做好从业资格审查、服务质量与日常业务监管,加强偿付能力和市场行为监管,对商业保险机构的违规行为和不正当竞争行为加大查处力度。财政部门对利用基本医保基金向商业保险机构购买大病保险明确相应的财务列支和会计核算办法,加强基金管理。审计部门按规定进行严格审计。

(二)强化对医疗机构和医疗费用的管控。各相关部门和机构要通过多种方式加强监督管理,防控不合理医疗行为和费用,保障医疗服务质量。卫生部门要加强对医疗机构、医疗服务行为和质量的监管。商业保险机构要充分发挥医疗保险机制的作用,与卫生、人力资源和社会保障部门密切配合,加强对相关医疗服务和医疗费用的监控。

(三)建立信息公开、社会多方参与的监管制度。将与商业保险机构签订协议的情况,以及筹资标准、待遇水平、支付流程、结算效率和大病保险年度收支情况等向社会公开,接受社会监督。

七、工作要求

(一)加强领导,认真组织实施。各地要充分认识开展大病保险的重要性,精心谋划,周密部署,先行试点,逐步推开。已开展大病保险试点的省份要及时总结经验,逐步扩大实施范围。尚未开展试点的省份可以选择几个市(地)试点或全省进行试点。各地要在实践中不断完善政策。各省(区、市)医改领导小组要将本省份制定的实施方案报国务院医改领导小组办公室、卫生部、财政部、人力资源和社会保障部、保监会备案。

(二)稳妥推进,注意趋利避害。各地要充分考虑大病保险保障的稳定性和可持续性,循序推进,重点探索大病保险的保障范围、保障程度、资金管理、招标机制、运行规范等。注意总结经验,及时研究解决发现的问题,加强评估,每年对大病保险工作进展和运行情况进行总结。各省(区、市)医改领导小组要将年度报告报送国务院医改领导小组办公室、卫生部、财政部、人力资源和社会保障部、保监会、民政部。

(三)统筹协调,加强部门协作。开展大病保险涉及多个部门、多项制度衔接,各地要在医改领导小组的领导下,建立由发展改革(医改领导小组办公室)、卫生、人力资源和社会保障、财政、保监、民政等部门组成的大病保险工作协调推进机制。中央有关部门加强对城乡居民大病保险工作的指导协调。卫生、人力资源和社会保障、财政、保监等部门要按职责分工抓好落实,细化配套措施,并加强沟通协作,形成合力。各地医改领导小组办公室要发挥统筹协调和服务作用,并做好跟踪分析、监测评价等工作。

（四）注重宣传，做好舆论引导。要加强对大病保险政策的宣传和解读，密切跟踪分析舆情，增强全社会的保险责任意识，使这项政策深入人心，得到广大群众和社会各界的理解和支持，为大病保险实施营造良好的社会环境。

国家发展和改革委员会

卫　生　部

财　政　部

人力资源和社会保障部

民　政　部

中国保险监督管理委员会

2012 年 8 月 24 日

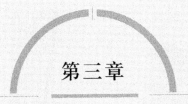

第三章

老年护理,谁来提供

本章内容摘选自 2013 年 3 月 30 日,第三期圆桌会议

　　随着我国老龄化、高龄化社会的到来,老年护理日益成为政府亟须解决的核心问题之一。2011 年 12 月 16 日,国务院发布了《社会养老服务体系建设规划(2011—2015年)》,力求实现党的十七大确立的"老有所养"的战略目标和中共十七届五中全会提出的"优先发展社会养老服务"的要求。从国家政策方针看,已明确规定通过发展社会养老服务解决老年护理问题。在现阶段,我国老年护理还处于起步阶段,面临资金和服务人员短缺的双重困境,且"人"的问题更难解决。老年人的"保姆难请"是普遍现象,一方面是好保姆请不到,另一方面是信息不对称,老百姓无法在短时间内凭借自己的能力评判一个保姆是否值得信赖。但谁来培训老年护理人员,是市场,还是政府? 要不要建立相关制度完善护理人员的资信问题? 如何做好护理服务质量的监督问题?

　　本章力求将卫生政策研究者与医疗服务的实际工作者、卫生政策决策者和媒体联合起来,共同探讨和分析如何从政府、社会、个人三个角度来建立和完善老年护理的保障制度,分享国内外已经进行的尝试,总结他们的经验和教训,提出解决对策和政策建议。

老龄化社会及其老年护理策略思考

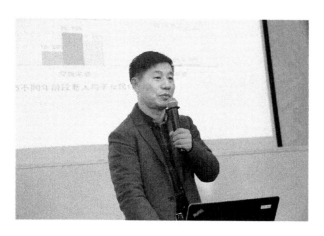

金其林

上海市医院协会副
会长

上海的老龄化已经好多年了,速度也快于全国水平。同时上海的经济发展也到了一定的程度,其整体的老龄化程度和社会发展程度已经到了与发达国家相同的水平,所以不能跟全国同步来考虑。

· 上海民政机构养老资源 ·

解决老龄化问题,有需求也有市场,其中关键词就是"老龄、空巢、独居和健康"。这四个关键词是老龄化进程中需要关注的。根据2011年度《中国老龄事业发展统计公报》,截至2011年末,中国60岁以上老年人达1.849 9亿人(13.7%),65岁以上老年人达1.23亿人(9.1%)。城乡合计"空巢"老年人占49.3%,(城镇54.0%,农村45.6%)。上海的空巢老年人比例低于全国(图3-1),空巢老年人占所有老年人的28.2%,人数近100万人,独居老年人近20万人。

老年人的负担有两块,一个是生活照料,一个就是医疗护理。通过数据来看,上海民政养老资源较为丰富,机构、社区、居家等养老方式种类齐全。特别是机构养老,2010年上海民政机构统计上海已经有631家养老机构,床位10万张。其中321家是由社会力量所办。"十二五"规划当中上海民政养

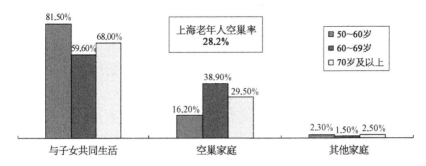

图 3-1　上海市不同年龄段老年人的居住情况

老机构要增加到 12.5 万张床位,社会养老机构要增加 100 家老年人日间服务中心和 200 家老年人社区助餐点,享受居家养老服务的老年人要力争达到 30 万人的规模。从人均水平看,上海老年人拥有的养老床位,按照 65 岁以上算已经达到 30 张/千老年人,但是发达国家是 50~70 张/千老年人。

· 上海老年医疗护理资源分析 ·

从上海老年医护资源来看,本市纳入医保定点老年护理院有 66 家,核定床位 7 973 张,实际开放 11 000 张,平均住院日 182 天,周转率每年 2 人/床,年收住 22 060 人次,日均费用 110 元左右。

从上海社区卫生服务中心床位资源来看,本市有床位的一级医疗机构 218 家,核定床位 17 135 张,实际开放 22 275 张。全市共建家庭病床 4.56 张。在"十二五"规划当中,护理床位要求达到 2.6 万张,以达到常住人口 1.1 张/千老年人,这个比较有难度。

· 养老服务的策略与思考 ·

第一是要正确地评估统筹资源。现在的策略是长期护理计划(Long-Term-Care)的"9073"计划,即 90% 的老年人居家养老、7% 社会养老、3% 机构养老。根据上海市的老年人口算了一下,如果按 65 岁以上的老年人算,其中 3% 只有 7.35 万老年人,如果按 60 岁计算就是 11 万老年人。65 岁以上的 7% 社区养老是 17.5 万人,60 岁就是 25.69 万人。65 岁标准以下,90% 的居家养老是 220.5 万人。

虽然现在已经有了 10.5 万张机构床位,但市中心比较好的养老院是一床难求,同时也可以看到有很多的其他养老院没有人去。这其中有几个原因，第一没有保险，政府不承担养老。第二距离，大部分的养老院在郊区，有的养老院交通十分不便，子女看望成本高。第三设施，养老院应该像托儿所一样，有家庭的概念，小孩还有玩具，老年人要有家庭的环境。第四就是人员，按照养老院或者是护理院配置的要求，人员素质都有要求，而现在所谓的护工素质不高，子女不放心。还有质量的问题，包括服务的种类、层次等。总体来看，公立养老院优于民营养老院，当务之急是提高利用率，支持民营发展。

第二，根据统计，75%的老年人有两种以上的疾病，因此养老必须和医疗护理配合。从这个意义来讲，现在的养老院做得还很不足，和医保、医疗机构联网的养老院只占整体的12%。有的养老院没有医疗设施，也没有医务人员关照，患病的老年人都不敢去。所以只有这12%的养老院能够和医保联网，可以做家庭病访，但这远远不能满足老百姓的需求。现阶段由于养老院中没有医疗护理、康复等服务，所以医疗保险的结算就没有着落，所以老百姓看病就比较困难。

第三是居家医疗护理瓶颈问题。大家都喜欢居家护理，但是居家护理没有合理的回报，这项服务就很难开展。最近医保出台一些政策，定价大概是50元/次。我们做了两个模式，一个是介护式居家护理模式，医护人员定期上门护理一次，同时要培训陪护老年人的家庭护工或者是子女，教会他们12项基础护理技能。同时发挥老年人的残存功能，护士要鼓励老年人做力所能及的事情。如果通过护理，老年人身上干净了，使他的子女可以接触他，这就是亲情回归。第二是晚期肿瘤居家"宁养"模式。

我们提倡医疗机构办养老院，老年人养老不仅是生活照料，大部分老年人都有慢性病，如果有公立、公立民营、民立公营、股份制等不同所有制的医疗机构办养老院，这样就能把老年人的照料和医疗统统管起来。

要开展老龄化社区设计。我们认为现在小区住宅的设计，要把老人护理与学校和医院等需求同步，小区设计本身就要把养老这一块放进去。具体要做到以下几点。

"小规模"：以小规模功能体嵌入社区的模式，有助于维系老年人原有居住模式、人际关系、家庭氛围和地域熟悉感。

"近距离"：以社区为基本单元，在生活区域内提供所有服务，让老年人能就近、便捷地享受各种服务。

"全天候"：365 天，24 小时随时提供必要的服务。

"一站式"：日托、上门服务、短期入住、长期居住等服务在一个服务体内集中解决，同时有助于保持护理的连续性，适于应对老年人的各种身心变化。

"多功能"：考虑设施建设的灵活性，可以与其他服务机构拼设，如老年人公寓、幼儿园等。

这方面我国台湾地区和日本有比较成功和先进的经验，我们可以学习借鉴。上海住宅社区可以从三个层面来覆盖老年人的居家及社区养老需求：一是在一般住宅中配置面向老年人的户型；二是社区中配建老年公寓；三是在社区内设立小规模多功能的老年人服务中心。

对于统筹管理，首先要建立权威的常态管理。目前以部门（民政、卫生、人口、公安、社保）为主导形成的各种涉老公共政策，削弱了相关政策的可持续性、资源利用效率。同时老年人角色定位要改变，为什么上海要把老年人定在 65 岁以上，60～65 岁是年轻老年人，可以护理高龄老年人。老年人不等于"被供养人"，老年人中蕴涵着大量的人力资源和社会资源。老年人不仅是消费者，也是生产者。部分资源功能也要做改变，对于上海而言，少子老龄化趋势将日益严重，部分中小学校园设施将有可能释放，用于养老服务。企业转型搬迁留下的厂房，也可用于养老服务。对新开发的社区，按照社区养老的模式进行设计。这些都是解决未来养老问题重要规划措施。

最后，我认为老龄服务有四个链条是要考虑的：老年服务链、双向转诊链、资源统筹链、老年产业链。今后在提供养老方面，需要结合这四个链条进行考虑。

圆桌对话

基层医疗能力不足，无法限制患者选择

问：现在上海要试点居家养老服务，价格是 50 元/次还是 50 元/小时？现在媒体的报道很多，我想问按 50 元的成本算，是什么机构，用什么样资质的人员在给老年人提供服务？我们在配套措施上面有没有规定这一方面的人必须是医务人员，还是政府重新培养服务人员？政府有没有对于人才培养的设计？试点单位，包括向普通市场开放的时间表有没有？最近卫生系统鼓励民间资本参与到养老护理、老年康复，如果企业要做的话需要具备什么样的条件？

金其林：居家护理杨浦区走在全市的前列，我们做了试点，以政府的实施工程来推动，所以钱是政府出。如果是家庭病床式的护理，一次1小时，一周一次，一次是50～100元。测算这个费用考虑了路费、住院期间的护理费、心理安慰和代教费用。我们的模式是代教家里人，教育子女、老伴，或是保姆、志愿者，内容是12项基础护理的动作，让老年人发挥残存功能。这是一个三合一的居家护理模式，一周一次，一个护士可以一天跑6家，1小时一家，22个工作日。杨浦区按照4.6%测算下来，我们有8 000名既有病人，其中一半大概在医院或者是老人院，有一部分是居家养老。我们一个区拿60万元出来，就可以护理杨浦区所有老年人。如果再加上医保的费用，住在护理院医保支付3 500元左右，居家护理费支付大概就是1 000元。

护理人员一定要有资质，要执有护士执照，而且还能体会老年人。这个护士最好是35岁以上有家庭的护士，这样的人有沟通能力、有爱心，最好是护士长类型的人去做。而且我们的满意度很高，我们做了200多位老年人，一个人服务了3个月，满意度百分之百，老年人很欢迎这项服务。关键问题在哪里？还是没有医保，护理费不好收，医生的费用可以收，护士上门打针只收5元。

什么时候对企业开放呢？实际上杨浦区试点工作的时候，我们有一个护理站就是民营的机构，专门是上门服务的，但是他们没有收费，政府是通过社区服务卫生中心委托他们去做，我们支付给他们人工费。如果医保能够建立一个可以支付居家护理费用的项目，完全可以给社会医疗机构去做。而且社区卫生服务中心人员越来越紧张，是忙不过来的。这个市场是很大的，只要居家护理的医保可以实施，完全可以去推。

民政、卫生和医保，现在三块互相独立，所以养老问题蛮难解决的，一定要有一个机构去统筹。

关于老年护理服务对象需求评估的思考

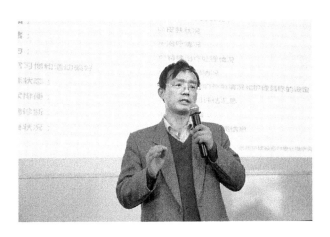

丁汉升

上海市卫生发展研究
中心副主任

分类是一个最基本、最简单的要求。例如南非盛产钻石,他们不会把大小钻石捆绑在一起卖,分类开才能把它们的价值充分体现出来。类似的,这就要求我们在提供老年护理服务的时候有各种各样的技术要求。首先要知道每位老年人的情况,才能提供适当的服务。

· 养老照护服务的分级 ·

给老年人提供服务要收费,这也是服务很重要的方面,通过病情评估,看病情有没有改变,恶化的情况有没有降低,通过评估手段来完成。国际上发达国家评估做得都比较多,如美国、日本、德国、澳大利亚都一直在做,下面具体做一些说明。

美国主要是最小数据集量表 MDS 3.0,从 20 个方面对老年人的方方面面进行评估。这个评估是定期评估、住院评估,中间如果没有什么状态变化会进行 6 个月评估;如果有变化会临时评估。根据评估结果把老年人分成很多不同的组,总共是 66 个组,根据这个组进行付费。

日本使用老年护理需求认证调查表,没有美国那么复杂,主要是从 9 个方面 30 个具体的项目进行评估。参照医生的状况和医生给予的评估做权重。根据评估的结果,日本将需要护理的老年人,根据级别像是医保总额一样地进行支付。最严重的是躺在床上连身都不能翻的老年人,一个月有47万日元费用,相当于3万元人民币。重症的老年人一定要收在机构里,身体状况稍好的老年人可以在社区里,这样有一个提高老年人生活质量的目的。

在德国,分级分得比较粗一些,但是也有轻、中、重三类。类别上分为居家护理、专业机构护理、日夜护理中心护理、护理院护理提供服务等。根据这些标准,把每个月支付多少费用都给出来了。

我们也调查了一些养老和医疗机构,做了一个我们自己的量表模型,并与民政的方法做了一致性比较,总共是63.8%的一致。我个人认为,目前的民政养老服务分级于2006年出台,符合社会的需求,可以促进上海民政养老服务事业发展。他们的系统方法也有不足,在于他们主要侧重于老年人的生活照料、居家护理,对老年护理等专业需求考虑不多。选用的参数也比较广泛,其中有一部分比较主观。这个评价体系也并非双盲,因此不能确保评估客观公正。各个参数项目的复制标准也有待商榷。

相比之下,目前我们和医保做的调查分析主要有几个特点:实施调查双盲设计,评估过程客观和公正。调查的内容项目齐全、功能分块,客观具体。分值设置上,我们选择关键指标,利用统计学方法拟和。分级算法虽然不可对外公布,但可根据需要调整。我们的系统要求进行调查人员培训,建立数据库选择。可以考虑建立一个老年人的老年护理数据库,这样一个老年人申请评估的时候,会把他的医保卡号或者是身份证号码等信息储存,并进行数据跟踪,可能要建立这样一个系统。

· 发展养老照护服务的思考与体会 ·

对于如何发展养老护理服务,我有几点体会。

首先,老年护理服务管理部门需要去碎片化。如果有一件事情大家觉得对自己比较有利就都抢着做,如果哪一件事情压力比较大可能大家都不做,这件事情就一定做不好。我们说以人为本,就是要以老年人的实际需要为出发点,提供给老年人最好的服务,把行政部门集中起来为老年人做好服务,而不是以利益为目的,否则就会出现老年护理部门的碎片化。

其次,要加强老年护理服务的成本核算。现在给老年人提供服务的人员每天十分辛苦,因此需要通过成本核算制定出一个有吸引力的服务价格,可以同时兼顾服务质量和服务的成本。

适时推出上海老年护理保险制度,日本于2000年推出来长期照护保险,是从40岁以上人群缴纳的医疗保险中划出来一块。我们如果要增加一个新的险种,或者改变缴费制度,一定要考虑到相应的财政压力、劳动成本和产业转移等。

养老照护服务分级这件事情企业也可以做,而且如果能有一个公正的、科学全面的分级,对将来的养老服务发展也有好处。现在政府提出要简政放权,那是不是可以让第三方来做?只要对这些机构进行资质认证,这一块可以放出去。

圆桌对话

专业委员会解决行政碎片化问题,构建保险软环境

问:护理工作的碎片化,是因为大量的工作是卫生和民政在搞,组织体系很难统一在一起,对于今后的组织框架您怎么看?

丁汉升:我有这样的设想,首先在上海市政府的层面是否能成立一个上海市老年护理委员会。委员会让卫生、民政、财政、发改委、残联等部门来加入,组成一个办公室。这样一个办公室把各个方方面面的相关力量在市政府的层面统统地收集起来。在区政府的层面,设立相应的办公室把老年护理向前推。

在市政府的层面还要成立相应的专业委员会,我们可以在上海市老年委员会的下面设立一个专业委员会,比如护理服务人员的资质委员会、护理服务的操作规范委员会。在日本是这样的,一个电话预约了服务之后,两个人开车来到老年人家。其中一个人必须要会处理各种各样的情况,比如如果这个人三五年没有出门,他就用机器把老年人吊出来,所以要有严格操作规范委员会约束。当然也包括评估委员会,如何设立评估标准,如何进行调查等。另外,还要有建筑物的标准委员会,例如台阶的高度、坡度(老年护理的坡度标准与平常的坡度标准是不一样的)。上海市老龄护理委员会下面设立这样一些标准,再加上推荐工作小组,并在区县也设相应的机构,就可以把行政碎片化的问题解决。

行政管理碎片化也不是什么很严重的问题，例如东欧在推进这个工作的时候也碰到了同样的问题。老年护理原来没有医疗，所以我觉得是不是在医改的大好形势下，成立一个专门的行政委员会，下面再设立一些专业办公室来把这件事情向前推进和操作。

另外，我在调研的过程当中发现了有不少的养老院、养老机构，他们在给老年人提供服务的时候，招聘的是外地的服务人员。这些人员在护理过程中，害怕老年人摔倒，管理人员尤其害怕，因为老年人摔倒以后，这些服务人员没有赔偿能力，这些服务机构也没有赔偿能力。所以造成的现状是我们的护理机构对老年人是宁肯少动，特别是洗澡的时候，宁肯少洗两次澡也不能让他摔倒。我的建议是保险公司是不是能够出一个老年人意外摔倒的产品。还有一个更重要的建议，就是这个保费谁出的问题？这个钱不是老年人出，也不是机构出。如果这位老年人是上海的，就由上海财政出。

这个保险政策何时会出台？谁也不知道，现在有一些推进方案，但是还没有出来。会有什么障碍？一个是技术障碍，专业委员会等软环境都没有建立好，所以保险是没有办法操作的。我们学习其他国家也不能那么快，需要有一个消化的过程。另一个是筹资的问题，是不是医疗保险当中有老年护理的筹资在里面。如果是有部分，如何把那一部分老年护理筹资合理利用起来，给老年人实惠。

居家养老怎样落实——基于护理需要视角的研究

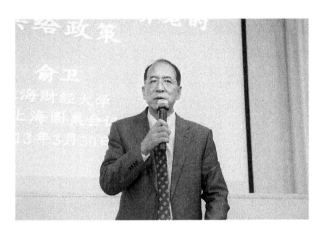

俞卫

上海财经大学公共经济与管理学院教授

今天我要讲三个方面的内容，第一个是人口老龄化和政府策略，第二个是老年护理需要和居家养老模式匹配，第三个是老年护理谁来提供。

按照现在的出生率，总人口达到一定程度就是要下降的，但是老年人口的比例一直在上升。在养老政策方面，上海的"十一五"和"十二五"规划中都做了很多要求，如"十二五"规划中的社区医院转化为护理院等。从全国来看，各地有各种不同的模式。拿河北来说，人均 GDP 是上海的1/3，那边的贫困乡主要筹资方是居民，县和乡进行少量补贴；中等乡就是乡政府多出，负责基础建设，廉价地提供服务；富裕乡就是乡政府全包，乡政府提供免费养老服务。上海的养老配套机构和措施在中国是最好的，虽然如此，但是真正要去做护理也有各种各样的问题。所以我觉得从整个国家的角度来考虑，这个问题还真的是非常困难。

· 老年护理面临的困难 ·

对于老年护理，不同地区的政府支持力度差异非常大。在地区之间收入分配的大宏观政策就有很大不同，而且这种差异的分布限制了再分配政策。另外，即使是最富裕的地区资源使用效率也不高，主要是政府还是市场主导的问题，具体表现在管理效率低和供需不匹配。有的养老院，5 000 元一个床位，但是没有多少人去住，这就是在建的时候没有把需求想清楚。政府面临社会责任和管理水平的双重压力。政府对社会的责任大，社会对政府的期望高，同时也要考虑政府本身的管理水平。往往政府的意愿都非常好，但是真正把这件事情做下来，一个部门一个部门的人去协调和执行，这就比较难。

如果市场来办，要加强管理规范和政策支持，模式的改变不是很容易。中国各个省情况不同，有些地区一般民营资本不太容易进来，要想全部的改变也不容易。如果政府办，在供需匹配、管理水平等方面要做得更多，重点是要了解老年护理的需要。如果这位老人自己不能上卫生间，这就是需要，总要有人帮他解决这个问题。但至于是用什么方式来解决，这是需求的问题。

· 根据老年人的需求划分服务提供类型，社区养老增长快 ·

衡量老年护理需要来判断是不是需要医疗服务，这并不是很准确。要看老年人的日常生活帮助需要，包括 4 个维度：日常生活功能有 6 个方面，又分为不同档次；认知功能也有 4 个方面，分为很多档次；还有情感，是不是抑郁，行为、交流是否异常等；最后是视力，分为正常、很差、几乎失明等。根据这些档次计算出分数，总结出这个档次的老年人的需求情况。目前老年人养老有 6 个模式：家庭成员护理、养老院、护理院（可以提供医疗服务的养老院）、家庭成员 + 医疗上门服务、社区日托或者社区日常生活支持，以及社区日托 + 社区医疗服务支持。根据对老年人健康状况的评估和家里有没有人护理等因素综合考虑，把老年人分到这 6 个模式里面。

对于这六种模式，老年人的需求状况怎么样？根据全国的数据，我们做了一张老年人的需求表（表 3 - 1）。65 岁以上的老年人中，护理院的需求占 3.2%，这个数据和美国真正住在护理院的人数非常接近。还有 6.7% 的 65 岁以上老年人希望家庭养老并需求社区医疗服务，如果这些人没有很好的社区医疗支持，可能会到医院或者是到护理院。所以医疗服务是很大的一块需求。

表 3-1　全国老年人护理需求抽样统计（%）

		65 岁以上综合平均数	65～74 岁	75～84 岁	85 岁以上
需要重度护理					
要医疗护理	护理院	3.2	2	4.7	9.7
无医疗护理					
无家庭成员护理	养老院	0.3	0.1	0.6	0.8
有家庭成员护理	家庭	3	1.7	4.3	11.9
轻度或重度护理					
无医疗护理					
有家庭成员护理	家庭	16.3	14.3	18.4	29
无家庭成员护理	社区日托或社区日常生活支持	1.1	0.7	1.7	2.3
要医疗护理					
无家庭成员护理	社区支持 + 社区医疗服务	0.5	0.3	0.7	0.8
有家庭成员护理	家庭 + 社区医疗服务	6.7	5.2	9.5	9.1
总计		31.1	24.4	39.8	63.6

农村和城市的老年人并没有太大的区别，总的来说，农村能够完成家庭护理的人比城市强一点。按照这六种模式来测算从 2010 年到 2050 年的需求变化（图 3-2），社区老年护理的需求增长比较快。如果社区可以做好的话，随着老年人口比例不断增加，实际上对于护理院和养老院的需求都可以压下来。但这有一个前提，是我们能够把社区的这些护理、医疗服务全都提供好。但现在实际到社区卫生中心问一问就知道，家庭病房是他们最不愿意提供的。如果社区非常好的话，护理院的床位需求会降下来。但是过了 2025 年，对于养老院的需求在不断增加。当然这里有一个很大的局限性，做这个预测时，我们根据现在的健康状况，家里有没有人提供护理等变量做了一些假定。

结论是说，重点资助养老院的政策与实际需要不符。老年人护理对养老院的需求并不高，应该着重发展社区养老。

为什么老年护理需求不匹配？为什么市场供给不足？为什么家庭保姆不能满足需求？我们讲市场可以提供，但是最难就是找保姆。有很多机构，

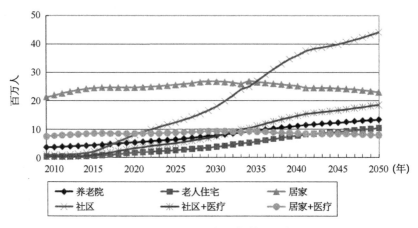

图 3 - 2　2010—2050 年老年护理需求预测

比如保姆护理中心在提供这种服务，但是没有做得非常好，至少没有做出规模。我在上海找保姆是有亲身经历的，最后发现离你需要的服务差得很远。虽然我出了高价格，但还是找不到我需要的人。所以这里不仅仅是市场的问题，政府也要在里面起到一定的作用。不是说需要政府来包办，而是这里肯定需要方方面面的法规制度。这个行业的风险很高，需要有保险、资质、管理规定等。

圆桌对话

政府营造环境，保护有奉献精神的企业

问：俞卫老师，现在的老年人对医疗护理是主要的需求，而对养老护理不是主要的需求。根据既有的研究，这种对医疗护理的需求，一个主要的原因可能是老年人住在护理院里，或者是社区医院里有医保覆盖，所以他们对所谓医疗护理需求比较大，而对养老护理需求不大，您是否考虑了这个问题？

上海财经大学公共管理学院在这个方面已经做了很多的理论和实践相结合的研究。俞老师，能不能给我们详细谈一谈，从你们的研究来看，如果前期社区的康复做得比较好之后，多大程度上可以减少后面跟进医疗机构的比重？我们在学校里面做所谓研究的人，经常会感觉到数据的缺乏，您认

为通过这个卫生政策圆桌会议今后能不能让学校跟实业界、政府在研究上完成进一步的合作？

俞卫：要把护理院的需求降下来，到底社区应该做到什么？这是个涉及医改的问题，我们现在的支付方式，因为主要是靠社区卫生中心的考核和拨款预算的方式。养老是民政的事情，而社区主要是从财政拿钱，这样的一种体系很难做到服务优良。在目前的情况下，社区中心基本是成本比较低的服务就做一做，稍微比较难的就不做了。这里还涉及如果一旦出现事故的保险问题，这些配套措施我们都没有。现在是民政、卫生、医保三家投资，管理也基本是三家在管理，但需求只是一家。这些参与方要思考一个方式结合起来，不如把资金提供给患者，让他们自己购买服务，改革的问题涉及的方方面面太多了。

学校做研究，如果不了解护理是比较难做到点子上的。我觉得学校有一块是可以做的，就是养老服务分级的方法。这套东西企业不太容易做，但是学校和医疗机构结合起来，最好得到政府的支持，就能做得比较好。在护理院的事情上，政府绝对不能退出来，一定要出台规范，也要管理。如果不管，就会出现选择性的服务，哪个赚钱就做哪个，不赚钱的不做。所以政府要创造好的环境让有奉献的企业可以做下去。这个系统弄不好就会出现问题，尽管像是美国管理这么规范的国家，也是护理院管不好就会出现问题，所以怎么寻求平衡就需要创新了。

模式创新与可持续老年护理服务

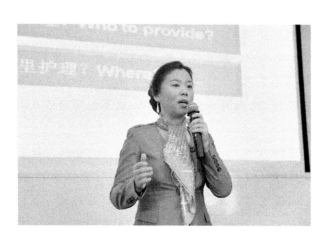

王燕妮
青松居家康复护理机
构创始人兼 CEO

我在 2000 年前后爱上老年医学这个领域，其中最重要的原因之一，就是这里面虽然有一个"老"字，但它其实是非常年轻的学科。全世界对于老年医学的研究也就是这几年的事情，所以我们每天都有机会学习到新的东西。

今天想探讨三个问题，第一什么是护理？我们的社会在每个家庭准备要小孩的时候，都会去学习和研究怎么怀孕、育儿、教育。但是很少有人说家里父母退休了，或者老年人刚刚过了七十、八十大寿，认为要找一本书来看一看老年人会有哪些心理变化，他和成年人、儿童的心理有什么不同，这些问题值得思考。

· 老龄社会需要什么样的护理服务 ·

老龄社会最大的特点，就是绝大多数人要面对的最大健康威胁是慢性病。在现有的医疗体系中很难去寻找到解决方案，哈佛大学的创新学研究专家写了一本创新处方，里面对慢性疾病做了分析，认为影响我们干预慢性疾病的因素中，有两个因素是医院能控制的（图 3-3）。其中纵轴大家可以看一下，是坚持遵守最佳医疗方法的动力。举例说明，戴眼镜的人，每天早上一定要把眼镜戴起来才能看清楚，所以对于这些人来说坚持戴配得最准确的度数眼镜的动力很强。但是对于很多老年人来说,像是高血压,今天如果没有吃药,或者吃的时间不对,哪怕有点不舒服,也并不会马上就出现问题。所以一天、两天、一个月下来,专业上叫做"依从性"不是很容易提升。横轴是需要改变行为的程度,戴上眼镜以后,我们的生活、学习、运动都不会受到影响。而高血压按照医嘱去吃药基本上都可以控制。所以这些就是行为改变比较少。但是往右看,像是肥胖、烟瘾、赌瘾等,为什么那么难?就算医生给我们建议和药物,但也不是我们回去以后就可以轻轻松松应对的,需要我们在99%的时间里面,在远离医生的时间里也要控制自己的生活习惯。自身和家属都要参与进来,或者还需要外力的帮助。

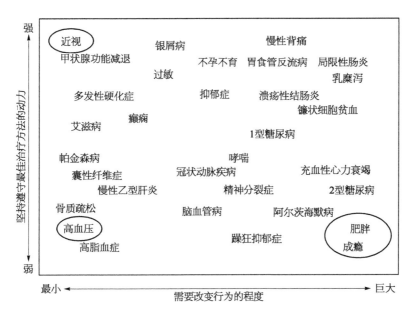

图3-3 不同慢性疾病需要有针对性的干预服务

老年护理,到哪找到好的保姆,到哪可以请到好的护工,这叫替代性护理。所谓替代性护理,就是当老年人有些行动不便时,找人替他做他做不了的事情,但是替代性护理有一个很大的特点,一旦用上就会产生依赖性。换一个角度来想,在理想的状态下有可能"病得晚、死得快"。所谓"病得晚"并不是一直不得病,而是完全失能的情况较晚。所谓"死得快",是在生命的最后阶段不过度医疗。现在我们的出生预期寿命在上海已经超过了80岁,但是健康预期寿命还不到65岁。所以很多人,尤其是老年人,在生命的最后阶段可能5年、10年,甚至更久都是在生活质量非常低的情况下度过的,在这种时候,到底需要什么样的护理?

从老年人和老年人身边人的角度,最好能够重建老年人的一部分功能,替他维持一个比较好的生活质量。我们看到十几个发达国家的科学家在跟踪10年以后发布的研究成果,老年人在身体还可以、基本能自理的情况下,如果住到机构里,在全部由老年人居住的区域环境里面接受照顾,他们平均存活的时间大约是2年,各个国家都很相似。但是如果他们能留在熟悉的社区或是家中,有一定的家庭成员或者是其他人的照料,时不时有专业人员上门干预,这样可以延长生命8年。这样的结果,作为老年人选择哪一种方式不言而喻。

老年人长期需求护理没有得到满足,而现有的解决方式,就是到医院看医生。不要怪社区医院没有护理,因为医疗机构的商业模式(从商业角度来讲是商业模式)不支撑增加护理的成本。所以到医院去,一般接受不到老年人所需要的长期的综合护理。还有在居家养老中,其实很多的苦恼是来自对保姆的期望值,如果认为家庭成员或保姆、护工就能够解决所有老年护理所需要解决的问题,确实期望太高了。很多机构、人员要求"几合一",往往不如专精一项好。对于工作经验相对比较局限、受教育程度有限的人,要求他经过简单的培训就能满足照顾老年人这样一个技术含量很高的工作要求,是很难达到的。

我们和医疗机构做了一个从医院到居家进行双向转诊的模式,不算首创,发达国家都已经开始应用。在这样的模式下,确实让老年人在医院里得到专业医疗机构的诊断、治疗,回到家以后专业的机构能够跟进。在家里跟进的过程当中,如果发现有新的医疗需求,我们又能够和医疗机构进行一个数据和服务上的衔接。出院转到家里以后,有人员上门提供护理并发现问题,定期有视频和电话会议,医疗专家会有一个会诊,远程给这个家庭支持。

由谁来提供护理?我在上学的时候,学校的老师反复讲一个概念,教育要分三步走。第一步你要选择什么样的人才,第二步用什么方式培养他们,第三步一定要考虑他出去以后干什么,他的职业怎么规划、怎么发展。现在我们面对巨大的未来人才需求,但没有人愿意干。既然不太受欢迎,那么我们怎么能够吸引人才,怎么能够留住这些人才参与这方面工作。要让他们觉得这是非常有意思、非常值得做的事,而且还有收获,个人也能得到发展,得到很好的收入且还可以不断地增长。同时，也能促进就业。

·借鉴国际共通经验，养老服务怎么提供·

在日本、美国等发达国家都有专业人员，像是家庭护理人员，他们有护理资质证书。中国现在还没有，所以我们要培养专业人才，他们要有专业知识，有职业素养，有理想，有追求。在前面定义了对老年人的护理到底是什么样的护理，不是一个被动替代性的护理，而是主动帮助他、主动干预的护理，这就需要有基础、专业、素质的人员来做这个事情。

在讨论老年护理怎么做的时候，其实我们研究了 30 多个发达国家和地区的模式。企业有生存的压力，从创办的第一天就要想怎么能够把这个事情做好，做到市场可以接受，做到即使政府没有资助，没有保险，老年人也有刚性需求而愿意花钱买。我们如何取这些模式的精髓，研究半天发现没有一个模式可以搬到中国来。因为我们的环境、文化、家庭结构有很多不同的地方，人才供给也不一样。但是有五个方面在老年护理模式提供上是共通的。

第一是动态需求评估，老年人正常情况下 3～6 个月就要复评，中间出现健康的重大变化马上就启动复评，这是动态的概念。

第二，服务一定要按需分级提供。现在全国有 3 600 万失能或半失能老年人，如果都让他们请一个 24 小时陪护的人，这是不可能完成的任务。所以一定要分级按需提供服务，要刚刚好地帮助到他足以达到生活自理的状态，这个时候服务才有效率，这个问题才有解。

第三，功能康复护理。老年医学和医学最大的区别是，前者关注更多的不是疾病而是功能。老年人可以有多病共存，可以有很多的健康问题，但是他的生活自理能力不一定要受到影响。现在老年医学界最流行的词语叫做衰弱，老年人可以病但不能衰，生活要能自理，有比较好的复原力，一旦受到打击可以比较快得复原。虽然这本来是由于年龄增加带来一部分能力下降，但如果通过一定的干预可以帮他康复回来一些，这也是这个行业一个最重要的点。

第四，团队分工协作，老年人需要的绝不是一个医生能解决的问题，往往要看很多科，或者是多科专家会诊。在家里也一样，家庭成员、专业护理人员、家政可以提供什么，这都需要明确分工，这需要多方面的人员。

第五，对照顾者的支持。照顾人员每天照顾老年人，且从他们的专业角度又帮不到老年人多少,心里会积累大量的情绪垃圾,会有压力。如果没有专业的方法帮助他们疏导,他们自己的心理反而会扭曲,甚至产生变态心理,这就会伤害到他服务的对象。如果对这个服务的团队没有提供支持,没有保持他们的状态始终处于非常阳光、积极,而且有价值的水平,那我们的服务也会走死胡同。

最后还有一点是在哪提供服务,现在有一个所谓机构派和社区居家派的讨论。但是现在政府也非常明确,我们其实不是说要一刀切,而是要有一个非常好的分工,需要机构服务的是什么人,机构应该怎么安排,需要在社区居家服务的是什么样的人,应该怎么安排等。而且我们也要有转诊的概念,不是进了机构就一直待在那儿的。我走访了100多个国内的养老机构,发现老年人的整个状态不好。有的老年人说:我觉得养老院很漂亮,风景什么的都很好,但是我知道我到这儿来就是最后一站,或者说就是等死的。中国传统的经典《易经》中讲阴阳平衡,老年人属性比较阴,而刚出生的小孩阳气最重。如果我们把老年人都集中到一个地方,阴气太重,这样对老年人不会有什么特别好的结果。所以我们设计的时候就要去想,到底他们需要在哪提供服务。

· 创新,别人研究蜡烛时去寻求电灯 ·

我们的创新是什么?首先是模式创新,2个月前听到以色列国家科技部的部长做了一个演讲,他做了一个比喻,200多年前,世界都在研究照明的问题,那个时候很多发达国家都有很多研究机构有大量的经费去研究蜡烛,怎么能做出更好的蜡烛,怎么让蜡烛燃烧的时间更久、更亮、更少危险、更少对空气的污染等。但是这些研究经费后来证明都浪费了,现在我们的照明是用电。我们都知道创新不是说基于现在已知的东西去投入、去研究。我们青松也好,包括其他同行业的企业,我们要敢于跳出来说,不是只去研究蜡烛,而是去想未来照明到底怎么解决。

所以我们想未来的一个模式,不是我们建好机构去头痛怎么让老年人愿意来。而是思考老年人在哪里,老年人的需要怎么安排好服务。这个可能需要我们各个政府部门之间的资源整合,或者换一些思路来想。所以我们先从老年人需求做起,老年人需要我们,我们也能在法律的范围内保护自己,规避风险,保护我们的服务对象。最后我们就可以从中找到一个新的模式,创建一些新的标准。

• 老龄化社会医疗服务：用得到，用得起，用得早 •

我们要解决老龄化社会医疗需求的时候,要关注三个"用"。

用得到·让大多数人想用的时候就有。不是只讲漂亮的概念,一旦更多的人想用的时候用不到,比如建养老机构,从1 000张床位到10 000张床位,投入、资源占用是非常大的。但是换一个模式,像现在发展的社区居家模式,可以使成本降低。

用得起·不是连1小时的服务都要跟家政低价竞争,他收20元,我收15元,而是保证单位时间服务价格不要太低的情况下,能够分级按需提供服务。老年人用专业的服务可能每小时算起来比较高,但是经过这个服务帮助他一段时间以后,不是越来越依赖这个服务,而是变得更自主地生活,这才是用得起的关键。

用得早·不是等到大部分老年人失能、失治很严重了,再去想怎么解决问题,而是更早地和媒体朋友们一起宣传普及老年健康的理念,让大家更早地用到这些概念,用到养老的服务。

圆桌对话

不同年龄的老年人需求各异,要以信任为基础提供服务

问:青松的服务机构在北京覆盖11万,是老年人的数量还是所有的人次? 为他们提供的服务费用平均是多少? 还是按照列出来的项目以及这些老年人主要的特征,如收入层次、地位等来收费?

王燕妮女士做的企业已经商业化了,因为从信息不对称或者是道德风险的角度来看,老年人都是弱势群体,应该如何保护他们的权益? 王女士确实为老年人着想,希望老年人尽快康复,摆脱医疗服务的需求,但是您如何考核您的员工?

王燕妮:第一个问题,11万是服务的总人数,按人次就更多了。为了让这些老年人都能用得起服务,我们采用分级按需服务,测算下来,绝大部分老年人平均每个星期大概接受2次、每次2小时左右的服务,一个月下来费用是 1 000 元出头。北京在做到规模化以后,成本降了下来,价格比上海确实要低一些,在上海大概需要 1 500~1 600 元/月,服务也是一个星期 2 次,每次最少是 1 小时,最多不超过 2 小时。因为康复性的护理如坐浴等,时间长了老年人也会疲劳,所以这些设计都是按照评估的结果去给每位老年人定制的。这种定制是建立在标准化基础上的个性化服务,这样每个人真正用到的服务量也不会太高,可以降低成本。

我们对人群进行分析的时候,对北京、上海的老年人都做了一些分析。现在我们服务的人群,60 岁以下的有 5%。有残疾的、病后术后康复的人群,绝大部分是 60 岁以上,80 岁以上的占到 30%。非常有意思的是,比例最高和花费最高的是 70~79 岁的人群。这个人群我们也做了很多的研究,简单来说,这个人群其实处于一个各方面风险更高、对康复护理的需求和意愿也最强烈的阶段。我们接到过一个委托,北京市海淀区政府让我们给所有 95 岁以上的高龄老人提供上门护理。我们发现 95 岁以上的老人需求反而比较弱,因为他们其实已经扛到这个岁数了,身体各方面功能都比较厉害,家人也把他们照顾得很好,本身的环境就不错,所以需求反而没有 70~79 岁的人群高。

另外,接受护理服务的老年人,他们的经济收入绝大多数都是在中间水平。现在享受低保的人群也越来越多,政府对他们的帮助也很多,但是中间收入的老年人往往能得到的帮助较少,收入特别高的老年人也非常少。我们分析,特别高端的人群很多人已经追着他们要提供服务了,所以这一方面的需求也不是那么明显。

关于道德风险,在理想的状态下,像是现在医改也有一些试点,比如按疾病包干,就是 200 元要把这个病治好。那么医疗服务机构就有动力说怎么样以最高的效率、最低的成本把病治好。护理其实也是一样,这是为什么我觉得有保险机构介入是非常好的一个模式,因为大家的利益都可以分开,而且各自都有监督的作用。我们现在做的就是团队在服务上要分开,我们评估部的激励机制和康复护理部、质量保障部等部门的都不一样,他们都有各自的主要绩效指标 KPI,关键绩效指标都是不一样的。评估部会关注每一个阶段这个人评估出来的生活自理能力、精神心理状况、居家环境是不是得到很好的改善等。到这个时候,因为跟家属之间的信息是透明的,所有评估信息、老年人每次护理的信息家属都可以跟踪。如果发现问题,我们会有短信推送，家属可以得到提醒。在这样的情况下，绝不鼓励让老年人过度使用这个服务。从企业角度，需要提供服务的人数要远远超过覆盖的老年人的人数，这就不会造成需要在每一个人身上在给定的期间内榨取更多的收入。这里有很多的案例，我们给老年人做3～6周的跟踪康复护理，然后根据老年人的情况逐渐撤离，比如从一天去1次到三天去1次，到一周去1次，甚至一个月去1次。但是我们的客户关怀不会断，等老年人再有问题的时候他还会再找我们。所以这是一个长期的关系，如果杀鸡取卵，出于短期的利益让老年人使用更多的服务，到后面老年人和家属都没有信任了。对于我们的服务来说，信任是基础，所以要尽可能地规避这样的风险。

相关政策文件

● 国务院,《社会养老服务体系建设规划(2011—2015 年)》,国办发〔2011〕60 号,2011 年
12 月 16 日。

国务院办公厅关于印发社会养老
服务体系建设规划(2011—2015 年)的通知

国办发〔2011〕60 号

各省、自治区、直辖市人民政府,国务院各部委、各直属机构:

《社会养老服务体系建设规划(2011—2015 年)》已经国务院同意,现印发给你们,请
认真贯彻执行。

国务院办公厅

二〇一一年十二月十六日

社会养老服务体系建设规划(2011—2015 年)

为积极应对人口老龄化,建立起与人口老龄化进程相适应、与经济社会发展水平相
协调的社会养老服务体系,实现党的十七大确立的"老有所养"的战略目标和十七届五中
全会提出的"优先发展社会养老服务"的要求,根据《中华人民共和国国民经济和社会发
展第十二个五年规划纲要》和《中国老龄事业发展"十二五"规划》,制定本规划。

一、规划背景

(一)现状和问题。

自 1999 年我国步入老龄化社会以来,人口老龄化加速发展,老年人口基数大、增长
快并日益呈现高龄化、空巢化趋势,需要照料的失能、半失能老人数量剧增。第六次全国
人口普查显示,我国 60 岁及以上老年人口已达 1.78 亿,占总人口的 13.26%,加强社会
养老服务体系建设的任务十分繁重。

近年来,在党和政府的高度重视下,各地出台政策措施,加大资金支持力度,使我国
的社会养老服务体系建设取得了长足发展。养老机构数量不断增加,服务规模不断扩
大,老年人的精神文化生活日益丰富。截至 2010 年底,全国各类收养性养老机构已达 4
万个,养老床位达 314.9 万张。社区养老服务设施进一步改善,社区日间照料服务逐步
拓展,已建成含日间照料功能的综合性社区服务中心 1.2 万个,留宿照料床位 1.2 万张,

日间照料床位 4.7 万张。以保障三无、五保、高龄、独居、空巢、失能和低收入老人为重点,借助专业化养老服务组织,提供生活照料、家政服务、康复护理、医疗保健等服务的居家养老服务网络初步形成。养老服务的运作模式、服务内容、操作规范等也不断探索创新,积累了有益的经验。

但是,我国社会养老服务体系建设仍然处于起步阶段,还存在着与新形势、新任务、新需求不相适应的问题,主要表现在:缺乏统筹规划,体系建设缺乏整体性和连续性;社区养老服务和养老机构床位严重不足,供需矛盾突出;设施简陋、功能单一,难以提供照料护理、医疗康复、精神慰藉等多方面服务;布局不合理,区域之间、城乡之间发展不平衡;政府投入不足,民间投资规模有限;服务队伍专业化程度不高,行业发展缺乏后劲;国家出台的优惠政策落实不到位;服务规范、行业自律和市场监管有待加强等。

(二)必要性和可行性。

我国的人口老龄化是在"未富先老"、社会保障制度不完善、历史欠账较多、城乡和区域发展不平衡、家庭养老功能弱化的形势下发生的,加强社会养老服务体系建设的任务十分繁重。

加强社会养老服务体系建设,是应对人口老龄化、保障和改善民生的必然要求。目前,我国是世界上唯一一个老年人口超过 1 亿的国家,且正在以每年 3% 以上的速度快速增长,是同期人口增速的五倍多。预计到 2015 年,老年人口将达到 2.21 亿,约占总人口的 16%;2020 年达到 2.43 亿,约占总人口的 18%。随着人口老龄化、高龄化的加剧,失能、半失能老年人的数量还将持续增长,照料和护理问题日益突出,人民群众的养老服务需求日益增长,加快社会养老服务体系建设已刻不容缓。

加强社会养老服务体系建设,是适应传统养老模式转变、满足人民群众养老服务需求的必由之路。长期以来,我国实行以家庭养老为主的养老模式,但随着计划生育基本国策的实施,以及经济社会的转型,家庭规模日趋小型化,"4-2-1"家庭结构日益普遍,空巢家庭不断增多。家庭规模的缩小和结构变化使其养老功能不断弱化,对专业化养老机构和社区服务的需求与日俱增。

加强社会养老服务体系建设,是解决失能、半失能老年群体养老问题、促进社会和谐稳定的当务之急。目前,我国城乡失能和半失能老年人约 3 300 万,占老年人口总数的 19%。由于现代社会竞争激烈和生活节奏加快,中青年一代正面临着工作和生活的双重压力,照护失能、半失能老年人力不从心,迫切需要通过发展社会养老服务来解决。

加强社会养老服务体系建设,是扩大消费和促进就业的有效途径。庞大的老年人群体对照料和护理的需求,有利于养老服务消费市场的形成。据推算,2015 年我国老年人护理服务和生活照料的潜在市场规模将超过 4 500 亿元,养老服务就业岗位潜在需求将超过 500 万个。

在面对挑战的同时,我国社会养老服务体系建设也面临着前所未有的发展机遇。加强社会养老服务体系建设,已越来越成为各级党委政府关心、社会广泛关注、群众迫切期待解决的重大民生问题。同时,随着我国综合国力的不断增强,城乡居民收入的持续增多,公共财政更多地投向民生领域,以及人民群众自我保障能力的提高,社会养老服务体系建设已具备了坚实的社会基础。

二、内涵和定位

(一)内涵。

社会养老服务体系是与经济社会发展水平相适应,以满足老年人养老服务需求、提升老年人生活质量为目标,面向所有老年人,提供生活照料、康复护理、精神慰藉、紧急救援和社会参与等设施、组织、人才和技术要素形成的网络,以及配套的服务标准、运行机制和监管制度。

社会养老服务体系建设应以居家为基础、社区为依托、机构为支撑,着眼于老年人的实际需求,优先保障孤老优抚对象及低收入的高龄、独居、失能等困难老年人的服务需求,兼顾全体老年人改善和提高养老服务条件的要求。

社会养老服务体系建设是应对人口老龄化的一项长期战略任务,是坚持政府主导,鼓励社会参与,不断完善管理制度,丰富服务内容,健全服务标准,满足人民群众日益增长的养老服务需求的持续发展过程。本建设规划仅着眼于构建体系建设的基本框架。

(二)功能定位。

我国的社会养老服务体系主要由居家养老、社区养老和机构养老等三个有机部分组成。

居家养老服务涵盖生活照料、家政服务、康复护理、医疗保健、精神慰藉等,以上门服务为主要形式。对身体状况较好、生活基本能自理的老年人,提供家庭服务、老年食堂、法律服务等服务;对生活不能自理的高龄、独居、失能等老年人提供家务劳动、家庭保健、辅具配置、送饭上门、无障碍改造、紧急呼叫和安全援助等服务。有条件的地方可以探索对居家养老的失能老年人给予专项补贴,鼓励他们配置必要的康复辅具,提高生活自理能力和生活质量。

社区养老服务是居家养老服务的重要支撑,具有社区日间照料和居家养老支持两类功能,主要面向家庭日间暂时无人或者无力照护的社区老年人提供服务。在城市,结合社区服务设施建设,增加养老设施网点,增强社区养老服务能力,打造居家养老服务平台。倡议、引导多种形式的志愿活动及老年人互助服务,动员各类人群参与社区养老服务。在农村,结合城镇化发展和新农村建设,以乡镇敬老院为基础,建设日间照料和短期托养的养老床位,逐步向区域性养老服务中心转变,向留守老年人及其他有需要的老年人提供日间照料、短期托养、配餐等服务;以建制村和较大自然村为基点,依托村民自治和集体经济,积极探索农村互助养老新模式。

机构养老服务以设施建设为重点,通过设施建设,实现其基本养老服务功能。养老服务设施建设重点包括老年养护机构和其他类型的养老机构。老年养护机构主要为失能、半失能的老年人提供专门服务，重点实现以下功能：1. 生活照料。设施应符合无障碍建设要求，配置必要的附属功能用房，满足老年人的穿衣、吃饭、如厕、洗澡、室内外活动等日常生活需求。2. 康复护理。具备开展康复、护理和应急处置工作的设施条件，并配备相应的康复器材，帮助老年人在一定程度上恢复生理功能或减缓部分生理功能的衰退。3. 紧急救援。具备为老年人提供突发性疾病和其他紧急情况的应急处置救援服务能力，使老年人能够得到及时有效的救援。鼓励在老年养护机构中内设医疗机构。符合条件的老年养护机构还应利用自身的资源优势，培训和指导社区养老服务组织和人员，提供居家养老服务，实现示范、辐射、带动作用。其他类型的养老机构根据自身特点，为不同类型的老年人提供集中照料等服务。

三、指导思想和基本原则

（一）指导思想。

以邓小平理论和"三个代表"重要思想为指导，深入贯彻落实科学发展观，以满足老年人的养老服务需求为目标，从我国基本国情出发，坚持政府主导、政策扶持、多方参与、统筹规划，在"十二五"期间，初步建立起与人口老龄化进程相适应、与经济社会发展水平相协调，以居家为基础、社区为依托、机构为支撑的社会养老服务体系，让老年人安享晚年，共享经济社会发展成果。

（二）基本原则。

1. 统筹规划、分级负责。加强社会养老服务体系建设是一项长期的战略任务，各级政府对养老机构和社区养老服务设施的建设和发展统筹考虑、整体规划。中央制定全国总体规划，确定建设目标和主要任务，制定优惠政策，支持重点领域建设；地方制定本地规划，承担主要建设任务，落实优惠政策，推动形成基层网络，保障其可持续发展。

2. 政府主导、多方参与。加强政府在制度、规划、筹资、服务、监管等方面的职责，加快社会养老服务设施建设。发挥市场在资源配置中的基础性作用，打破行业界限，开放社会养老服务市场，采取公建民营、民办公助、政府购买服务、补助贴息等多种模式，引导和支持社会力量兴办各类养老服务设施。鼓励城乡自治组织参与社会养老服务。充分发挥专业化社会组织的力量，不断提高社会养老服务水平和效率，促进有序竞争机制的形成，实现合作共赢。

3. 因地制宜、突出重点。根据区域内老年人口数量和养老服务发展水平，充分依托现有资源，合理安排社会养老服务体系建设项目。以居家养老服务为导向，以长期照料、护理康复和社区日间照料为重点，分类完善不同养老服务机构和设施的功能，优先解决好需求最迫切的老年群体的养老问题。

4. 深化改革、持续发展。按照管办分离、政事政企分开的原则，统筹推进公办养老服务机构改革。区分营利性与非营利性，加强对社会养老服务机构的登记和监管。盘活存量,改进管理。完善养老服务的投入机制、服务规范、建设标准、评价体系,促进信息化建设,加快养老服务专业队伍建设,确保养老机构良性运行和可持续发展。

四、目标和任务

（一）建设目标。

到 2015 年,基本形成制度完善、组织健全、规模适度、运营良好、服务优良、监管到位、可持续发展的社会养老服务体系。每千名老年人拥有养老床位数达到 30 张。居家养老和社区养老服务网络基本健全。

（二）建设任务。

改善居家养老环境,健全居家养老服务支持体系。以社区日间照料中心和专业化养老机构为重点,通过新建、改扩建和购置,提升社会养老服务设施水平。充分考虑经济社会发展水平和人口老龄化发展程度,“十二五”期间,增加日间照料床位和机构养老床位 340 余万张,实现养老床位总数翻一番;改造 30% 现有床位,使之达到建设标准。

在居家养老层面,支持有需求的老年人实施家庭无障碍设施改造。扶持居家服务机构发展,进一步开发和完善服务内容和项目,为老年人居家养老提供便利服务。

在城乡社区养老层面,重点建设老年人日间照料中心、托老所、老年人活动中心、互助式养老服务中心等社区养老设施,推进社区综合服务设施增强养老服务功能,使日间照料服务基本覆盖城市社区和半数以上的农村社区。

在机构养老层面,重点推进供养型、养护型、医护型养老设施建设。县级以上城市,至少建有一处以收养失能、半失能老年人为主的老年养护设施。在国家和省级层面,建设若干具有实训功能的养老服务设施。

提高社会养老服务装备水平,鼓励研发养老护理专业设备、辅具,积极推动养老服务专用车配备。

加强养老服务信息化建设,依托现代技术手段,为老年人提供高效便捷的服务,规范行业管理,不断提高养老服务水平。

（三）建设方式。

通过新建、扩建、改建、购置等方式,因地制宜建设养老服务设施。新建小区要统筹规划,将养老服务设施建设纳入公建配套实施方案。鼓励通过整合、置换或转变用途等方式,将闲置的医院、企业、农村集体闲置房屋以及各类公办培训中心、活动中心、疗养院、小旅馆、小招待所等设施资源改造用于养老服务。通过设备和康复辅具产品研发、养老服务专用车配备和信息化建设,全面提升社会养老服务能力。

（四）运行机制。

充分发挥市场在资源配置中的基础性作用,为各类服务主体营造平等参与、公平竞争的环境,实现社会养老服务可持续发展。

公办养老机构应充分发挥其基础性、保障性作用。按照国家分类推进事业单位改革的总体思路,理顺公办养老机构的运行机制,建立责任制和绩效评价制度,提高服务质量和效率。

鼓励有条件或新建的公办养老机构实行公建民营,通过公开招投标选定各类专业化的机构负责运营。负责运营的机构应坚持公益性质,通过服务收费、慈善捐赠、政府补贴等多种渠道筹集运营费用,确保自身的可持续发展。

加强对非营利性社会办养老机构的培育扶持,采取民办公助等形式,给予相应的建设补贴或运营补贴,支持其发展。鼓励民间资本投资建设专业化的服务设施,开展社会养老服务。

推动社会专业机构以输出管理团队、开展服务指导等方式参与养老服务设施运营,引导养老机构向规模化、专业化、连锁化方向发展。鼓励社会办养老机构收养政府供养对象,共享资源,共担责任。

(五)资金筹措。

社会养老服务体系建设资金需多方筹措,多渠道解决。

要充分发挥市场机制的基础性作用,通过用地保障、信贷支持、补助贴息和政府采购等多种形式,积极引导和鼓励企业、公益慈善组织及其他社会力量加大投入,参与养老服务设施的建设、运行和管理。

地方各级政府要切实履行基本公共服务职能,强化在社会养老服务体系建设中的支出责任,安排财政性专项资金,支持公益性养老服务设施建设。

民政部本级福利彩票公益金及地方各级彩票公益金要增加资金投入,优先保障社会养老服务体系建设。

中央设立专项补助投资,依据各地经济社会发展水平、老龄人口规模等,积极支持地方社会养老服务体系发展,重点用于社区日间照料中心和老年养护机构设施建设。

五、保障措施

(一)强化统筹规划,加强组织领导。从构建社会主义和谐社会的战略高度,充分认识加强社会养老服务体系建设的重要意义,增强使命感、责任感和紧迫感,将社会养老服务体系建设摆上各级政府的重要议事日程和目标责任考核范围,纳入经济社会发展规划,切实抓实抓好。各地要建立由民政、发展改革、老龄部门牵头,相关部门参与的工作机制,加强组织领导,加强协调沟通,加强对规划实施的督促检查,确保规划目标的如期实现。鼓励社会各界对规划实施进行监督。

(二)加大资金投入,建立长效机制。对公办养老机构保障所需经费,应列入财政预算并建立动态保障机制。采取公建民营、委托管理、购买服务等多种方式,支持社会组织兴办或者运营的公益性养老机构。鼓励和引导金融机构在风险可控和商业可持续的前提下,创新金融产品和服务方式,改进和完善对社会养老服务产业的金融服务,增加对养老服务企业及其建设项目的信贷投入。积极探索拓展社会养老服务产业市场化融资渠道。积极探索采取直接补助或贴息的方式,支持民间资本投资建设专业化的养老服务设施。

(三)加强制度建设,确保规范运营。建立、健全相关法律法规,建立养老服务准入、退出、监管制度,加大执法力度,规范养老服务市场行为。制定和完善居家养老、社区养老服务和机构养老服务的相关标准,建立相应的认证体系,大力推动养老服务标准化,促进养老服务示范活动深入开展。建立养老机构等级评定制度。建立老年人入院评估、养老服务需求评估等评估制度。

(四)完善扶持政策,推动健康发展。各级政府应将社会养老服务设施建设纳入城乡建设规划和土地利用规划,合理安排,科学布局,保障土地供应。符合条件的,按照土地划拨目录依法划拨。研究制定财政补助、社会保险、医疗等相关扶持政策,贯彻落实好有关税收以及用水、用电、用气等优惠政策。有条件的地方,可以探索实施老年护理补贴、护理保险,增强老年人对护理照料的支付能力。支持建立老年人意外伤害保险制度,构建养老服务行业风险合理分担机制。建立科学合理的价格形成机制,规范服务收费项目和标准。

(五)加快人才培养,提升服务质量。加强养老服务职业教育培训,有计划地在高等院校和中等职业学校增设养老服务相关专业和课程,开辟养老服务培训基地,加快培养老年医学、护理、营养和心理等方面的专业人才,提高养老服务从业人员的职业道德、业务技能和服务水平。如养老机构具有医疗资质,可以纳入护理类专业实习基地范围,鼓励大专院校学生到各类养老机构实习。加强养老服务专业培训教材开发,强化师资队伍建设。推行养老护理员职业资格考试认证制度,五年内全面实现持证上岗。完善培训政策和方法,加强养老护理员职业技能培训。探索建立在养老服务中引入专业社会工作人才的机制,推动养老机构开发社工岗位。开展社会工作的学历教育和资格认证。支持养老机构吸纳就业困难群体就业。加快培育从事养老服务的志愿者队伍,实行志愿者注册制度,形成专业人员引领志愿者的联动工作机制。

(六)运用现代科技成果,提高服务管理水平。以社区居家老年人服务需求为导向,以社区日间照料中心为依托,按照统筹规划、实用高效的原则,采取便民信息网、热线电话、爱心门铃、健康档案、服务手册、社区呼叫系统、有线电视网络等多种形式,构建社区养老服务信息网络和服务平台,发挥社区综合性信息网络平台的作用,为社区居家老年人提供便捷高效的服务。在养老机构中,推广建立老年人基本信息电子档案,通过网上办公实现对养老机构的日常管理,建成以网络为支撑的机构信息平台,实现居家、社区与机构养老服务的有效衔接,提高服务效率和管理水平。加强老年康复辅具产品研发。

各地可根据本规划,结合实际,制定本地区的社会养老服务体系建设规划。

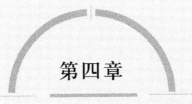

第四章

振兴中医，路在何方

本章内容摘选自 2013 年 6 月 15 日，第四期圆桌会议

随着我国经济快速发展，竞争日趋激烈，社会生态环境被严重破坏，人们对健康的需求越来越强烈。与此同时，国人民族自信心日益增强，国学热日渐升温，传统中医药的治疗方法也渐入人心，社会对于中医药的需求迅速增长。然而，中医在人才培养、科研机制、管理体制等方面存在一系列的严重问题，中医发展遭遇了前所未有的挑战。现行的教育体制已经很难培养出具有中医思维模式的医生。现行的科研机制不支持以临床疗效为支点的科研方向，"小白鼠点头"的模式使中医科研走入迷宫。现行管理体制生硬地照搬西医模式来管理中医，好似"牧师管理和尚庙"，破坏了中医发展的生态环境。

本章内容就以下话题展开讨论：如何培养中医人才？是否应该，以及如何调整中医管理模式？如何改变中医市场化不足和价值严重被低估的状况？民营中医馆的机会和风险在哪里？政府如何重新定义角色？从医疗卫生的管理者、医疗卫生事业的学者、卫生政策的决策者、中医馆的经营者、投资者等多角度共同来分析中医发展的现状和未来，为振兴中医出谋划策。

中医药发展的政策思考

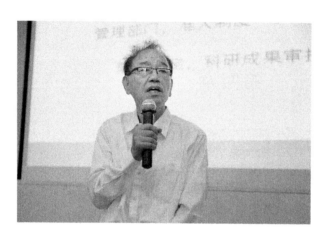

柳鹏楠

*江苏省保健养生业协
会副会长、原南京市
卫生局副局长*

改革开放30年来，中国的发展有目共睹，整个医疗行业的发展非常神速，但是我们也要回顾一下这30年来有没有值得我们反思的。应该说现在从南到北，从东到西，都存在看病难、看病贵的问题，医疗纠纷的问题全国普遍存在。对于这些问题，我们应该思考一下。

改革开放以来，国家实行市场经济政策，但是对于为什么做市场经济大家都很想不通。现在我们国家是一个标准的市场化国家，什么事都要谈钱，所以老百姓对我们的医院也好，对卫生管理也好，都有着不满。原来说我们是"白衣天使"，现在说我们是"白眼狼"，这也是一个问题。

这是因为我们对市场一开始没有正确的认识，过分地强调了市场的公益性。进入了市场经济以后，我们又没有办法把公益和市场很好地结合，两者的界限非常模糊。打个比方说，如果政府认为卫生行业的公益性是占60%的话，那么40%是市场，那有什么来保证这一配比呢？并没有，所以目前我们仍然在用计划经济的思路考虑这些问题。

· 政策需要更加明晰 ·

原来我们很希望国家在医疗卫生方面多给一些投入，从政府拿一些补助。现在市场上的资金也在往我们这个方向流动，虽然钱有了，但是政策依然不是非常明确。比如说现在医院里实行药品零差价，在原来的市场经济情况下，药品的合理利用是市场规律。现在政府要求药品单位零差价，但是这种做法容易造成亏空，且无法运用市场补足。有财政实力的地方政府可能会补偿，但是有些时候政府手上钱也不够。另外一个例子，现在的社区服务中心是由国家把工资给足。而之前是采取市场的办法，政府拿一部分钱出来作为奖励。现在奖励这块基本上不要了，又出现一个新的问题：没有激励。所有这些问题产生的关键，就是我们对现在的公益和市场的解读及政策都不是很清晰。

在目前的市场中，政府非常支持社会资本介入卫生行业。应该说这是一个非常大的改革，对卫生事业的发展也非常好。但是有一个问题，现在卫生行业主管部门的管理方法基本上还是按照原来的那一套医政管理模式，缺少适合现在民营机构的明确管理办法。而且实际在运行过程中，民营和公立机构之间有非常大的差异，这个差异用老办法怎么去协调？所以这些就有赖于今后政策的完善，如果这方面不完善，民营资本的进入就有问题。

这些问题要解决，首先要需要卫生主管部门设计一个比较好的模式。前些年卫生部提出来要淡化二级医院，所以区级的医院基本上都淡化掉了，要么被三级医院兼并，要么变成社区服务中心。这个政策实行以后，70%～80%的多发病和常见病病人就涌向了三级医院。原来这些病人应该在区政府的主管下，但是现在卫生主管部门把区政府的职能淡化了，区政府在这方面投入的管理就会比较少。另外，虽然目前的医保政策比较偏向基层，但是前些年基本上都倾向于三级医院，这也造成大量病人涌向三级医院。现在三级医院什么病都要看，住院当然难了。所以最近一段时间，有些地方的卫生主管部门尝试恢复二级医疗机构。根据中国的实际情况，如果不把这层医疗机构做好，大量的常见病与多发病病例就没有办法得到处理。这方面本来的功能应该是区政府来做，老百姓的病完全靠市政府来管理难度是很大的。如果像原来分片包干，把自己区的老百姓的常见病和多发病管好，应该不会产生现在这种看病难、看病贵的问题。

· 发展中医药需要结合区域特点和时代特征 ·

目前的卫生政策有很大的一个问题就是"一刀切"。虽然这样管理上比较好办，上面发一个指示，下面大家统一按照这个办，但是实际上问题很多。上海目前的情况和中国其他地区的现状差异很大，上海的某些方面比国外发达地区还好。所以上海的群众需求跟其他地区就有差异，卫生需求比较高。但现在国家规定的卫生政策全国基本上都是一样的，而且很多地区连城乡差异都没有。最近甘肃省在中医方面进展非常快，当然甘肃有它的条件，但是我认为甘肃省卫生主管部门做得非常好，他们能根据自己的情况，制定出符合甘肃省群众需求的法规和政策来发展中医药，在全国来讲是比较领先的。这是因为他们能够把上面的政策和本地的政策结合好，而且这种结合有一个前提，需要上面对下面放宽政策，给出一定的空间让下面去发明创造。如果上层政府手抓得很紧，不能把有关的一些空间留给下面，那下面也很难办，无法发挥自己的优势。

中医中药的地位亟须复苏问题。中医中药是我们国家非常宝贵的财富。有的研究表明，西医历史上有 7 000 多种药品，淘汰了将近 6 000 种，现在还在用 1 000 种左右。但是我们的中医药，从古到今只有发展，淘汰的非常少。这是因为中医药长期以来基本符合中国人的人体需求，而西医在发展历史中，很多药品诞生以后，很快发现它不符合人体的需求。近百年来，中医地位日趋下降。改革开放以后，因为经济条件的好转，大家都希望把自己的身体搞好，而且都希望治未病，所以现在中医已经开始复苏、兴旺。但是相形之下，中医目前的地位依旧较低。之前做过统计，和新中国刚成立的时候相比，虽然中医的从业人数持平，但是质量远远不如以前。这些问题都非常值得我们深思。

我们还要考虑一个问题，现在我们用大批的外汇来买外国的设备、药材，反而看其他的东亚国家，比如说日本、韩国，人家在发展中药，并赚了大量的外汇，我们出口的原药被他们深加工以后就变成他们的东西，为什么中国人不能把我们自己的东西向世界去传播呢？多年前我曾经和一位日本朋友交流，他也是学中医的。他说日本原来希望中国能把中医抬得很高，但是你们却没有重视中医。这是我们过去的悲哀。

· 发展中医药的建议 ·

现在中医的地位在提高，对于中医事业的发展我提几点建议：

第一，国家中医药管理局应该对全国的中医中药有一个非常强势的报告,类似于白皮书。首先要了解全国中医药的真实情况,把家底子摸清,我们才可以更好地发展中医药事业。现在媒体也经常披露一些消息,但是比较零散,缺少系统的、完整的材料。

第二,改革、完善医疗健康产业的体制。

第三,在目前的状况下,首先应该研究中医中药的优势所在。因为现在疾病谱在不断变化,中医中药今后往哪些方面发展,怎么样才能把中医中药的事情做得更好,这是发展中医必须知道的。我们在很短的时间内就发现在妇科领域,中医药有巨大的市场价值。因为现在女孩子都爱美,化妆品和饮食上的一些原因造成寒凉体质的人多、不孕的人多,相应的医疗市场很大。虽然全国各地的妇科非常多,但是缺少共同的联合。如果我们把各地的经验汇集起来,进行总结提高,更能真正有利于中国妇女的健康。另外,现代人都长时间使用电脑,脊椎病多,这也是中医的优势,中医有大量的手法、药品可以治疗缓解脊柱疾病。如果我们能够把这些中医中药的优势集中起来,进行重点突破,对人类的健康是极大的贡献。

第四,要完善有关中医的法律。

第五,中医的教育是现在关注的热点。现在学历很高的医学生临床经验却并不多。所以最后培育出来的人才可能就不符合现在国家实际的需要,所以中医的教育必须全面改革。

第六,我们有很多观念必须重新讨论和转变。比方说,过去中医药喜欢讲的优势是"简、便、验、廉",但这是在计划经济时期,当时是一根针一把草都要珍惜的时代,因为什么都没有,医疗设备也很简单,西医也不像现在这样发达。但是到了现在,市场经济很发达,民众的财力有了较大的提升,这个"简"应该不是"简单"的简,而是我们讲的"大道至简"的简,是中医有能力有水平把复杂的问题用简单的方法解决。还有"廉",这也是在农民拿鸡蛋换药的年代提出来的,现在已经不适用了。其中一个原因就是药品质量问题。中药质量下降的原因多种多样,比如说污染、化肥、重金属等环境因素;还有人工种植,这个地方并不适合生长药材,但是你种了,也拿出来卖了,这种药材并不能说它是假的,但效果会差。另外,是价格问题,在现行合作医疗、公费医疗中,医院希望用最低的价钱购买药材,其实我们招标里面最低价中标可能有很大的弊病,如果是有价值的药品,就应该有合理的利润。应该长5年的药材,厂家种了2年、3年就卖,这种药根本没有效果。如果药材质量好，100元买一副药吃一两次就好了，但是一二十块钱买一副药，吃几十副都不好，最后反而费用更高。

圆桌对话

医政管理的目的不是限制，中医师本人也要严于律己

问：我在南京看到一些中医爱好者，他们讨论问题的深度已经超过了大学的深度。很多医生后来也参与到这些讨论当中，作为一个老领导，您觉得什么样的政策能够让这些人自由地成长起来？需要什么样的支持？

柳鹏楠：对于世界上所有的政府而言，医政管理是最严肃的，因为人命关天。管理的目的是为了把这个事情做得更好，而不是限制。这个问题在中国非常复杂，目前政府基本上采用的是西方思想来管理，卫生领域的评判标准各方面都是按照西医标准来评判，管理的模式也是按照西医的模式。但中西医的管理标准根本不一样。

另外一点，新中国成立以来，我们看问题的思想方法有很多地方值得讨论。我最近到日本参观了日本的一家公司，这家公司就是做药品的信息化管理，日本所有的药品都是医院开了处方到药店去拿，全是用信息化管理。我们问了一个问题，当医生的处方和日本政府法律规定的东西发生冲突怎么办？人家回答：我们尊重医生的主观性，国家规定的只是一个大概的框架，医生有权就这件事情灵活处理。而中国现在是因为医生和医院要保护自己，管理最好的办法就是用一个标准来。所以大家到医院看病很痛苦，医生说你拿这个药回家去吃，即使吃不好也不会出事。大医院还有一个责任的问题，病人今天挂号来找张三看，明天找李四看，后天找王五看，不存在一个责任问题，这本身也是很大的问题。

方回春堂中医馆发展的
经验分享及政策建议

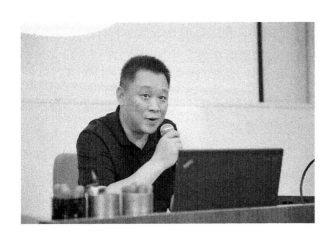

汪立源
杭州方回春堂馆长

　　杭州方回春堂创建于1649年，20世纪50年代公私合营以后，日渐衰落，后关门歇业。2001年河坊街历史街区改造与保护工程正式启动，在恢复的过程中，政府想招商引资开一家药店，向社会招聘。所以这是一个老店新开的牌子。牌子建立起来，其实就是一个经营的过程。中医博大精深，它是一种文化，而且是一种有实用价值的文化、能够解决问题的文化。如果作为一种商业模式去经营，它就很简单，没有一种文化的价值，没有一种历史的沉淀。但是如果你把中医作为一种文化和一项传统的内容去经营的话，它可能就有强大的生命力。所以方回春堂做到今天已经13年了，我们觉得是中医本身的力量在维系着现在的经营思路。我们开业之初就提出了一个口号叫做"名医好药"，这个口号并不是只挂在口头上，而是确确实实去做的。

· 好中医："名医好药"

　　作为医生，我们觉得中医只有两类，要么就是大医，要么就是庸医。西医可以有主任医师、副主任医师，一般职称可能代表了医术。但是对于中医，其实有些职称并不高的医生，他对中医的理解却非常深刻，而且有时候医术也非常高。因为医生对中医的理解深不深刻、好不好,最明显的体现就是疗效,没有另外的标准。有一位著名的中医师是中医大家的典范,一个主治医师开了一个处方,给一个干燥综合征的病人用了一个星期的药立刻就不口渴了。我把这个方子拿给这位中医师看,他就说了句"三人行必有我师",这是一种大医的风范。中医是一种理解,可能年资比较低的、经验并不是很丰富的中医师,因为对中医的理解更到位,可以开出一张非常有效的方子。理解的方向错了,整个思路就错了,那就是庸医。但是在现在中医发展的过程中,这其实是一个很大的困惑。在中医的培养体系和行医体系中,确实有很多的中医师没有按照中医的思路在进行中医治疗,所以有很多的中医我们觉得是庸医。

关于药材质量,由于现在中药材的质量比较差,所以要提高中医的影响,提高中医的疗效,我认为是比较难的。

中国的药典跟中医不配套,药典是以某一种中药里面的某一种成分的含量来鉴定中药的质量,符不符合国家标准,但其实中药里面的东西远远不止我们现在所知道的那些含量,野生人参和种植人参的成分含量可能只差了一倍,但是效果可能差几万倍。比如说丹参,药典是有标准的,但是按照我们传统的办法,丹参都是要发汗过的,我们现在用的都是没有发汗过的。而且不管用什么方法检测,红皮丹参的成分含量要比紫丹参的含量高,难道红皮丹参的质量就好吗? 不是,传统的方子就是要用紫丹参。虽然按照国家标准,红皮丹参的含量达标了,但还是不合格。我们现在对中药的认识是非常少的,对大自然的认识也是非常少的。尽管我们现在的科学已经非常发达了,检测手段也非常发达了,但是在大自然面前,我们还不如一个小学生。

还有中药饮片的标准,如果说只用价格来衡量中药饮片的话,我觉得最惨的是老百姓。因为产地不一样效果天差地别,比如说黄芪,河北黄芪、甘肃黄芪与内蒙古黄芪差别很大。

· 政策建议:中医要可持续发展,政策应细化规范 ·

至于政策建议我想说两点。第一在中医本身;第二在政策。我觉得要发展中医,首先一定要有一个好的发展平台。就方回春堂而言,就好像我在建一座庙,搭一个平台,要请有名望的医生。首先要把它做好,好到可以可持续地发展。所以首先要有盈利，要自己把品牌做好，才能吸引人家来。其次，中医还是靠人来传承的，这个社会很现实，没有经济收入，中医就没有人来传承，没有一个好的社会地位，中医也没有人来传承，地位和吃饭的来源必须解决。在一个商品经济社会，如果做中医师的都很穷，可能也有人去做，但是做的人就少。但是如果中医都生活得很好，过得很体面，做中医的人就会多，有识之士就会加入进来，这是一个很现实的问题。

第二，关于政策的问题。对于中医而言，政策非常重要，比如说我们现在会碰到一些政策上的拘束或者羁绊。譬如限方限价的政策，因为现在杭州的中医市场非常兴旺，中医门诊部像雨后春笋一样涌现出来，所以也确实呈现一些乱象。大家都觉得这里面可以赚钱，但中医的市场就这么多，中医的人才也就这么多，所以难免有些中医馆会有违背医德的行为。但是"一刀切"的问题确实对中医的文化和发展是有桎梏的：限方限价，28味药的药价不超过40元，三级医院以下一贴中药不超过30元。"一刀切"的政策确确实实影响很大，现在的中药这么贵，就导致很多中药不能用，不要说穿山甲，甚至像党参、当归、太子参也不行，这个处方很难开，这就影响了我们整个中医的发展。医生开处方不能按照病人所需要的去开，一定要考虑价格的问题，超过了限额以后就要改处方，改了以后这个处方的疗效肯定受到影响。疗效受到影响以后，老百姓对中医的信心减少了，就不来看中医了，这就成了恶性循环。所以政策应该更细化一些，比如说对开大方开膏方的问题可以做一些更详细的限制，比如说按病种或按药材细分，这样对中医的影响也不会很大，也可以规范市场，给中医留下合理的利润空间。

圆桌对话

中医也是循证医学，无非方式不同

问：有几个问题是我们不得不去反思的，因为中医和西医有几个特点是很不一样的。第一，职业场所可以比较好地固定，如果重视中医，应该怎么管理？第二，规范。西医治疗中有很多规范，但中医有一个特点是个体化治疗，这确实是它的精髓。因此中医一定有适合它的一种规范，但就是需要识别找到，我觉得这也是一个挑战。第三，资质认定，我们都说老中医更加可信，这是基于经验的判断，但是有没有像西医这种主任、副主任、教授的体系认定，这样的话可以让患者更好地去识别医生，也更加安全。最后一个问题，就是循证医学的依据，中医的传承和发展，一个是在国内的发展，一个也是不可避免地要国际化，因此有没有可能在循证医学依据上，中医可以多做一些工作，多做一些积累。如果以上这四个方面都能够找到适合中医的方法，中医的发展一定指日可待。

汪立源：我原来是学西医的，可能对西医和中医之间的区别认识得更深刻一点。首先，中医治疗很难有同一个标准适合不同的人，如果非要说一个标准，那就是良心。衡量看病是不是真正从患者的病情出发。第二，西医是讲循证医学的，通过各种各样的解剖和实验来发现规律。中医也是循证医学，是一代人一代人循证下来的，是用人体的健康作为实验依据。它的循证完完全全也是一种循证医学，无非循证的方式跟西医不一样，所以我们用现代科学的方法或者用现代科学的理念去研究中医必定是死路一条。

甘肃中医改革的经验借鉴

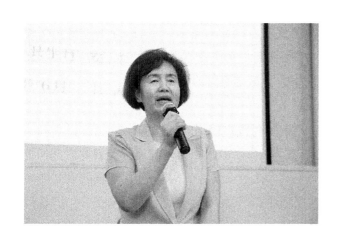

安平
甘肃省卫生和计划生
育委员会副巡视员

说实在的,我没有负责过中医,我自 2005 年 1 月起,整整五年的时间在马达加斯加履行援外医疗任务,担任了五年的队长。我们运用中医药,也确实取得了效果,故对中医的实践有一点经验。在国内,我们甘肃省在医改当中大力推进中医药改革,也顶了很大的压力。

· 甘肃中医特色医改的原因 ·

下面我就介绍一下甘肃省中医特色的医改制度。甘肃省为什么要走这条道路?

第一,因为甘肃省的文化底蕴很深,皇甫谧(甘肃灵台县)著成的《针灸甲乙经》被称为针灸学的鼻祖,现在建立了一个皇甫谧文化园,电视上也多次讲解《针灸甲乙经》。在甘肃的武威市,就是马踏飞燕的出土地,于 1972 年就发现了汉代早期的医简。汉代医简一共记载了 230 个医方,现在应用的有 130 个。20 世纪 90 年代末一部《大梦敦煌》在世界引起了非常大的反响,把丝路文化传播了出去。现在我们又建了一个敦煌医学馆,把敦煌医学进行传承。由于甘肃省的中医文化历史非常久远,底蕴深厚,所以甘肃省发展中医药是有基础的。

第二，甘肃中药材的资源丰富。甘肃省作为全国中药材大省之一，有"千年药乡"之美誉，全省中药材共有1 527种，其中药用植物1 270种，动物药214种，矿物类有43种。甘肃中药材种植面积位居全国之首，占全国药材种植面积的1/3以上，并远销韩国、新加坡、马来西亚、泰国及西欧等20多个国家。而且，甘肃人自古以来有用中医、信中医的传统，特别是在偏远的农村。

还有一点，甘肃省因为经济在全国相对落后，西医医疗的经济负担较重。我们运用中医药治疗，常见病和多发病就不一定去做大检查，不一定都去输液治疗。所以中医能够相对减轻老百姓的负担。

· 多方位的政策支持助力中医药推广使用 ·

甘肃的政策对中医药的推动和发展效果很大。甘肃省委省政府共同推动中医药，这在全国应该是先例。比如说报销的问题，中医看病不管是哪一级全部百分之百报销。再比如中医和西医的床位补贴也差距很大，达到1.5∶1。如果西医一个床位补贴1万元的话，中医就是1.5万元。再一个是支持传承教育。我们地方政府出资扶持给中医的教和学。疑难杂症术后必须有中医会诊。在公共卫生领域，疾控部门成立了中医科，研究怎样利用中医做好疾病的预防，研究传染病、慢性病、精神病的控制。监督机构也成立中医科，监督所有的医疗机构规范地实施中医服务。还有妇幼保健机构，全部要推行中医药。

除了医疗政策，我们也强调多部门合作。卫生部门联合农业、林业部门鼓励老百姓种植中草药，一方面拉动经济，另一方面也是为了解决药材供不应求的问题。另外，我们和商务部、食药监局联合，做中医药膳。现在甘肃的旅游行业中，大的餐馆、酒店，甚至医院的食堂全部都推广了中医药膳。我们还和文化部联合推广中医药文化，并已经被评为华夏文明保护传承示范区。此外，我们和旅游局联合，做旅游基地和中医药养生基地。

中医的一个显著效果，就是在突发公共卫生事件当中起到了非常大的预防作用。当发生泥石流灾害时，半个城市都积埋在泥里，垃圾也运不出去，每天蚊蝇肆虐，很容易传播疾病。我们采用了中医药的预防办法防止大疫。玉树地震之后也是用中医药的办法治疗青海转过来的伤员，当青海的政府工作人员来接伤员的时候，直说甘肃省创造了灾难医学的奇迹。

在基层,我们在每个村都建了中医文化墙,老百姓从中可以学到很多的知识。政府还会组织中医健康沙龙,发放健康包,其中有刮痧板等中医器具。先培训村医,让老百姓在村子里就能够用中医治疗一些常见的疾病。

对于甘肃省的中医药发展,我有三个方面的体会:领导重视是关键,上下联动促效率,合力发展见成效。

· 中医援外,卓有成效 ·

马达加斯加是一个非常美丽的岛国,当地人民十分期待我们中医队伍的到来,给他们带来更好的医疗服务。

我们进行中医治未病讲座及宣传,成功减少了该国肠道传染病的发病率,赢得当地政府和人民的充分信任。在当地,肠道传染病占了我们每天诊病量的80%,是造成当地居民死亡的主要原因,如果这个病能够得到控制的话,就可以大幅降低死亡率。我当时觉得这个问题应该由当地政府来解决,我们先做了一个流行病学调查,找出了十几条导致他们死亡率这么高的原因,然后给当地政府提了相应的建议,结果当时的卫生部长说60多年了都没有解决这个问题。这个国家人口分散,这个问题很难解决,所以他就退出来了,不愿意采取行动。后来有一天我发现首都有个大教堂,里面有200多个神父,我就问:你们关心不关心老百姓的健康。神父说:当然关心啊。我就接着问每天医院里什么病种最多?什么死亡率最高?他说不知道。我就和他们讲一讲主要致死的原因是什么,怎么样减少疾病发生率。我讲了一个小时,全场掌声雷动。后来有很多教堂请我讲课,我整整讲了14个月。14个月讲完了,我们再做一次流行病学调查,结果一比较,发病率下降了58.6%。

根据治疗马达加斯加疟疾的经验,我们做了一个非洲八国的学术交流,把青蒿素推广出去,青蒿素的效果非常好,造福了更广大的非洲病人。

韩医在韩国的发展

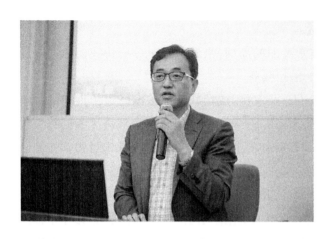

朴灿杰

上海韩国商会医疗局
局长

1993 年我进入上海中医药大学求学，毕业以后一直在中国做医生。今天讲一下韩国韩医的发展现状。

· 韩医培养的体系 ·

韩医科的发展：1948 年，东洋大学馆成立，后扩建为东洋医学大学；首尔的韩医学科大学和东洋医学大学于 1965 年合并为庆熙大学，里面有一个韩医科，目前庆熙大学的韩医科在韩国是最有名的。只有 0.7% 的高中毕业生可以上韩医科大学。

韩医科的学制是 6 年，当中 2 年是预科，4 年是本科。一年级是学习实用汉语、医哲学等。另外，东医宝鉴、四象医学，这些在韩国是必须要学习的。

韩国有 11 所大学有韩医科，有的招 50 名学生，最多的就是 108 名学生。11 所大学里面总共有 750 名学生。

韩医科毕业以后的方向以临床最多，然后是科研。临床应该有两个部分，一个是进医院工作，还有一个是自己开诊所。韩国也有韩方医院，就是纯粹的韩医综合性医院，实习医生 3 年，住院医生 3 年，锻炼后成为专科医生,本科成绩40%,笔试40%,面试20%,所以在高中成绩很好的人,就业会很好,工作也比较稳定。在韩国很容易开自己的诊所。医生自己看病能力强的话,完全可以自己开一个诊所,也不需要卫生部门的许可,是申报性质的,只要是医生,可以找有关部门申请,马上就批下来。

在韩医科大学里面,科研是担任助教,还有一些国立韩医学的研究员。韩医科的入学条件,本科成绩以及面试成绩综合,也有英语的笔试。国内外本科毕业者都可以入学。韩国的硕士研究生是2年,博士是3年。

· 韩医生和韩医的现状和挑战 ·

韩国的韩医生社会地位较高,比较受社会尊重。从收入上看,现在韩医生比原来低了一点,平均工资565万韩元,相当于人民币3万元多一点。

韩方医院是以治疗性为主。但是自己开诊所的医生,因为他要找病人,根据病人的特点来看病,所以叫成长治疗。另外,还有针灸美容,可以隆鼻、隆胸、拉皮等,以及脱发治疗。

现在韩国的韩医比较危险,因为没有往治疗方面发展。目前的韩医基本上都是以个体诊所为主,医生自己是院长,从病人身上赚钱来维持自己的经营。医保这一点跟中国有些区别,韩国是全面医保,全国人民都医保,而且针灸可以参与医保,但中药是没有医保的。韩医诊所只做针灸没有办法维持,所以就开始做一些成长治疗、美容等没有治疗性的服务。对于治疗性的服务,绝大部分人还是看西医。所以我觉得还是向治疗性发展会比较好一点,整个医保99%给西医院,韩医院的占比非常小。如果韩医可以在治疗性的内容上有所发展,以后还是有前途的。

现在很多的韩国人到中国来学中医,但韩国人在中国学中医,拿到中国的文凭和医师资格证后回到韩国却不能用,因为韩国的政策不允许行医。这是我们来中国学习最大的一个问题。

圆桌对话

中医是来自实践的实证科学,无法用现有技术标准化

问:当前,哪些因素是制约中医药发展的主要问题,如何解决?

赖世伦：东方的思想和西方的思想完全是站在两个不一样的文化领域上，中医谈的是形而上的东西，是超越物质的东西，但是这些东西肯定存在。我在美国待了22年，遇到的病例太多，我们用中医的情志疗法，同样也收到了很好的效果。

至于标准化的问题，这也是现代科学和我们传统文化的一种冲突。中医走的是一条实证科学的路，所有的理论都来自实践，包括阴阳学说、五行学说、拔罐、易经等。但是这个实践太复杂了，所以就没有办法把所有的东西完全搞清楚。就像我们现在要从中药或者某一样东西里提取它的有效成分，以今天的技术是不可能做到的。美国、日本的技术很先进，美国也在尝试，但是没有把一样药物所有的成分真正搞清楚。

但换句话说，就是搞清楚了也没有用，为什么呢？5年以前我在上海中医药大学做了一次关于中医应用的讲座。有一个药学系的教授提出中医的根本出路就是要标准化，我就问他这个标准化的标准是什么？我们吃中药一般就是复方，复方就是很多药组合在一起，单味药都没有搞清楚它的成分，复方的药能够搞清楚吗？就算搞清楚了以后，中药最基本的成分也是化学物质，到了食管、胃、肠道里面，又有许多酶参与中药的变化。这种变化的东西是不是要有一个标准化呢？这个标准化又怎么去确定呢？它又怎么样到达病灶的？中药进入人体以后，化验的方法是不是又能够准确呢？

我在美国有一个中医诊所，还办了一个中医大学。美国的中医没有归到卫生部门去管理，而是由一个民间的考试委员对参加申请的人或者是系统学中医的人进行考核，考试合格以后就发一个证书，拿了这个证书就可以去开业。政府是不管的，如果你出了医药纠纷，政府就会送你到法院去打官司，所以我们在美国的误医保险很贵。美国政府比较聪明，中医是很难讲清楚的，所以就是自己管自己。我刚到美国时，在波士顿的中医中药馆，包括药房不到100家。20年以后，增加至900多家，也就是说，这20多年在西方最发达的地方都有这么多中医中药馆，还有中医院校、针灸院校大量涌现，就说明中医有市场。因为中医的治疗手段更灵活，解决问题也很充分。

中医的标准化在预防医学中前景较好

俞熔：很高兴听到专家的讨论，我非常受启发，我结合自己工作实际谈一点体会。多年来争论的一个的焦点就是中医传统的流派要个性化辨证论治，同样也关注中医走出国门的标准化和客观化。我是做预防医学的，现在也在把中医的元素融入预防医学的体系当中,比如说我们在体检的流程当中加入了体质辨识的一些思路。关于这些探索业内也有很多不同的争论,但我们的观点是,虽然在治病这个环节,大家存在很多标准化和个性化的争议,但是在治未病和预防医学的体系里中医可以有很多的客观化和标准化,比如说四季养生、节气养生和最基础的传统中医养生等。我觉得这就是标准化的,适用于每一个人,所以在预防医学领域,中医的客观化和标准化的前景还是蛮大的。

从研究、教育、市场三方面推动中医发展

杨永晓:今天下午大家讨论得非常激烈,但我发现很多问题实际上是基础性的东西,是永远讨论不清楚的。虽然中医做下来非常艰难,但依旧希望很大。根据我自己的感受,我认为中医药发展有三个方面需要思考。

第一是基础研究的问题。阴阳五行,很多人认为是迷信,但是在20多年以前,钱学森老先生就提出来中医是一个系统科学、复杂性科学。20多年来,国家在这方面投入了多少的研究,有没有系统地解释这个问题?恰恰我和美国斯隆-凯特琳肿瘤中心在联系,他们就在使用替代医学治疗肿瘤,他们的很多治疗思想,就是用针灸、中草药、心理学,里面也运用了一些系统医学的思想。我们是不是能够用世界上最领先的思想来研究中医?国家在投入上能不能朝这些方面倾斜?并不是说标准化,因为标准化在科研界已经是比较古老的概念,而是能不能用一些更领先的思想?我一直觉得,可能未来中医的突破不是在中医学院,一定是在一些综合性的大学,包括未来研究的突破也不一定是在中国,可能是在西方。我希望在基础研究方面用世界上最领先的科技做一些研究。

第二是教育方面。我们当年毕业120名学生,毕业的同学中有几个在做纯中医的事情?几乎没有。但是社会上有很多中医爱好者花了大量精力在学中医,所以现在造成一个情况:能考执照的人不好好学中医,不能考执照的人在拼命地学中医。而且我觉得这个现象在未来几年之内可能都得不到改善,政策制定者能不能把这股学习中医的力量运用起来?例如能不能通过政策的引导形成一个名医的绿色通道,甚至做一些更开放的政策,就像资格考试一样,只要达到这个标准,考过了就有资格做。但是资格考试可以设得很难,事先可以参加培训。

罗大伦:中医的学历教育,除了本科教育之外,还有夜大函授、自考,这

些人的学习劲头要比本科生高多了。中医教育一件很重要的事就是要重新启动自考和函授，给社会一个学中医的通道。这个我们真的要呼吁，很多社会上的自考生，一考一个过。我曾经见过五六十岁的老中医参加自考，别的学生累得要死，人家老中医一次就通过。以前北京中医药大学的博士里面，有相当一部分都是自考出来的，如果给社会力量一个通道，他们会努力去做的。

杨永晓：所以自考通道的关闭对中医是一个最大的损失。除了教育和培训，市场方面也很重要。如果像是韩国这样拿到了执照，就证明有看病的能力，就可以开业的话，想学中医的人会越来越多。为什么我们考中医的学生大部分是调剂过来的？就是因为我们的市场不够活跃，现在对中医来说，是用西医的方法来管理中医，自行开业的这个门是不通的。所以中医未来要有一个振兴和发展的话，需要从基础研究、教育和市场方面一起来推动，系统地推动中医这个科学，中医会有一个非常好的未来。

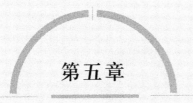

第五章

精神健康，谁来负责

本章内容摘选自 2013 年 9 月 21 日,第五期圆桌会议

  截至 2013 年,我国各类精神障碍患者人数在 1 亿以上,严重精神障碍患者人数已达 1 600 万,平均每 30 人中,就有一个人正经受着抑郁症的困扰。目前,精神疾病在我国疾病总负担中排名前列。近年来随着国民生活水平的提高,相对于其他医疗机构的迅速发展,中国精神卫生医疗机构和精神卫生学科受制于现实的种种因素,发展一直比较滞后。无论是政府部门还是制药企业,对精神卫生领域都缺乏足够的关注。同时,精神卫生事业的发展面临严峻的现实考验:快速变迁的社会和多元文化生活形态,导致精神疾病呈现高发病率和低就诊率态势;对于精神病患者的歧视和对精神疾病的误解在社会中还大量存在;精神卫生从业人员的职业尊严和社会地位还有待进一步提高。

  自 2013 年 5 月 1 日起正式实施的《精神卫生法》从法律层面上规范了精神障碍的预防、诊断、治疗和康复。但是在具体实施中如何去完善从预防、教育、咨询到就诊及最后康复这一过程,仍需要各方面的改进和协作。教育机构、社区预防、心理咨询、综合医院和精神专业医院之间如何协作,使得患有精神障碍的病人可以得到及时和有效的干预治疗,这方面还存在着严重的不足和障碍。本章邀请了精神卫生服务各个环节上的从业者和专家,从满足精神病患者需要的角度,来分析目前精神卫生服务领域存在的主要问题、解决这些问题的办法以及需要改善的有关政策等。同时也分享了一位精神障碍患者家属的自述,从患者角度,启发我们对精神健康问题的思考。

中国精神卫生事业的挑战和发展策略

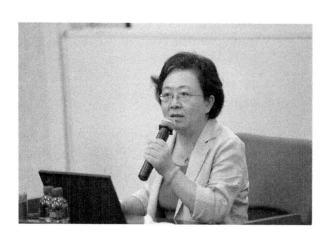

肖泽萍

上海市卫生和计划生
育委员会副主任

现代医学模式是"生理—心理—社会"医学模式；健康的概念包括躯体无疾、心理健康、社会适应良好。因此，心理因素和精神健康在卫生健康整体中占有重要地位。

·中国精神障碍患病比例高，但重症少·

根据世界卫生组织报告，各种精神障碍的患病率已经超过其他单项的躯体疾病（图 5-1）。这一方面说明全社会对精神障碍的认识和了解提高了，识别率和检出率提高了。另一方面，躯体疾病的诊断治疗发展到较高水

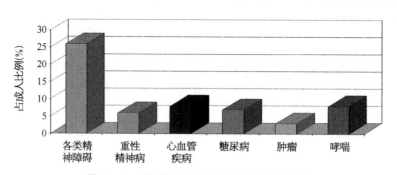

图 5-1 不同疾病患病人数占成人人口比例

平，而精神疾病则不然。因此，有人提出 21 世纪是精神疾病的世纪。当我们不再饥饿的时候，追求幸福和心理感受的需求就凸显了。

精神障碍并非仅指精神病，后者仅占很小一部分。精神障碍从分类来讲有 10 大类，72 小类，近 400 种。在 ICD - 10（国际疾病分类第十版）的一级目录中，我们对焦虑、抑郁、痴呆、进食障碍、睡眠障碍、性功能障碍等逐渐开始重视。菲利普教授（Michael R. Phillips）是知名的加拿大籍精神卫生专家，他在中国研究自杀等精神问题 30 余年，在中国的精神卫生领域是权威专家。2009 年他在《柳叶刀》（Lancet）发表了一篇论文，指出中国主要和常见精神疾病的月患病率为 17.5%，排在第一位的是心境障碍（6.1%），第二位是焦虑障碍（5.6%），第三位是物质依赖，如喝酒、吸毒等（5.9%），其实重性精神障碍的患病率只有 1% 左右，发病率只有 0.3%～0.4%。但各种精神障碍的总患病率达到 17.5%，不能不说这是一个重要的健康问题。

重性精神病如果没有得到有效治疗，往往会对家庭和社会造成严重影响。严重抑郁、焦虑症患者如果不治疗，最后会导致自杀，这是国内自杀最重要的原因。中国的自杀率曾经达到每 10 万人口 21～22 人。现在这个比率降下来了，原因之一是农村把农药管好了，农村妇女自杀率大大下降。但是城市里的自杀率却提高了。目前，根据世界卫生组织的报告，中国仍属于高自杀率国家（自杀率大于每 10 万人口 16 人）。所以，精神卫生问题应该引起全社会高度重视。

· 我国精神健康资源匮乏，医疗资源比例失衡 ·

面对这样严重的精神卫生问题现状，我们的资源有多少？通过典型国家的精神卫生资源情况比较（表 5 - 1），可以看出中国的精神卫生资源还很匮乏：每万人口精神科床位数，美国是 7.7 张，中国是 1.57 张，几乎跟泰国是一个水平。每 10 万人口精神科医生和护士数，美国分别是 13.7 人和 6.5 人；中国是 1.53 人和 2.65 人；每 10 万人口临床心理师数量，美国是 31.1 人，而中国目前统计到的是 0.18 人。目前在中国，心理咨询师和心理治疗师还没有建立完整的执业系统。而德国、法国等欧洲国家，心理治疗师比精神科医生还多。在精神障碍的治疗中，心理治疗改变病态人格状况最有效，但是非常耗时，也需要大量人力投入。现在中国还没有心理治疗师的合法治疗执业环境，从这方面也不难理解为什么自杀率偏高了。比较好的一点是上海逐渐开始有社会工作者了,但是也同样面临执业体系的问题,全国范围内的社会工作者人数也还没有统计。庞大繁重的精神卫生工作只靠医生和护士来做肯定是远远不够的,所以说中国精神卫生人力资源方面缺了很大一块。

表5-1　典型国家精神卫生资源比较(WHO,2005年;中国卫生部,2010年)

资源	美国	英国	德国	法国	日本	韩国	新加坡	马来西亚	泰国	中国
床(1/万人)	7.7	5.8	7.5	12.0	28.4	13.8	6.1	2.7	1.4	1.57
精神科医生(1/10万)	13.7	11.0	11.8	22.0	9.4	3.5	2.3	0.6	0.6	1.53
护士(1/10万)	6.5	104.0	52.0	98.0	59.0	10.1	10.4	0.5	2.7	2.65
临床心理师(1/10万)	31.1	9.0	51.5	5.0	7.0	0.8	1.0	0.05	0.2	0.18
社会工作者(1/10万)	35.3	58.0	477.0	—	15.7	2.6	3.0	0.2	0.6	—

中国的精神卫生服务人员在全球范围内也处于较低水平,大概是1.1~5/10万人口。但用于治疗躯体疾病的医学资源与很多国家比并不落后。这说明我国医务人员并不少,但是比例失调,针对精神卫生的工作人员远远不够。费用方面也很值得研究,精神卫生的费用在中国占医疗总费用的比例是1.1%~5%,是非常低的水平。

总的来说,中国精神卫生资源严重缺乏,体系不是特别健全,经费并不充足。好在我们碰上了重要的机遇期。

· 配合《精神卫生法》大力发展精神卫生事业 ·

首先,《精神卫生法》在2013年5月1日正式出台。这个法规从1985年就开始准备。上海在1996年就提精神健康的问题,在2002年颁布实施了《上海市精神卫生条例》,到2013年已经是第11个年头。所以我们会在国家法律出台后,再进行《上海市精神卫生条例》的修订。

其次,这一年精神卫生有很多新的政策出台,更重要的是我们遇到了医改。《精神卫生法》相较于2002年出台的《上海市精神卫生条例》,在以下两个方面有拓展。第一在心理健康促进和精神障碍预防方面,细化了心理咨询和心理治疗的相关内容。第二在保障措施方面,强调了政府财力政策的保障力度加大。所以《精神卫生法》出台,带来重要的机遇期。

前几年卫生部即提出,整个国家精神卫生政策在国家战略方面分两步走。第一步是重新构建精神卫生专业服务：改变现有服务模式，转变为以社区为基础的综合服务；整合精神卫生服务资源，提供以患者为中心的服务；改善专科精神卫生服务，提高服务的有效性，保障患者的权益。第二步，拓展精神卫生服务领域：推动精神健康教育和健康促进的发展到全人群，促进人群心理和谐的建设。

在全国医改大背景下，要紧紧抓住信息化卫生建设好机会。要确保病人有完整的电子病例和健康档案，各医疗机构实现互联互通，将大大提高工作效率和工作质量。另外，要紧紧抓住这次公立医院改革的机会，精神障碍的病人往往因病致贫，精神专科医院的公益性很重要。纳入医保和政府大力支持是必不可少的，否则单靠病人是支付不起的。

圆桌对话

精神疾病分类庞杂，多数心理咨询师缺乏筛查能力

问：目前有心理咨询师、心理治疗师、精神科医生、心理医生等不同的称呼，大众根本搞不清楚他们分别是干什么的。是否能分辨一下他们主要的服务内容是什么，对象是谁，有什么区别？

肖泽萍：我觉得这个问题问得非常好，一种病是由心理、生物和社会三个方面的因素造成的，当以生物因素为主的时候，药物治疗是必需的，比如精神分裂症、躁狂症、重度抑郁症、强迫症等，这其中肯定存在生物代谢异常，不服药很难控制症状。这种精神疾病就像糖尿病，不吃降糖药就是不行。

第二类疾病，原来叫做神经症性精神障碍，患者的人格素质因素对病情好转有重要作用，比如反社会人格、强迫性人格、自恋性人格等。这些药物治疗效果不明显，心理治疗才是主要的治疗方法，而且一般需要系统的心理治疗，这个时候就需要心理治疗师，需要花大量的时间进行治疗。

还有一类疾病，像汶川地震等重大环境改变或者社会因素为主造成的心理障碍，大部分人需要心理支持，一段时间后可自愈。这时，心理咨询师和社会工作者可以发挥重要作用。出现这么大的变化时，单靠心理治疗师是忙不过来的，我们需要全社会的动员。另外，重性精神障碍患者，他们的

认知功能往往都有损害，比如精神分裂症的患者判断事物的能力、逻辑思维能力比一般人弱。他们要恢复到能胜任原来的工作，也需要很多康复治疗和社会协调。否则，环境因素又会变成一个新的诱发因素导致症状反复。怎么让病人工作、生活常态化，就需要跟社会各方面联系协调。这就是社会工作者要做的，比如帮病人争取权益。

每一种病的心理、生理、社会因素在致病原因中的份量都不一样。急性期以药物治疗为主，达到症状控制。康复期则重视改变个性、人格，提高适应能力，所以心理治疗和康复训练也很重要。基本适应后，可以到社会上去，家庭是否可以给予更多支持，如果没有家庭支持是否可以得到社会团体的支持。在这个过程当中，需要在社区做大量的宣传、教育，我们期望心理咨询师和社会工作者可以发挥重要作用。

在"文化大革命"时期，心理学被认为是唯心主义，被禁止了很久。所以，一直以来我们都缺乏大量的专业人员。

现在，很多从业人员在技术层面接受不少培训，但没有系统的理论学习和实践操作的正规培训。因此会出现一个问题，由于来就诊的病人病种不一，就要求初诊者具备初步筛查各种精神障碍的能力，对急重症患者能及时转诊。如果做不到，就有可能会延误诊断，错过最佳的治疗时机。目前人社部进行的心理咨询师培训，各地情况参差不齐，有的地方仅需要数月的基本理论学习，显然难承担独立开诊重任。另外，不同的疾病，或者同一疾病的不同阶段，其治疗策略不同，需要药物治疗结合心理治疗，需要各个机构的各类人员密切合作、相互转介，给患者提供最适合的治疗方案。

目前需要多部门进一步进行合作，做好心理咨询师培训和执业管理，以及毕业后继续教育系统的顶层设计。我们国家13亿人，要有比较好的心理健康和精神卫生服务，这是不容易的。如果我们决定要享有高品质的精神生活，那么政府财政投入可以更多地放在精神卫生事业发展上面。

《精神卫生法》实施后的精神卫生服务：困境与探索

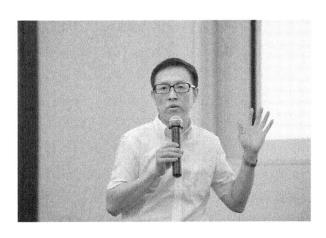

谢斌

上海市精神卫生中心
主任医师

·如何看待《精神卫生法》的实施·

《精神卫生法》实施以后对中国精神卫生服务意味着什么？举三个例子来说明一下。

第一个例子，波士顿马萨诸塞州精神卫生中心在精神卫生界是非常有名的机构，但在 2003 年 9 月突然关闭了。当时这个机构已经有 91 年的历史，为世界各国培养了几千名精神科医生，其中有很多是精神科领域的大牌专家。另外，他们曾经为 2.8 万多名精神病人进行诊治，其中大多数都是免费的，因为都是由政府提供经费。它带来一个什么启示呢？就是法律和政策的影响不亚于一场旷日持久的革命，此过程中有的"大船"会沉没，有的会新生。

第二个例子，彼德·厄雷根据其患精神疾病儿子迈克的经历，编写了《疯狂：美国精神病患者的遭遇》。这本书出版后在全美曾引起广泛的关注，获得了 2007 年美国新闻界最高奖"普利策奖"。他在书的最后写到，这本书其实也是因为他儿子的经历，在迈克病发的时候，要寻求专业团队的帮助，但因为不符合"危险性"的标准，最后得不到相应的帮助，被警察抓到监狱里面去了。这就是美国包括一些欧洲国家不断"去机构化"带来的政策副反应。所以这个患者的故事带来的启示是什么呢？由于精神障碍病因不明、防治手段有限，所以精神卫生服务的曲折历史，实际就是一部折腾医患双方的历史。最终付出代价的不仅仅是患者，也有家庭甚至于整个社会。

最后一个例子是上海在 2002 年颁布实施了《上海市精神卫生条例》(简称《条例》)。《条例》中的有些规定我们在 2010 年后进行了再评估，其中有几个关键的点值得讨论。比如《条例》要求，三级综合医院、社区卫生服务中心和有条件的二级综合医院，要开设精神科或者心理咨询门诊。2001 年《条例》颁布前全上海 26% 的三级综合医院和 2 家二级综合医院有精神科或心理门诊。但是到 2012 年，三级综合医院开设这类服务的仅 10 家，覆盖面仅提高到 43.5%，二级综合医院 7 家，覆盖面只有 10%。又比如，《条例》规定，患者或者其监护人对诊断复核结论或者会诊结论有疑义的，可以依法向上海市精神疾病司法鉴定专家委员会申请鉴定。但自 2002—2012 年，该委员会仅受理不到 10 例这类鉴定事项。按照《条例》规定自愿住院的比例改善情况也不明显。所以上海实施《条例》的 10 年带给我们的启示是，文字上的法律不一定能成为现实中的法律；精神卫生服务存在的所有问题，仅凭一部法律是无法全部解决的；精神障碍患者权益的保障或者实现，往往不是按法律规定或者循法律途径，而与政策措施、环境氛围、伦理自律等关系更加密切。

· 国际上精神卫生立法的影响 ·

20 世纪以来的国际潮流是，专科机构逐步转变成为医疗、服务协调机构，强调保护患者人权和患者回归社会，个体化治疗逐步替代集体式的监管。而改革精神卫生服务的关注重心，常常受"反精神病学"等思潮影响。尊重患者自主权、发展以社区为基础的服务等理念是非常好的，但是在执行过程当中会走偏。比如以社区为基础的精神卫生服务的社会成本和经济成本有可能较传统模式更加昂贵，而以尊重患者自主权、个人自由为导向的某些法律制度，在执行中可能会成为各方介入和干扰医疗行为的合法借口，由此也可能增加各种医疗和社会成本，进一步造成患者健康权的损害。政策和法律的摇摆不定本身就是一种折腾。总体来讲，全球精神卫生相关的立法受经济社会发展水平、传统文化习惯、精神卫生技术条件和服务资源等因素高度影响，总体上呈"保护社会（公众）"到"保护患者（个人自由）"，再到

"平衡保护患者个人与社会公众"的轨迹变化。

部分欧洲国家精神科呈现"去机构化"的趋势,在有东方文化传统的国家中,韩国和日本这种趋势则不明显。"去机构化"的一个表现是精神科床位数减少,让精神病人从精神卫生机构中出来。在这些国家"去机构化"后,精神病人成为流浪汉和进入监狱的比例明显增加。法律带来的影响有正面的,也有负面的。举几个例子,法律会导致服务模式的变革、临床诊疗措施的调整、临床技术和相关的研究,这些都是由法律带来的正面影响。澳大利亚、日本是服务模式变革的典型案例。长期以来,日本是全球人均精神科床位最多、住院时间最长的国家。但是通过法律引导,包括政府经费支持方面的改变以后,实现了患者住院数、平均住院日的不断下降。英国则相反,英国社会强调保护公众权益呼声日益增高。原来在英国,人格障碍的患者不允许住院,也不允许在精神卫生机构接受治疗。但是由于反社会型等人格障碍患者的暴力犯罪等案例屡见报端,英国新修订的精神卫生方面的法律把人格障碍也纳入了可以非自愿住院的范畴,而有关人格障碍攻击行为生物学特征及诊疗手段的科学研究也得到强有力的推动。我国台湾地区 2007年新修订的精神卫生有关规定对强制住院的程序做了更严格的规定,为了避免走这些复杂的程序,医务人员便尽力动员患者自愿住院,这就带来了临床诊疗措施的调整。

· 医改和立法:双重影响下的中国精神卫生 ·

中国立法对专科服务可能带来诸多影响,包括服务体系将进行新的规划和调整,资源可能重新配置,团队服务模式可能逐步得到确立,临床服务理念可能发生根本变化,尤其是病人的自主决定和隐私保护,各级各类监督和考核检查将会加强。作为最主要的服务提供者,精神专科医疗机构的变化将是以上法律潜在影响最集中、最敏感的体现。

医改和立法对精神卫生具有双重影响,这边是立法带来的影响,那边是医改带来的影响,两边都需要考虑。那么在这种情况下主要的挑战是什么?

一个是诊疗技术规范,在《精神卫生法》实施的前后就应该及时出台,比如住院、知情同意要走怎样的程序。但是目前这种规范还没有出台,现在是医师协会的专业协会制订了一些诊疗的程序规范,而且实施过程当中非常繁杂,所以医患双方都感到不适应。虽然配套的政策规范文件在陆续出台,但是节奏非常慢。目前知道出台的只有一个报病制度实施办法,医学鉴定的实施管理办法、相关的职业资质、技术规范等重要文件都没有正式出台。

另一个挑战是,立法以后一定要强调责任的分担。在责任分担方面,目前还未见顶层设计和相关动作,比如疑似患者的送诊问题、流浪乞讨人员的就诊问题、住院患者难以出院的问题、基层社区服务体系建设管理问题、从业人员服务能力和待遇改善问题、人力补充和经费保障问题等,现在都还没有相关的配套政策。

· 如何破局双重影响下的挑战 ·

形成和破解上述问题的关键,首先是政府的法治意识,其次是整个社会的法治意识。因为偏见和歧视是传统文化造成的,不是一两天可以破冰的。第三是传统惯性,也就是路径依赖,包括精神卫生服务的提供者和其他相关各方都有路径依赖问题。最后一个就是外部压力,刚刚出台法律的时候炒得很热,但是如果没有外部压力,过了一段时间可能该怎么做还是怎么做。

精神卫生的专业人员一定要抓紧转变观念和服务理念,做好准备。这包括认真学习并钻研法律规定,严格依法开展管理和服务,广泛做宣传。法律带来的服务理念变化,今后会随着立法的实施而影响和改变一些传统习惯(表5-2)。

表5-2 法律带来的服务理念的变化

中国传统文化	对精神疾病认识和看护方面的体现	立法相关原则	对精神疾病认识和看护方面的体现
保守性	重监管,轻干预	健康权和人身自由	人性化服务,有拒绝治疗权
讲情面/和谐	重实体正义,轻程序正义	程序正义	严格非自愿医疗的标准和程序
集体主义/乡土观念	重公共安全,轻个人权益	个人权益	知情同意,私密性,隐私保护
家族本位	重家庭责任,轻社会责任	责任分担	社会和政府投入,反歧视
重德精神	重国家父权,轻个体自主权	自主权	自主决定

因此,中国精神卫生机构新的定位,就应该是承担公共卫生职能的医疗机构,要最大限度帮助患者恢复功能、回归社会。从这个意义上说,住院的精神病人,到底应该是以什么样的形象出现在我们面前? 以前我们感觉挺骄傲的场景是,精神病人在医院里面唱歌跳舞,但就是出不去。大量的精神病患者住在封闭的环境里面,没有个人隐私,当然现在经过改造以后变成更像是一个医院,但是这种封闭环境是否对患者有好处? 我们有些尝试,上海市精神卫生中心门外有两家商店,我们会要求安排康复的患者在里面工作。

我个人认为《精神卫生法》还有一些遗憾的地方,比如对政府在投入方面的职责表述含糊,对精神科临床工作过分限制,对"监护人"定义模糊,"责任化"治理理念不清,诊断权、心理咨询和心理治疗等相关规定缺乏操作性或不够具体等,需要以后改善加强。

积极治疗与防止"被精神病"

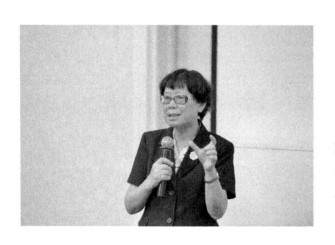

耿文秀

华东师范大学心理与认知学院教授、博士生导师

·积极治疗才会带给患者科学的康复·

最近第四届全国道德模范之一的罗长姐事迹,令人潸然泪下,同时又令我们心理卫生工作者羞愧难当。朴实而高尚的土家族妈妈"不愿给政府和部队添麻烦",毅然把患精神病的儿子接回家,37年如一日悉心照料。虽然媒体使用了诸多煽情语汇,诸如"母爱丰碑""一生妈妈,37年的等待"等,罗长姐也重重荣誉加身,但所有这些能掩盖这个家庭因精神病患儿而生存质量严重受损的客观现实吗?从中央媒体到地方媒体,从各级政府到相关部门,在极尽赞誉之时,如果更具备一些精神卫生常识,如果能真正学习和理解《精神卫生法》,对罗长姐儿子的精神障碍不仅是慰问,更是积极治疗,对罗长姐照料患精神病的儿子不仅是歌颂,更是给予科学的指导,也许罗长姐的眼睛不至于被发病的儿子打瞎,也许罗长姐的儿子今天可能基本回归社会,回归正常生活。仅仅是纯朴的母爱就能创造科学奇迹吗?精神疾病、心理障碍如果不治疗,对于再伟大的母爱来说也是不能承受之重。

这样一个事例需要我们反思,为什么37年来没有积极有效的治疗?如果一开始就积极治疗,可能情况会乐观得多,所以积极治疗怎么强调都不为过。我们的媒体也好,精神卫生工作者也好,不仅仅是歌颂,而是需要进行科学的指导。实际上罗长姐的事迹不是今天才报道的,当地 10 年、20 年前都在报道,为什么长久以来仅仅是报道而没有治疗,这是我特别关注的问题。

·防止"被精神病"和积极治疗:相辅相成,缺一不可·

近些年来西方开始反思"反精神病运动""非住院运动":精神疾病患者不接受治疗而流落街头是否真正符合人道主义精神?因为绝大多数精神疾病患者原本可能从积极治疗中受益,从而提高生存质量并不再流浪。但高度强调个人自由的发达国家,迄今为止在尊重精神疾病患者自主抉择权、防止"被精神病"与积极治疗之间仍未找到两全之计。

1975 年《飞越疯人院》获奥斯卡 5 项大奖,放在今天看这个电影,虽然里面有些东西被夸大了,有不那么科学的地方,但是契合了当时的时代思潮。由于对《精神卫生法》的解读还不够全面,我们不能因为终止了收容制度,仅仅关注防止"被精神病"而忘记了积极治疗。

21 世纪心理卫生服务不仅是医学界、心理学界,很多其他人都包含在其中。反思反精神病运动和非住院运动,不能放弃本应坚持的积极治疗,没有积极治疗就没有精神疾病患者的真正康复。《精神卫生法》的人道主义本质体现在,有精神疾病就要积极治疗,力争把精神疾病的危害降到最小,力争患者能尽快恢复健康,尽快回归家庭和社会,与我们一起平等分享社会改革进步的成果。防止"被精神病"与积极治疗是《精神卫生法》中不可或缺,同时又相辅相成的正反面。

法兰克福的一家大医院,它的精神科在中间三层大楼。医院不给精神疾病患者穿病人服,以尽量"去污名化"。他们做的是艺术治疗来保护患者个人,但是不能不治疗。如果不治疗,病人的生存质量不能保证,这也不是一个进步的社会、民主的社会。防止"被精神病",这是我们从法律层面要关注的,但是积极治疗也是任何时候都要强调的。

圆桌对话

精神病人并非都危险,回归社会是治疗的目的

问:肖泽萍主任讲到,有很多重症的精神病是终身疾病,症状只能缓解

一点。如果重症患者放到社会上，对社会和家庭都是有影响的，会有非常恐怖的后果，会经常发生恶性事件。所以我有一个想法，现在老年公寓在建的很多，长期住院的精神病是不是也可以建精神病患者的护理公寓，让他们长期住在里面，家属出费用？

耿文秀：把精神病患者一概视为危险分子，这一点我不能认同。医院是社会进步的一种体现，最早是基督教会办的贫民收容院，以后发展为医院，但是医院在那个时候主要收容的还是精神病患者。学过医学史的人都知道，医院曾经的名称叫难民所，其实就是精神病患者的收容所，后来又叫神经病医院，到 20 世纪以后，才叫医院。把精神病患者关在医院里或者说比较好的公寓里，并不是我们今天社会进步的一个目标。我们治疗精神病患者或者国家制定《精神卫生法》最根本的目的应该让精神病患者回归社会，和我们一起平等地分享社会进步的成果，所以说在 21 世纪的今天，把所有的精神病患者都看作是危险的、有暴力攻击性的社会不安定因素，这并不准确，需要我们改变观念。

大多数的精神病患者并不一定都有攻击性，经过治疗他们完全可以很好地适应社会，所以给他们单独的建公寓实际上不是最好的办法。即使是国家的养老政策，主要还是以居家养老为主、机构养老为辅。在国外机构养老也不是首选项。民主和人道主义并不是因为精神病患者得病了，就要把他们关在隔离的建筑里，认为只要患了精神病就是野兽。我们要积极地治疗他们，让病人回归社会。

如何及时有效帮助心理问题求助者

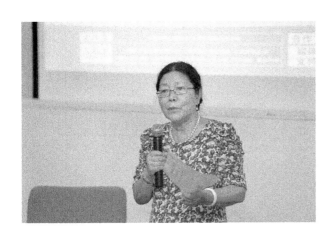

王裕如

上海市心理咨询行业
协会会长、知音心理
咨询中心主任

《精神卫生法》出台以后，原来认识不清晰的问题，现在我们会格外注意了。对于被诊断为抑郁症、强迫症、焦虑症的患者，他已经被诊断为"症"，而且有清楚的认识，知道自己是什么病。但是他要求咨询一些社会生活的问题，比如婚姻等，在这种情况下，我们也不清楚是否应该提供咨询。

还有一种情况，我们在预约来访者时，第一次跟他谈或者是电话交流时就发现他患有焦虑症、抑郁症等，但他说不愿意到医院，要到社会机构。遇到这样的问题我们也很纠结，有的人拒绝为其服务，因为有风险。还有一种是不能放弃，我们尽我们的责任，虽没有给他做诊断，但是经我们评估知道他患有心理疾病，在这样的情况下评估心理状态，并为他做心理咨询，或者是相关心理治疗等。

现在上海心理咨询机构有 100 家左右，其中一部分是企业内置机构，他们需要为内部的员工提供心理服务，是非独立机构。有一部分是民政局批准的心理咨询中心，上海有十几家，但是什么机构可以批，什么机构不可以批，没有统一标准。针对现在的状况，心理咨询服务的准入机制是一个问题。因为没有法律化、规范化，所以行业协会在某种意义上没有大的作为。没有制约权、监督权，就意味着没有管理和服务能力。如果行业协会接受政府相关机构的委托,建立心理服务机构年检制度,行业协会专家委员会有评估权、监督权、督导权,行业协会就可以依据相关条例,有评估和决定能力,整个行业的专业水平和市场发展能力就能够安全发展和有效推进。

心理咨询机构可不可以有条件再办一个心理诊所? 假如心理咨询机构和心理诊所结合起来,在一个空间内既有心理咨询师也有精神科医生,也许可以为需要心理服务也需要药物治疗的人们提供更多方便。这样我们可以把心理咨询收费法定化,确定幅度。

精神障碍患者案例讲述

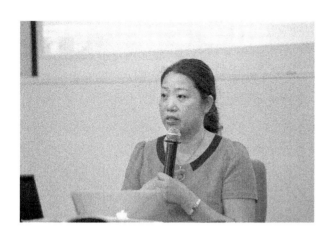

王小芳

南京人民广播电台健
康节目主持人

我儿子今年24岁，1.83米，非常帅，但是已患强迫症8年。今年我们给他办理了精神科的手续，以前没有办是因为接受不了。我的工作是每天为无数的病人提供医疗资源的帮助，每天可以收到四方八面的感谢，感谢我可以帮他们找到好的医生和医院。但是在这背后，我经常以泪洗面，不知道怎么面对自己的，他是不是真的病了？他是怎么病的？他是不是需要长期服药？药物带来的副作用怎么办？我甚至去咨询神经外科，像他这样的病，脑子里面是不是有问题？我可以跟大家说，我比别人有更多的医疗资源，因为我本人曾在医院工作18年，来到媒体后还是在做导医的工作。所以我真的是利用一切信息来帮助孩子。

多年来，我们从心理上的不能接受到可以接受。现在最着急的事情，就是面对这样的病情希望找到正规的、人性化的、内外环境相对好一些的医疗机构，医学专家们最起码可以坐下来耐心听患者和家属的感受。说到他的强迫症我非常痛苦，在痛苦的同时我也在责怪自己。我曾辗转全国各地给儿子找医生、找医院，购买了大量的书来看，但是孩子的情况没有什么好转。他曾经在学校想自杀，走到楼顶，但是因为怕而没有自杀成功。这种情况我真的没有办法去面对，所以我们父母的这种牵挂、担心没有办法去表达。在这8年里,可以讲两个场景。

8年前我们了解到北京某家医院的某个专家治疗效果很好,就提前通过亲戚挂号,挂号费600元。钱不算什么,我们去了,2小时的等待,门口人山人海,接下去医生问我儿子三个问题:第一个是你要来的还是父母带你来的?儿子说不知道。第二个问题,你有病吗?儿子说不知道。第三个问题,你内心怎么想的?儿子说不知道。当时他的身边全是病人,这样的环境下他非常敏感,他会用他的眼神表达出来他已经对这个医生不信任了。

8年后的今天,就在南京脑科医院,门大开着,病人鱼贯而入,没有任何的隐私。病人先填三张表,之后进入流程,中间没有任何的咨询和沟通,然后就说强迫症非常严重。我们看到很多其他的孩子来看病,肝肾功能已经受损严重,必须要换药。这样的情景我看得越来越多,可能家长关注的更多是人性化,哪怕是给孩子一个独立空间,让我们坐下来真正地沟通一下。孩子大了通过网络看到很多负面的报道,自己非常拒绝,家长也有疑问:难道只有吃药才是积极治疗?我们也遇到过好的医生,南京脑科医院心理科的李主任鼓励家长需要多付出,多耐心,让我们很感动,我们最需要的是人性化,耐心倾听,专业指导,而非习惯导入式、居高临下式的医疗环境。

我们遇见了一位家长,他女儿跟我的孩子一样,他鼓励我们打开心扉,也帮我们跟美国医生沟通联系,美国的医生希望了解家庭情况,有没有早恋,父母的期望怎么样,父母有没有给他压力等。这些东西是以前没有任何一个医生跟我们了解过的。我不能责怪国内的医生,因为他们很忙很辛苦。但是,从患者与家属的角度,是否可以建立一个患者家属交流的平台,让患者可以有质量地带病前行?因为我在媒体工作,特别关注精神病患者的现状,作为母亲,要学会心理调整,学会接纳孩子的病情,但是我们绝对不会放弃,要帮助他一起走出强迫症的困惑,让他能够自立自强。

经过长期的求医,我想提以下建议:首先,由于精神病患者为特殊人群,怎样更多地关注患者和家属的社会生存和就医环境,尤其是营造一个温暖、温馨的沟通氛围。二是通过权威的机构鉴定、全方位会诊,利用各种技术或经验,确定诊断;三是对于这类患者,除了吃药还有无其他办法,怎样消除和避免药物副作用以及长期服药给患者带来的自杀问题;四是多建立适合不同患者的"环境、治疗理念、康复与回归社会"和谐统一的医疗机构,同时对家属进行应知应会的培训等。

相关政策文件

● 《中华人民共和国精神卫生法》(中华人民共和国主席令第62号)。

中华人民共和国精神卫生法

第一章 总 则

第一条 为了发展精神卫生事业,规范精神卫生服务,维护精神障碍患者的合法权益,制定本法。

第二条 在中华人民共和国境内开展维护和增进公民心理健康、预防和治疗精神障碍、促进精神障碍患者康复的活动,适用本法。

第三条 精神卫生工作实行预防为主的方针,坚持预防、治疗和康复相结合的原则。

第四条 精神障碍患者的人格尊严、人身和财产安全不受侵犯。

精神障碍患者的教育、劳动、医疗以及从国家和社会获得物质帮助等方面的合法权益受法律保护。

有关单位和个人应当对精神障碍患者的姓名、肖像、住址、工作单位、病历资料以及其他可能推断出其身份的信息予以保密;但是,依法履行职责需要公开的除外。

第五条 全社会应当尊重、理解、关爱精神障碍患者。

任何组织或者个人不得歧视、侮辱、虐待精神障碍患者,不得非法限制精神障碍患者的人身自由。

新闻报道和文学艺术作品等不得含有歧视、侮辱精神障碍患者的内容。

第六条 精神卫生工作实行政府组织领导、部门各负其责、家庭和单位尽力尽责、全社会共同参与的综合管理机制。

第七条 县级以上人民政府领导精神卫生工作,将其纳入国民经济和社会发展规划,建设和完善精神障碍的预防、治疗和康复服务体系,建立健全精神卫生工作协调机制和工作责任制,对有关部门承担的精神卫生工作进行考核、监督。

乡镇人民政府和街道办事处根据本地区的实际情况,组织开展预防精神障碍发生、促进精神障碍患者康复等工作。

第八条 国务院卫生行政部门主管全国的精神卫生工作。县级以上地方人民政府卫生行政部门主管本行政区域的精神卫生工作。

县级以上人民政府司法行政、民政、公安、教育、人力资源和社会保障等部门在各自职责范围内负责有关的精神卫生工作。

第九条　精神障碍患者的监护人应当履行监护职责,维护精神障碍患者的合法权益。

禁止对精神障碍患者实施家庭暴力,禁止遗弃精神障碍患者。

第十条　中国残疾人联合会及其地方组织依照法律、法规或者接受政府委托,动员社会力量,开展精神卫生工作。

村民委员会、居民委员会依照本法的规定开展精神卫生工作,并对所在地人民政府开展的精神卫生工作予以协助。

国家鼓励和支持工会、共产主义青年团、妇女联合会、红十字会、科学技术协会等团体依法开展精神卫生工作。

第十一条　国家鼓励和支持开展精神卫生专门人才的培养,维护精神卫生工作人员的合法权益,加强精神卫生专业队伍建设。

国家鼓励和支持开展精神卫生科学技术研究,发展现代医学、我国传统医学、心理学,提高精神障碍预防、诊断、治疗、康复的科学技术水平。

国家鼓励和支持开展精神卫生领域的国际交流与合作。

第十二条　各级人民政府和县级以上人民政府有关部门应当采取措施,鼓励和支持组织、个人提供精神卫生志愿服务,捐助精神卫生事业,兴建精神卫生公益设施。

对在精神卫生工作中作出突出贡献的组织、个人,按照国家有关规定给予表彰、奖励。

第二章　心理健康促进和精神障碍预防

第十三条　各级人民政府和县级以上人民政府有关部门应当采取措施,加强心理健康促进和精神障碍预防工作,提高公众心理健康水平。

第十四条　各级人民政府和县级以上人民政府有关部门制定的突发事件应急预案,应当包括心理援助的内容。发生突发事件,履行统一领导职责或者组织处置突发事件的人民政府应当根据突发事件的具体情况,按照应急预案的规定,组织开展心理援助工作。

第十五条　用人单位应当创造有益于职工身心健康的工作环境,关注职工的心理健康;对处于职业发展特定时期或者在特殊岗位工作的职工,应当有针对性地开展心理健康教育。

第十六条　各级各类学校应当对学生进行精神卫生知识教育;配备或者聘请心理健康教育教师、辅导人员,并可以设立心理健康辅导室,对学生进行心理健康教育。学前教育机构应当对幼儿开展符合其特点的心理健康教育。

发生自然灾害、意外伤害、公共安全事件等可能影响学生心理健康的事件,学校应当及时组织专业人员对学生进行心理援助。

教师应当学习和了解相关的精神卫生知识,关注学生心理健康状况,正确引导、激励学生。地方各级人民政府教育行政部门和学校应当重视教师心理健康。

学校和教师应当与学生父母或者其他监护人、近亲属沟通学生心理健康情况。

第十七条　医务人员开展疾病诊疗服务,应当按照诊断标准和治疗规范的要求,对就诊者进行心理健康指导;发现就诊者可能患有精神障碍的,应当建议其到符合本法规定的医疗机构就诊。

第十八条　监狱、看守所、拘留所、强制隔离戒毒所等场所,应当对服刑人员,被依法拘留、逮捕、强制隔离戒毒的人员等,开展精神卫生知识宣传,关注其心理健康状况,必要时提供心理咨询和心理辅导。

第十九条　县级以上地方人民政府人力资源和社会保障、教育、卫生、司法行政、公安等部门应当在各自职责范围内分别对本法第十五条至第十八条规定的单位履行精神障碍预防义务的情况进行督促和指导。

第二十条　村民委员会、居民委员会应当协助所在地人民政府及其有关部门开展社区心理健康指导、精神卫生知识宣传教育活动,创建有益于居民身心健康的社区环境。

乡镇卫生院或者社区卫生服务机构应当为村民委员会、居民委员会开展社区心理健康指导、精神卫生知识宣传教育活动提供技术指导。

第二十一条　家庭成员之间应当相互关爱,创造良好、和睦的家庭环境,提高精神障碍预防意识;发现家庭成员可能患有精神障碍的,应当帮助其及时就诊,照顾其生活,做好看护管理。

第二十二条　国家鼓励和支持新闻媒体、社会组织开展精神卫生的公益性宣传,普及精神卫生知识,引导公众关注心理健康,预防精神障碍的发生。

第二十三条　心理咨询人员应当提高业务素质,遵守执业规范,为社会公众提供专业化的心理咨询服务。

心理咨询人员不得从事心理治疗或者精神障碍的诊断、治疗。

心理咨询人员发现接受咨询的人员可能患有精神障碍的,应当建议其到符合本法规定的医疗机构就诊。

心理咨询人员应当尊重接受咨询人员的隐私,并为其保守秘密。

第二十四条　国务院卫生行政部门建立精神卫生监测网络,实行严重精神障碍发病报告制度,组织开展精神障碍发生状况、发展趋势等的监测和专题调查工作。精神卫生监测和严重精神障碍发病报告管理办法,由国务院卫生行政部门制定。

国务院卫生行政部门应当会同有关部门、组织,建立精神卫生工作信息共享机制,实现信息互联互通、交流共享。

第三章　精神障碍的诊断和治疗

第二十五条　开展精神障碍诊断、治疗活动,应当具备下列条件,并依照医疗机构的管理规定办理有关手续:

(一)有与从事的精神障碍诊断、治疗相适应的精神科执业医师、护士;

（二）有满足开展精神障碍诊断、治疗需要的设施和设备；

（三）有完善的精神障碍诊断、治疗管理制度和质量监控制度。

从事精神障碍诊断、治疗的专科医疗机构还应当配备从事心理治疗的人员。

第二十六条　精神障碍的诊断、治疗，应当遵循维护患者合法权益、尊重患者人格尊严的原则，保障患者在现有条件下获得良好的精神卫生服务。

精神障碍分类、诊断标准和治疗规范，由国务院卫生行政部门组织制定。

第二十七条　精神障碍的诊断应当以精神健康状况为依据。

除法律另有规定外，不得违背本人意志进行确定其是否患有精神障碍的医学检查。

第二十八条　除个人自行到医疗机构进行精神障碍诊断外，疑似精神障碍患者的近亲属可以将其送往医疗机构进行精神障碍诊断。对查找不到近亲属的流浪乞讨疑似精神障碍患者，由当地民政等有关部门按照职责分工，帮助送往医疗机构进行精神障碍诊断。

疑似精神障碍患者发生伤害自身、危害他人安全的行为，或者有伤害自身、危害他人安全的危险的，其近亲属、所在单位、当地公安机关应当立即采取措施予以制止，并将其送往医疗机构进行精神障碍诊断。

医疗机构接到送诊的疑似精神障碍患者，不得拒绝为其作出诊断。

第二十九条　精神障碍的诊断应当由精神科执业医师作出。

医疗机构接到依照本法第二十八条第二款规定送诊的疑似精神障碍患者，应当将其留院，立即指派精神科执业医师进行诊断，并及时出具诊断结论。

第三十条　精神障碍的住院治疗实行自愿原则。

诊断结论、病情评估表明，就诊者为严重精神障碍患者并有下列情形之一的，应当对其实施住院治疗：

（一）已经发生伤害自身的行为，或者有伤害自身的危险的；

（二）已经发生危害他人安全的行为，或者有危害他人安全的危险的。

第三十一条　精神障碍患者有本法第三十条第二款第一项情形的，经其监护人同意，医疗机构应当对患者实施住院治疗；监护人不同意的，医疗机构不得对患者实施住院治疗。监护人应当对在家居住的患者做好看护管理。

第三十二条　精神障碍患者有本法第三十条第二款第二项情形，患者或者其监护人对需要住院治疗的诊断结论有异议，不同意对患者实施住院治疗的，可以要求再次诊断和鉴定。

依照前款规定要求再次诊断的，应当自收到诊断结论之日起三日内向原医疗机构或者其他具有合法资质的医疗机构提出。承担再次诊断的医疗机构应当在接到再次诊断要求后指派二名初次诊断医师以外的精神科执业医师进行再次诊断，并及时出具再次诊断结论。承担再次诊断的执业医师应当到收治患者的医疗机构面见、询问患者，该医机构应当予以配合。

对再次诊断结论有异议的,可以自主委托依法取得执业资质的鉴定机构进行精神障碍医学鉴定;医疗机构应当公示经公告的鉴定机构名单和联系方式。接受委托的鉴定机构应当指定本机构具有该鉴定事项执业资格的二名以上鉴定人共同进行鉴定,并及时出具鉴定报告。

第三十三条　鉴定人应当到收治精神障碍患者的医疗机构面见、询问患者,该医疗机构应当予以配合。

鉴定人本人或者其近亲属与鉴定事项有利害关系,可能影响其独立、客观、公正进行鉴定的,应当回避。

第三十四条　鉴定机构、鉴定人应当遵守有关法律、法规、规章的规定,尊重科学,恪守职业道德,按照精神障碍鉴定的实施程序、技术方法和操作规范,依法独立进行鉴定,出具客观、公正的鉴定报告。

鉴定人应当对鉴定过程进行实时记录并签名。记录的内容应当真实、客观、准确、完整,记录的文本或者声像载体应当妥善保存。

第三十五条　再次诊断结论或者鉴定报告表明,不能确定就诊者为严重精神障碍患者,或者患者不需要住院治疗的,医疗机构不得对其实施住院治疗。

再次诊断结论或者鉴定报告表明,精神障碍患者有本法第三十条第二款第二项情形的,其监护人应当同意对患者实施住院治疗。监护人阻碍实施住院治疗或者患者擅自脱离住院治疗的,可以由公安机关协助医疗机构采取措施对患者实施住院治疗。

在相关机构出具再次诊断结论、鉴定报告前,收治精神障碍患者的医疗机构应当按照诊疗规范的要求对患者实施住院治疗。

第三十六条　诊断结论表明需要住院治疗的精神障碍患者,本人没有能力办理住院手续的,由其监护人办理住院手续;患者属于查找不到监护人的流浪乞讨人员,由送诊的有关部门办理住院手续。

精神障碍患者有本法第三十条第二款第二项情形,其监护人不办理住院手续的,由患者所在单位、村民委员会或者居民委员会办理住院手续,并由医疗机构在患者病历中予以记录。

第三十七条　医疗机构及其医务人员应当将精神障碍患者在诊断、治疗过程中享有的权利,告知患者或者其监护人。

第三十八条　医疗机构应当配备适宜的设施、设备,保护就诊和住院治疗的精神障碍患者的人身安全,防止其受到伤害,并为住院患者创造尽可能接近正常生活的环境和条件。

第三十九条　医疗机构及其医务人员应当遵循精神障碍诊断标准和治疗规范,制定治疗方案,并向精神障碍患者或者其监护人告知治疗方案和治疗方法、目的以及可能产生的后果。

第四十条　精神障碍患者在医疗机构内发生或者将要发生伤害自身、危害他人安全、扰乱医疗秩序的行为,医疗机构及其医务人员在没有其他可替代措施的情况下,可以实施约束、隔离等保护性医疗措施。实施保护性医疗措施应当遵循诊断标准和治疗规范,并在实施后告知患者的监护人。

禁止利用约束、隔离等保护性医疗措施惩罚精神障碍患者。

第四十一条　对精神障碍患者使用药物,应当以诊断和治疗为目的,使用安全、有效的药物,不得为诊断或者治疗以外的目的使用药物。

医疗机构不得强迫精神障碍患者从事生产劳动。

第四十二条　禁止对依照本法第三十条第二款规定实施住院治疗的精神障碍患者实施以治疗精神障碍为目的的外科手术。

第四十三条　医疗机构对精神障碍患者实施下列治疗措施,应当向患者或者其监护人告知医疗风险、替代医疗方案等情况,并取得患者的书面同意;无法取得患者意见的,应当取得其监护人的书面同意,并经本医疗机构伦理委员会批准:

(一)导致人体器官丧失功能的外科手术;

(二)与精神障碍治疗有关的实验性临床医疗。

实施前款第一项治疗措施,因情况紧急查找不到监护人的,应当取得本医疗机构负责人和伦理委员会批准。

禁止对精神障碍患者实施与治疗其精神障碍无关的实验性临床医疗。

第四十四条　自愿住院治疗的精神障碍患者可以随时要求出院,医疗机构应当同意。

对有本法第三十条第二款第一项情形的精神障碍患者实施住院治疗的,监护人可以随时要求患者出院,医疗机构应当同意。

医疗机构认为前两款规定的精神障碍患者不宜出院的,应当告知不宜出院的理由;患者或者其监护人仍要求出院的,执业医师应当在病历资料中详细记录告知的过程,同时提出出院后的医学建议,患者或者其监护人应当签字确认。

对有本法第三十条第二款第二项情形的精神障碍患者实施住院治疗,医疗机构认为患者可以出院的,应当立即告知患者及其监护人。

医疗机构应当根据精神障碍患者病情,及时组织精神科执业医师对依照本法第三十条第二款规定实施住院治疗的患者进行检查评估。评估结果表明患者不需要继续住院治疗的,医疗机构应当立即通知患者及其监护人。

第四十五条　精神障碍患者出院,本人没有能力办理出院手续的,监护人应当为其办理出院手续。

第四十六条　医疗机构及其医务人员应当尊重住院精神障碍患者的通讯和会见探

访者等权利。除在急性发病期或者为了避免妨碍治疗可以暂时性限制外,不得限制患者的通讯和会见探访者等权利。

第四十七条　医疗机构及其医务人员应当在病历资料中如实记录精神障碍患者的病情、治疗措施、用药情况、实施约束、隔离措施等内容,并如实告知患者或者其监护人。患者及其监护人可以查阅、复制病历资料;但是,患者查阅、复制病历资料可能对其治疗产生不利影响的除外。病历资料保存期限不得少于三十年。

第四十八条　医疗机构不得因就诊者是精神障碍患者,推诿或者拒绝为其治疗属于本医疗机构诊疗范围的其他疾病。

第四十九条　精神障碍患者的监护人应当妥善看护未住院治疗的患者,按照医嘱督促其按时服药、接受随访或者治疗。村民委员会、居民委员会、患者所在单位等应当依患者或者其监护人的请求,对监护人看护患者提供必要的帮助。

第五十条　县级以上地方人民政府卫生行政部门应当定期就下列事项对本行政区域内从事精神障碍诊断、治疗的医疗机构进行检查:

(一)相关人员、设施、设备是否符合本法要求;

(二)诊疗行为是否符合本法以及诊断标准、治疗规范的规定;

(三)对精神障碍患者实施住院治疗的程序是否符合本法规定;

(四)是否依法维护精神障碍患者的合法权益。

县级以上地方人民政府卫生行政部门进行前款规定的检查,应当听取精神障碍患者及其监护人的意见;发现存在违反本法行为的,应当立即制止或者责令改正,并依法作出处理。

第五十一条　心理治疗活动应当在医疗机构内开展。专门从事心理治疗的人员不得从事精神障碍的诊断,不得为精神障碍患者开具处方或者提供外科治疗。心理治疗的技术规范由国务院卫生行政部门制定。

第五十二条　监狱、强制隔离戒毒所等场所应当采取措施,保证患有精神障碍的服刑人员、强制隔离戒毒人员等获得治疗。

第五十三条　精神障碍患者违反治安管理处罚法或者触犯刑法的,依照有关法律的规定处理。

第四章　精神障碍的康复

第五十四条　社区康复机构应当为需要康复的精神障碍患者提供场所和条件,对患者进行生活自理能力和社会适应能力等方面的康复训练。

第五十五条　医疗机构应当为在家居住的严重精神障碍患者提供精神科基本药物维持治疗,并为社区康复机构提供有关精神障碍康复的技术指导和支持。

社区卫生服务机构、乡镇卫生院、村卫生室应当建立严重精神障碍患者的健康档案,对在家居住的严重精神障碍患者进行定期随访,指导患者服药和开展康复训练,并对患者的监护人进行精神卫生知识和看护知识的培训。县级人民政府卫生行政部门应当为社区卫生服务机构、乡镇卫生院、村卫生室开展上述工作给予指导和培训。

第五十六条　村民委员会、居民委员会应当为生活困难的精神障碍患者家庭提供帮助，并向所在地乡镇人民政府或者街道办事处以及县级人民政府有关部门反映患者及其家庭的情况和要求，帮助其解决实际困难，为患者融入社会创造条件。

第五十七条　残疾人组织或者残疾人康复机构应当根据精神障碍患者康复的需要，组织患者参加康复活动。

第五十八条　用人单位应当根据精神障碍患者的实际情况，安排患者从事力所能及的工作，保障患者享有同等待遇，安排患者参加必要的职业技能培训，提高患者的就业能力，为患者创造适宜的工作环境，对患者在工作中取得的成绩予以鼓励。

第五十九条　精神障碍患者的监护人应当协助患者进行生活自理能力和社会适应能力等方面的康复训练。

精神障碍患者的监护人在看护患者过程中需要技术指导的，社区卫生服务机构或者乡镇卫生院、村卫生室、社区康复机构应当提供。

第五章　保　障　措　施

第六十条　县级以上人民政府卫生行政部门会同有关部门依据国民经济和社会发展规划的要求，制定精神卫生工作规划并组织实施。

精神卫生监测和专题调查结果应当作为制定精神卫生工作规划的依据。

第六十一条　省、自治区、直辖市人民政府根据本行政区域的实际情况，统筹规划，整合资源，建设和完善精神卫生服务体系，加强精神障碍预防、治疗和康复服务能力建设。

县级人民政府根据本行政区域的实际情况，统筹规划，建立精神障碍患者社区康复机构。

县级以上地方人民政府应当采取措施，鼓励和支持社会力量举办从事精神障碍诊断、治疗的医疗机构和精神障碍患者康复机构。

第六十二条　各级人民政府应当根据精神卫生工作需要，加大财政投入力度，保障精神卫生工作所需经费，将精神卫生工作经费列入本级财政预算。

第六十三条　国家加强基层精神卫生服务体系建设，扶持贫困地区、边远地区的精神卫生工作，保障城市社区、农村基层精神卫生工作所需经费。

第六十四条　医学院校应当加强精神医学的教学和研究，按照精神卫生工作的实际需要培养精神医学专门人才，为精神卫生工作提供人才保障。

第六十五条　综合性医疗机构应当按照国务院卫生行政部门的规定开设精神科门诊或者心理治疗门诊，提高精神障碍预防、诊断、治疗能力。

第六十六条　医疗机构应当组织医务人员学习精神卫生知识和相关法律、法规、政策。

从事精神障碍诊断、治疗、康复的机构应当定期组织医务人员、工作人员进行在岗培训，更新精神卫生知识。

县级以上人民政府卫生行政部门应当组织医务人员进行精神卫生知识培训，提高其识别精神障碍的能力。

第六十七条　师范院校应当为学生开设精神卫生课程；医学院校应当为非精神医学专业的学生开设精神卫生课程。

县级以上人民政府教育行政部门对教师进行上岗前和在岗培训，应当有精神卫生的内容，并定期组织心理健康教育教师、辅导人员进行专业培训。

第六十八条　县级以上人民政府卫生行政部门应当组织医疗机构为严重精神障碍患者免费提供基本公共卫生服务。

精神障碍患者的医疗费用按照国家有关社会保险的规定由基本医疗保险基金支付。医疗保险经办机构应当按照国家有关规定将精神障碍患者纳入城镇职工基本医疗保险、城镇居民基本医疗保险或者新型农村合作医疗的保障范围。县级人民政府应当按照国家有关规定对家庭经济困难的严重精神障碍患者参加基本医疗保险给予资助。人力资源和社会保障、卫生、民政、财政等部门应当加强协调，简化程序，实现属于基本医疗保险基金支付的医疗费用由医疗机构与医疗保险经办机构直接结算。

精神障碍患者通过基本医疗保险支付医疗费用后仍有困难，或者不能通过基本医疗保险支付医疗费用的，民政部门应当优先给予医疗救助。

第六十九条　对符合城乡最低生活保障条件的严重精神障碍患者，民政部门应当会同有关部门及时将其纳入最低生活保障。

对属于农村五保供养对象的严重精神障碍患者，以及城市中无劳动能力、无生活来源且无法定赡养、抚养、扶养义务人，或者其法定赡养、抚养、扶养义务人无赡养、抚养、扶养能力的严重精神障碍患者，民政部门应当按照国家有关规定予以供养、救助。

前两款规定以外的严重精神障碍患者确有困难的，民政部门可以采取临时救助等措施，帮助其解决生活困难。

第七十条　县级以上地方人民政府及其有关部门应当采取有效措施，保证患有精神障碍的适龄儿童、少年接受义务教育，扶持有劳动能力的精神障碍患者从事力所能及的劳动，并为已经康复的人员提供就业服务。

国家对安排精神障碍患者就业的用人单位依法给予税收优惠，并在生产、经营、技术、资金、物资、场地等方面给予扶持。

第七十一条　精神卫生工作人员的人格尊严、人身安全不受侵犯，精神卫生工作人员依法履行职责受法律保护。全社会应当尊重精神卫生工作人员。

县级以上人民政府及其有关部门、医疗机构、康复机构应当采取措施，加强对精神卫生工作人员的职业保护,提高精神卫生工作人员的待遇水平,并按照规定给予适当的津贴。精神卫生工作人员因工致伤、致残、死亡的,其工伤待遇以及抚恤按照国家有关规定执行。

第六章 法 律 责 任

第七十二条　县级以上人民政府卫生行政部门和其他有关部门未依照本法规定履行精神卫生工作职责,或者滥用职权、玩忽职守、徇私舞弊的,由本级人民政府或者上一级人民政府有关部门责令改正,通报批评,对直接负责的主管人员和其他直接责任人员依法给予警告、记过或者记大过的处分;造成严重后果的,给予降级、撤职或者开除的处分。

第七十三条　不符合本法规定条件的医疗机构擅自从事精神障碍诊断、治疗的,由县级以上人民政府卫生行政部门责令停止相关诊疗活动,给予警告,并处五千元以上一万元以下罚款,有违法所得的,没收违法所得;对直接负责的主管人员和其他直接责任人员依法给予或者责令给予降低岗位等级或者撤职、开除的处分;对有关医务人员,吊销其执业证书。

第七十四条　医疗机构及其工作人员有下列行为之一的,由县级以上人民政府卫生行政部门责令改正,给予警告;情节严重的,对直接负责的主管人员和其他直接责任人员依法给予或者责令给予降低岗位等级或者撤职、开除的处分,并可以责令有关医务人员暂停一个月以上六个月以下执业活动:

(一)拒绝对送诊的疑似精神障碍患者作出诊断的;

(二)对依照本法第三十条第二款规定实施住院治疗的患者未及时进行检查评估或者未根据评估结果作出处理的。

第七十五条　医疗机构及其工作人员有下列行为之一的,由县级以上人民政府卫生行政部门责令改正,对直接负责的主管人员和其他直接责任人员依法给予或者责令给予降低岗位等级或者撤职的处分;对有关医务人员,暂停六个月以上一年以下执业活动;情节严重的,给予或者责令给予开除的处分,并吊销有关医务人员的执业证书:

(一)违反本法规定实施约束、隔离等保护性医疗措施的;

(二)违反本法规定,强迫精神障碍患者劳动的;

(三)违反本法规定对精神障碍患者实施外科手术或者实验性临床医疗的;

(四)违反本法规定,侵害精神障碍患者的通讯和会见探访者等权利的;

(五)违反精神障碍诊断标准,将非精神障碍患者诊断为精神障碍患者的。

第七十六条　有下列情形之一的,由县级以上人民政府卫生行政部门、工商行政管理部门依据各自职责责令改正,给予警告,并处五千元以上一万元以下罚款,有违法所得的,没收违法所得;造成严重后果的,责令暂停六个月以上一年以下执业活动,直至吊销执业证书或者营业执照:

(一)心理咨询人员从事心理治疗或者精神障碍的诊断、治疗的;

（二）从事心理治疗的人员在医疗机构以外开展心理治疗活动的；

（三）专门从事心理治疗的人员从事精神障碍的诊断的；

（四）专门从事心理治疗的人员为精神障碍患者开具处方或者提供外科治疗的。

心理咨询人员、专门从事心理治疗的人员在心理咨询、心理治疗活动中造成他人人身、财产或者其他损害的，依法承担民事责任。

第七十七条　有关单位和个人违反本法第四条第三款规定，给精神障碍患者造成损害的，依法承担赔偿责任；对单位直接负责的主管人员和其他直接责任人员，还应当依法给予处分。

第七十八条　违反本法规定，有下列情形之一，给精神障碍患者或者其他公民造成人身、财产或者其他损害的，依法承担赔偿责任：

（一）将非精神障碍患者故意作为精神障碍患者送入医疗机构治疗的；

（二）精神障碍患者的监护人遗弃患者，或者有不履行监护职责的其他情形的；

（三）歧视、侮辱、虐待精神障碍患者，侵害患者的人格尊严、人身安全的；

（四）非法限制精神障碍患者人身自由的；

（五）其他侵害精神障碍患者合法权益的情形。

第七十九条　医疗机构出具的诊断结论表明精神障碍患者应当住院治疗而其监护人拒绝，致使患者造成他人人身、财产损害的，或者患者有其他造成他人人身、财产损害情形的，其监护人依法承担民事责任。

第八十条　在精神障碍的诊断、治疗、鉴定过程中，寻衅滋事，阻挠有关工作人员依照本法的规定履行职责，扰乱医疗机构、鉴定机构工作秩序的，依法给予治安管理处罚。

违反本法规定，有其他构成违反治安管理行为的，依法给予治安管理处罚。

第八十一条　违反本法规定，构成犯罪的，依法追究刑事责任。

第八十二条　精神障碍患者或者其监护人、近亲属认为行政机关、医疗机构或者其他有关单位和个人违反本法规定侵害患者合法权益的，可以依法提起诉讼。

第七章　附　　则

第八十三条　本法所称精神障碍，是指由各种原因引起的感知、情感和思维等精神活动的紊乱或者异常，导致患者明显的心理痛苦或者社会适应等功能损害。

本法所称严重精神障碍，是指疾病症状严重，导致患者社会适应等功能严重损害、对自身健康状况或者客观现实不能完整认识，或者不能处理自身事务的精神障碍。

本法所称精神障碍患者的监护人，是指依照民法通则的有关规定可以担任监护人的人。

第八十四条　军队的精神卫生工作，由国务院和中央军事委员会依据本法制定管理办法。

第八十五条　本法自 2013 年 5 月 1 日起施行。

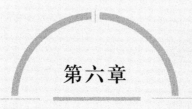

第六章

多元办医，如何推进

本章内容摘选自 2013 年 12 月 14 日，第六期圆桌会议

　　我国的医疗健康行业仍是一个高度行政化的行业，各种行政手段控制了医疗资源的分配和流动，医疗卫生服务的短缺状况长期以来得不到根本解决。随着人们对医疗服务需求的增加，医疗服务供给变得更加供不应求。国务院印发了《关于促进健康服务业发展的若干意见》（40 号文件），这是一个具有里程碑意义的文件。2009 年开始的新一轮医改，主要任务是建立一个基本医疗服务保障体系，新医改强调政府的主导作用。而 40 号文件提出要建立一个覆盖全生命周期、内涵丰富、结构合理的健康服务业体系，这是新医改目标的一个升级。在这个更加宏伟的目标下，文件提出"政府引导"，而不再是"政府主导"，同时充分调动社会力量的积极性和创造性，发挥市场在资源配置中的基础性作用，激发社会活力。

　　如何推进社会多元化办医是我国医改进入深水区后面临的重要挑战。本章内容介绍了我国东西南北四个不同地域在多元化办医道路上的四个实际案例，包括了我国最先大规模推进医疗民营化的典型代表江苏宿迁、重庆民族医院发展的历程、台资大陆办医的尝试等。本章力图通过这些丰富的案例，为下一步多元化办医的改革寻找一些有益的启示。

多元化办医的回顾和展望

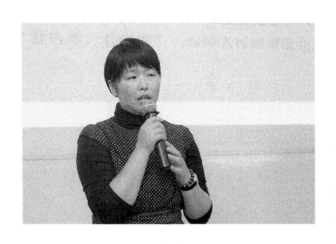

黄葭燕

复旦大学公共卫生学院副教授、硕士生导师

　　社会资本这个概念在社会学上指的是社会关系。在医疗行业社会资本是指政府之外的所有物理资本、人力资本和社会行动资本。因此,社会资本办医也就是除了政府投资之外的所有其他类型的社会资本投入医疗机构。为了跟政府投资的公共医疗有所区别,设立了一个名称,叫非公立医疗机构。此外,还有民营医疗机构、民营医院、社会资本、多元办医等。各个概念容易混淆,所以从研究者的角度来说,我们希望先从概念上明确,我们关注的对象和主体到底是什么。

·社会资本办医的国际借鉴和国内历程·

　　社会办医疗机构本身有它的社会存在价值,因为对政府来说,中国人口非常多,人口老龄化的问题日益严重,慢性病的患病人群也越来越多。但医疗的投入和需求之间是很不匹配的,即便在基本医疗方面,也很难说政府有足够能力提供基本医疗给所有人群,不过这是我们努力的方向。除了基本医疗之外,对于奢侈类的医疗服务,像高端医疗、养老、照护服务等,政府现在无法投入大量的资本。单靠政府完不成这些任务,所以需要社会资本进行更多投入。把非公立医疗机构引入到医疗市场当中,也是把公平竞争引入到医疗市场。

从国际经验来说，发达国家走过一条路，发现公立医院一统天下就没有办法达到保障。非公立医院引入的价值是有目共睹的，但目的却各种各样。希腊私立医疗机构的发展是为了提高卫生服务的公平性和效率；德国的公立医疗机构有一段时间也进行私有化，是为了让医院获得更好的利润，减轻政府财政负担；土耳其私立医疗机构的发展主要是为了弥补政府在贫困地区的卫生投入不足，减少不公平状态；英国私立医疗机构的发展主要是为了给患者更多就医的选择，减少等待时间。总体而言，从国际经验来看，社会资本办医，从而建立公私混合的卫生主体是一个必然趋势。

中国社会资本办医的发展历程已经有将近 30 年的历史。现在能查到的文献显示，第一家民营医院出现在 1984 年的杭州，而现在发展比较快的地方也是广州、浙江、江苏、上海、北京等沿海城市和经济发达城市。中国社会资本办医的主要发展模式包括民间投资（国内或国外私人或企业的资本）、所有权与经营权分离、民办公营、公办民营等。多种经营和运营模式并存，是我国非公立医疗机构的主要特征，但这个特征也是导致后面一系列问题产生的原因之一。

根据统计资料，我们做了从 2007 年到 2011 年医疗机构的总数、床位数、诊疗人次和入院数（分政府办和民营）的汇总（表 6 - 1），并总结出以下几个特点：第一，数量众多规模小，目前在 8 000 多家的民营医院当中，三级医院只占了 1.57%，二级医院占 8%，一级医院占 90% 以上，发展不平衡；第二，服务利用效率不高，2011 年民营医院床位使用率为 62.3%，公立医院为 92% 左右。民营医疗水平和服务质量还没有广泛地被患者接受。

我们曾经做过一项研究，把目前的非营利医疗机构分为三种类型。第一种是发展良好型，主要是以非营利机构为主，很大程度上享受与公立医疗机构一样的待遇，因而得到更多的政策支持；第二种是艰难生存型，较大比例的非公立医疗机构属于此类型，这部分医院通过各种形式来谋求发展空间，如托管、无序竞争、开辟新市场等；第三种是回归国有型，2007 年、2008 年之后有很多民营医疗机构开始回归国有。典型代表如下：2007 年，浙江省绍兴市的大部分民营医院以各种形式，或捐赠或合并，转变回国有性质。2008 年，山东省菏泽地区，几乎全部民营医院被公立医院收购。2011 年，江苏海门市政府出资回购 10 年前全部私有化的乡镇卫生院。

表 6-1　2007—2011 年政府办医疗机构和民营医疗机构情况

年份	机构总数（占总机构数比%）		床位数(万张)（占总床位数比%）		诊疗人次(万人次)（占总诊疗人次数比%）		入院人数(万人次)（占总入院人数比%）	
	政府办	民营	政府办	民营	政府办	民营	政府办	民营
2011	141 274 (14.8)	813 115 (85.2)	424.0 (82.2)	92.0 (17.8)	—	—	—	—
2010	134 484 (14.4)	802 443 (85.6)	394.5 (82.4)	84.2 (17.6)	332 704.3 (57.0)	251 057.2 (43.0)	12 577.8 (88.7)	1 595.7 (11.3)
2009	113 624 (12.5)	793 625 (87.5)	360.6 (81.6)	81.1 (18.4)	307 055.6 (56.0)	241 711.5 (44.4)	11 759.6 (88.7)	1 496.7 (11.3)
2008	68 258 (25.3)	201 117 (74.7)	330.2 (81.8)	73.4 (18.2)	266 612 (75.5)	86 586.5 (24.5)	10 267.7 (89.4)	1 215.3 (10.6)
2007	74 440 (25.7)	215 138 (74.3)	299.5 (80.9)	70.6 (19.1)	242 885.3 (85.4)	41 396.4 (14.6)	8 727.5 (88.8)	1 099.6 (11.2)

就这三种类型社会办医而言,社会资本办医发展历程还是令人担忧的,是不是有一些因素阻碍了它的发展? 2010 年出台了加强社会资本办医政策——《关于进一步鼓励和引导社会资本举办医疗机构意见的通知》。以这年为分水岭,2010 年前称为是不公平的市场竞争,因为当时存在政策壁垒。各级行政部门对于民营机构到底如何发展,市场的定位、政策导向都不能明确,所以配套政策也一直没有起步。市场把社会资本看成是一个鸡肋,食之无味,弃之可惜。所以政府就提高门槛,设置一个壁垒,不是所有人都能投资;或者不出相应的配套政策,把社会办医的机构全部推到市场上去,跟所有其他医疗机构一起竞争,让市场做选择。但中国的医疗市场 90%多都是公立医疗机构,他们本身有政府支撑又有历史的长期发展作用,所以更有竞争力,民营机构进入到市场中仍是不公平的市场竞争。

2010 年之后是政策响应期,各个地方都出台政策的实施意见,且政策都有不同的侧重点:北京强调社会资本医疗机构应与现有公立医院进行错位竞争;青海要求放宽准入范围,改善执业环境;浙江温州则在人才建设方面强调贯彻医师多点执业政策,鼓励医生在公立医院和非公立医院间双向流动。

尽管在中央政府的号召下各地政府也在出台政策,但这些政策是不是实施到位,是不是实现有效规制的作用,社会资本会出现什么状态很难预测,但应该开始探索,为了更好发展社会资本办医,有哪些问题需要我们解决,或者有哪些问题是值得我们关注的?

首先还是把问题提出来,我们认为非公立医疗机构发展,应该有这样一个理论框架(图6-1)。非公立医疗机构在市场中、行业中应该公平竞争,同时要维持它在内部环境里的良好竞争。外部有经济环境影响和社会环境影响,但这里更想强调的是政策环境。根据国外的经验,准入规制、质量规制和价格规制是今后要重点关注的政策环境要点。

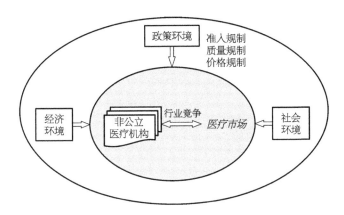

图6-1 非公立医疗机构的发展环境(理论框架)

在这个框架下,有三个问题需要提出和解决。

第一,政府如何对社会资本办医进行有效规制?市场要有效竞争,就需要政府有效规制,社会资本有趋利性,政府必须出面引导,起到公共管理的职能。对于政府的规制来说,公立医疗机构和非公立医疗机构要有不同的规制策略,其目的是让发展形成公平竞争的状态。

第二,各地行政部门都出了相应的政策,但这些政策是否得到了落实?其中重要的有三点:社会办医、非营利医院界定不清;多点执业现实与理想的差距,主要是公立医院与民营机构之间的人员流动问题;以及医保定点、编制职称、土地、财政补贴、税收等"玻璃门"和"弹簧门"尚未打破。

第三,政府的监管方式和手段问题。我一直强调政府监管还是要加强,监管手段和方式上要有所改进,监管执行力度要加大,要明确资本办医在医疗市场中的定位。同时还有信息透明化的问题,科学管理要基于研究、数据、行政基础。2010年政策出台之后对于社会资本办医到底能够起多大的效应,需要有一些基本的数据来分析。现在我们获得数据有很大的难度,政府也应该明白信息化是为了让政府更好监管。

宿迁多元化办医的实践探索

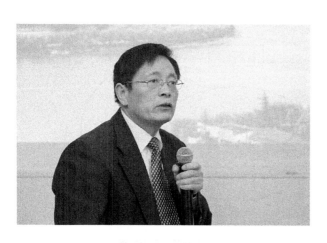

程崇高

江苏省宿迁市卫生局
副局长

十几年前宿迁率先对公立医疗机构进行了改制，鼓励社会资本办医，形成了多元办医的格局，其中有政府办医也有社会办医，但社会办医占了非常大的比例；形式上面有股份制，也有独资。

·宿迁的区位及医疗情况简介·

宿迁地处苏北腹地，1996 年建市，人口 560 万。截至 2012 年底，宿迁的 GDP 是 1 522 亿元，财政收入 333 亿元，公共财政预算收入 158 亿元，GDP 只占江苏省的 2.5%，财政占 2.2%，属于落后地区，是江苏最短的"短板"。医疗机构的总资产是 60 个亿，医院 218 家，三级医院 4 家，二级医院 22 家，其他的都是一级医院。

·为什么要改·

改革之前的困难是医疗资源总量不足，基层医疗卫生单位生存困难。宿迁的医疗资源低于全国平均水平，包括医疗卫生资产、卫技人员、人均床位数等指标都低于全国平均水平。其中乡镇卫生院特别困难，全市 124 家乡镇卫生院总资产为 17 058.6 万元，负债总额 8 316.7 万元，资产负债率为

48.8%,部分乡镇卫生院已资不抵债。

同时，政府投入能力也很弱。2000 年，宿迁全市可用财力 6.8 亿元，财政供养人员 11 万人，人均 6 200 元。医疗机构房屋破旧，设施简陋，缺少基本医疗设备。这就造成了业务清淡，人才流失，形成恶性循环。虽然政府想改变，但有心无力。医疗机构的机制也不够灵活：医疗机构用人是终身制，分配是"大锅饭"，所以医技人员无积极性；人员比例中，非卫技人员占 40%，亏损面达 70%，职工工资不能正常发放，基层医疗机构生存困难。群众的医疗需求得不到满足：群众没有医保，看不起病；医疗技术水平低，看不好病；医务人员服务态度差，群众意见比较大。

因此，在这种特殊情况下，宿迁医改是被逼出来的。

· 宿迁卫生改革的政策支持： 思路和做法 ·

2002 年宿迁医改初期，反对声音很大，但江苏省省委和省政府对宿迁改革非常支持，给了特殊政策，允许和支持宿迁采取比其他地区更加灵活的政策，探索加快发展的新路子，将宿迁列为综合改革试点市。

宿迁改革的思路有两个，首先是扩大资源总量，引进优质资源。内容包括投入多元化，鼓励社会办医，政府加大投入。在人才上内培外引，壮大医技人员队伍。合理利用外部资源，"靠大、靠外、靠强"，引进医疗资源和技术，提升本地医疗服务能力和水平。引入市场竞争机制，激发医疗机构自身发展的内在动力。第二个就是盘活存量，主要对公立医院进行改革，包括市医院和乡镇医院的改革。吸收社会资本参与 124 家乡镇医院和 11 家县以上医院产权改革，改造成股份制、合伙制、混合所有制等多种形式，形成多元化办医。

具体的做法有以下五个方面：第一个是大力鼓励社会办医。2000 年初，宿迁市政府出台《关于鼓励社会力量兴办医疗卫生事业的意见》，提出放开社会办医准入，给予社会办医与公立医院同等政策，土地可由政府划拨，减免有关建设税费。允许社会办医有合理回报。同时，市县领导鼓励医院骨干走出公立医院自己办医。经过近十年的发展，早期举办的民营医院有 10 多家发展成为二级医院。

第二个是推进公立医疗机构的产权改革，首先改的是乡镇医院，在沭阳县里选 3 个经营好、中、差的乡镇医院作为试点，成功以后推向全县，推向全市。经过一年多的试点，全市 124 个乡镇卫生院进行了改革。后面就是县级及以上医院的改革,县级医院有 11 所。最后到 2003 年进行市级医院改制。

第三个是政府办医着重主导和保底功能。2011 年开始,为扩大中心城市优质医疗资源总量,也为社会办医提供参照系,发挥公立医院的引领作用,市政府决定投资 20 亿元,按三级甲等医院标准建设市第一人民医院。2012 年,在全市推行乡村卫生一体化管理,村卫生室由政府举办,每个行政村设一集体举办的村卫生室,实施基本药物制度,人员由乡卫生院统一管理,制度统一制定,收入统一核定。

第四个是为多元办医创造良好的环境。宿迁医改以后,我们采取了一系列的措施。主要有下面几点:营造公平有序的医疗服务环境,明确所有医疗机构,不论所有制性质,一视同仁,实行行业管理,新农合、职工医保、城镇居民医保等平等开放;让民营医院享受与公立医院同等的税收政策,对有一定规模的非营利医疗机构,土地可以由政府划拨,或地方政府零收益出让,享受与公立医院同等的税费减免政策;为民营医院职工解决养老保险,让医疗人员无后顾之忧;顺畅民营医院人才流通渠道,鼓励医务人员在各级各类医疗机构间流动,保留原有人员身份;建立支持鼓励民营医院发展的政策环境,为民营医疗机构的医务人员人事管理、职称、晋升、科研等提供相同的服务。由于有了公平有序的发展环境,所以各级医疗机构发展都很好,大家普遍认为宿迁是民营医院发展最好的地方。

第五个是依法规范医疗机构服务行为,严格执行医疗机构的人员、技术准入制度。根据医疗机构级别和类别,核定医疗机构执业范围和开展技术服务级别,严禁医疗机构聘用非卫技人员行医和超范围行医。建立医疗机构诚信和医务人员医德档案制度,对医疗机构进行管理,记入档案。建立完善新的医院考评体系,包括医院规模与业绩、医院管理与技术水平、履行社会责任。同时进行等级评审制度,定期对医疗机构等级进行评审、复查,加大执法力度,强化行业治理机制。

· 改革的具体效果: 资源发展,服务提升,价格下降 ·

首先,加快了医疗资源总量发展,医疗服务条件有效改善。2011 年底全市医疗卫生总资产达 53.13 亿元,其中医疗资产 40.06 亿元,是改制前 4.54 亿元的 8.82 倍。人均医疗资产达到 848.23 元,是改制前 90.85 元的 9.34 倍。远远高于全省和苏北地区的增长水平。卫生人员由改制前的 10 599 人增加到 27 347 人,增长了 2.58 倍;每千人拥有卫技人员由 1.69 人增加到 3.52 人,增长了 2.08 倍。全市拥有病床由 5 230 张增加至 16 561 张,增长了 3.11 倍。每千人拥有床位由 1.06 张增加至 3.51 张,增长了 3.31 倍。各级各类医疗机构均不同程度进行了基础设施改造、扩建、新建,仪器设备及时更新、配备,医疗条件明显改善。

第二,多元办医体制下医疗机构机制灵活,借力发展,医疗资源的质量提升较快。医疗机构改制后,发展计划上有决策权,内部分配上有自主权,医疗生产力得到释放和发展。一方面,各级各类医疗机构按照"靠大、靠外、靠强"的思路,积极寻求与优质医疗资源、社会资本合作,扩大办医规模,提升服务水平。原来的沭阳县人民医院服务能力较低,改制后在全国县级医院中排名第五。同时我们跟北京、上海、南京、徐州等市外三甲医院形成了合作模式,医疗机构得到快速发展,二级以上的医疗机构由 8 家增加到 20 几家,群众外出就医明显减少。

第三,医疗市场的充分竞争,遏制了医疗价格不合理增长。从门诊人均费用看,宿迁市 2011 年医疗机构门诊人均费用:① 基层医疗机构为 57.51 元,比 1999 年的 40.15 元上升 43.24%;② 县级以上医疗机构为 132.70 元,比 1999 年的 51.29 元上升 158.72%。而苏北五市 2011 年医疗机构门诊人均费用:① 基层医疗机构为 62.15 元,比 1999 年的 41.57 元上升 49.51%;② 县级以上医疗机构为 165.09 元,比 1999 年的 51.79 元上升 218.77%。类似的,宿迁在每床日平均费用和出院病人平均费用方面都处于较低水平,而且费用增长较慢。

· 宿迁医改的未来探索 ·

最后讲一下我们接下来的探索,主要在以下几个方面:第一个是组建高等级医院。我们正在按照三甲的标准建设市第一人民医院,这个医院建成以后会按照新的理事会制度,由省人民医院帮助管理。建这个医院的同时市里已经改制的市人民医院也加快建设步伐。第二个是继续加大鼓励社会力量办医,提升优质医疗资源总量,出台更加优惠的政策。第三个是加强城乡医疗机构合作,提升乡镇医疗服务能力。我们现在鼓励城市医院建立联合体,参股乡镇医院,带动乡镇医院发展。目前市里大部分二级医院都跟下面的乡镇医院有合作。第四个是政府兜底,办好村卫生室,从 2013 年到 2015 年分三年时间完成全市 1 456 个卫生室的建成。

重庆黔江民族医院的发展历程

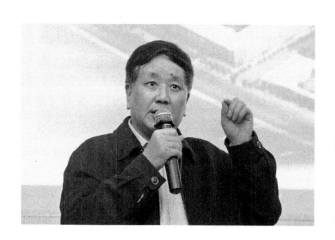

张廷浒

重庆黔江民族医院董事长兼院长、重庆市政协常委

重庆黔江民族医院创建于1997年，是重庆市首家非营利性民营医院，现已发展成为渝东南规模最大的医疗机构、重庆市最大的民营医院、全国最大的民营民族医院。

民族医院的优质服务润物细无声，在细微的地方处处体现。迎送病人热情亲切，接打电话文明礼貌，诊治疾病精益求精，病痛疾苦体贴入微，健康指导耐心细致，生活关照无微不至，困难短缺时时救助。

我们的优质服务有三个阶段的提升。初级阶段：微笑服务、热情服务、主动服务。中级阶段：生活服务、健康指导服务、针对性服务、人性化服务。高级阶段：亲情服务、超前服务、超值服务、感动服务、特殊服务。服务在三个层面提高递进，护理层面是优质服务的基础。医生层面，医生的技术水平和行医方法，包括诊断、治疗、用药及言行举止。还有行政后勤层面。民营医院最重要靠核心竞争力、医疗技术水平。通过三个阶段服务的提升，从初级、中级到高级，我们确保服务认真，高效高质。

作为民营医院，我们的经营管理理念是：坚持救死扶伤，全心全意为患者服务。自始至终走综合性医院的办院方向。敢于进入主流医疗市场，打破公立医院的垄断，在业务上与公立医院平分秋色，业务量占区级医疗机构

30%以上,合作医疗占全区 40%以上。大胆迈入医、教、研领域,从 2003 年开始带教,10 年来先后为市内外大中专院校培训带教实习生千余人。突出了优质服务体系和市场营销体系两大优势,推动医院业务的不断发展,为打造医院的核心竞争力奠定了基础。实现与国际接轨的现代化医院管理模式,实行理事会领导下的总经理、院长双轨负责制。成功推行目标管理和绩效考核,充分调动全员的工作积极性。

我院也举办了大量的公益活动,包括百万扶贫健康工程,2000 年到 2004年期间共优惠减免医药费用 100 万元。开展义诊和送医送药活动上百次,足迹遍布黔江区及毗邻县的各乡镇。

对于将来民营医疗机构的发展,我有三点建议:政府开明,政策开放,民营医院要主动跟政府协调,自己主动把事情办好。迈入主流医疗市场,创办综合民营医院。民营医院发展壮大必须勇闯三关:公信关、人才关、管理关。这几关是最难破的,但是必须要迈过,迈不过医院就搞不了。

台资大陆办医的尝试和经验

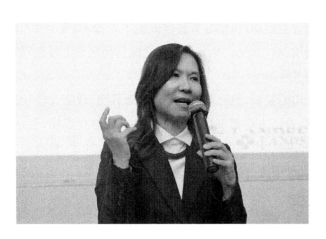

张瀚文

联新国际医疗集团执
行长

· 医院的角色及发展 ·

大家都希望医院是没有围墙的医院。我国台湾地区的医院基本上是向大型化发展，社区医院越来越少，为什么会产生这样的状况？二十几年前，台湾地区公立医院很强，民营医院很弱，当时当地政府鼓励民营资本进入市场，鼓励财团介入。经过了二十几年发展，以前是进入医疗市场谁做的多就付的多，之后进入全民健康保险，整个医疗费用有了总控。当地政府提到，在一块大饼下生存，超过医疗健康保险的地方要自筹资金，所以管理机制在这时候非常重要。一块大饼很多人抢，如何让自己的成本降低、管理效率提升，达到效益最大化是关键问题。所以台湾地区医院管理进入白热化，除了医疗技术、医疗设备的提升，还要在医疗人才的管理上琢磨。

医疗保健服务的方向也在转变，目前渐渐地从疾病治疗变为健康促进，从提供医疗服务到预防保健，从医疗产业到健康产业。例如社区经营的医院，周末到社区去量血压、测血糖，我们希望用家护管理的概念照顾社区的每个民众。这意味着居民不需要带着医保卡到医院，而是医护人员走到家户里面去，在没有发生疾病之前对居民的家族病史有基本的了解。现在基本上每个医院都着重在这里,健康促进已经如火如荼在开展了。走进社区做健康照顾相对来说就是在做预防保健的部分,从孕产妇管理到婴儿打疫苗,都会有医护人员主动打电话提醒。这个产业里面最主要的核心就是医疗人员,在台湾地区所有的医院基本上都在走入社区。

竞争白热化后,我们是不是应该把所有的医院整合,形成医生集团?在台湾地区,台大医院过去只有一家,但是现在也走到了偏远地区,把附近的医院从公立医院逐渐变成台大医院的分院。1991 年我们推进医院连锁化的时候外来声音很多,大家觉得这是商业化下的产物。但是 20 多年后的今天证明,这是必走的路。

· 合资医院概况及发展 ·

截至 2011 年 1 月,合资医疗机构拿到牌照的很多,共审核通过 216 家。但是其中经营成功的不多,有 1/3 正在营运,已经退出的有 25 家。这些合资机构中,投资额与营运规模普遍较小,2 000 万元人民币以下的占 47%,近一半是门诊部和诊所。

台湾地区每年都做一些行业调查,看各行业愿不愿意到大陆来。金融界的意愿是最高的,但在医疗界却是很低的,医生们担心到大陆以后自己和家人的生活,也可能影响到以后在台湾地区的生存发展。相对的,怎么在本土训练专业人才,或者出奇制胜把人才找到,应该是台资医疗机构考虑的重点。很多除台湾地区以外的外国资本,国内的一些企业,或者医疗集团也在大型化,大家都在抢这个市场,台湾地区的相对优势在逐渐淡化,甚至到现在除了语言、文化外已经没有什么优势了。

目前台资办医也遭遇到一些问题。首先行业准入的门槛较高,非医疗直接相关的规划及政策法规影响仍大,跨部门的沟通成本极高,前期需要统一窗口,并受理项目投资及筹建的咨询。医疗人员除了医生可以执业之外,其他的外籍医疗人才不能进来。大家都提到人才是最重要的,专业对接上并没有那么困难。在发展中一个人是不够的,资源永远不够用,如何整合当地资源是比较大的难题。这个当地资源不限于上海和北京,包括内地、国外的资源,当然也包括我国台湾地区的资源。

新环境下公立医院的改制与并购

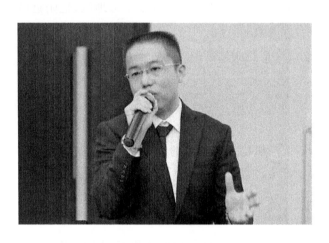

刘明

睿信投资合伙人

今天给大家讲的是新环境下公立医院的改制与并购。2 年多前我加入华润，负责华润集团公立医院的改制。谈起公立医院的改制与并购，我是一个彻头彻尾的失败者，为什么这样说？第一，在探索这条道路上我失去了团队里的一个兄弟。第二，我们梦想的是要把我们认同的商业体制和机制引入到公立医院里去，但是短时间内无法实现。第三，我在华润做了很多项目，其中最引以为豪的是广东高州市人民医院。虽然这个项目成功了，但是由于一些不可抗拒力戛然而止，我辜负了全院 4 100 名职工对我的信任。所以至今天为止我没有任何成功的经验可以分享，我只能给大家分享一下我这两年来的一些心得。

· 医院改制：谁在参与，为何参与 ·

关于布局者的战略、执行与创新，个人认为第一类布局者是产业方，包括药品、器械、耗材的提供商以及保险的支付方。其他的产业方参与者包括泰康人寿、金陵药业、泰和诚等。另一类布局者是实业方，主要是工业区和大社区的开发者，如中信医疗。另外，就是金融方，是并购投资者，包括复兴、睿信等。

一旦确定了要进入这个行业,就要确定未来5年的战略。当年在华润医疗我们也在想这个问题。为什么要做公立医院的改制与并购?什么时候做?对谁布局?自国务院出台了《关于促进健康服务业发展的若干意见》后,这个业务风起云涌,不管是做资本的还是做产业的,都开始要做公立医院的改制与并购。

但是大家可能存在几个错误的认识。第一个,布局医疗能赚快钱且能赚大钱。我这三年来全在项目第一线,这个逻辑是空谈,赚不了大钱也赚不了快钱。第二个,医疗机构牌照具有未来的资本溢价。这也是没有的,我个人认为未来的5年到10年一个医疗牌照是很容易取得的。未来也许实行注册制,有资格有医生有很好的商业模式,政府就允许你开。

那为什么还要做公立医院的改制与并购,参与到这个业务当中来呢?第一点就是要承接一个大型医院的医疗项目和体系。拿高州市人民医院举例,高州市人民医院的心胸外科全国知名,我们承接了这个项目,未来可以做心胸外科的延伸,可以做专科,可以做连锁。高州市人民医院处在一个贫困地区,但是他们的医疗管理体系非常优秀,这是我们看中的。第二点我们看中的是这个医院沉淀了大量的当地客户资源。第三点是可以作为人才的培养基地。这个医院有4 100名员工、3 100张床位,未来的战略目的是可以为华润在一线、二线城市的机构每年贡献400名左右的医生和护士。这是当年我们做高州市人民医院的第一个战略目的。我们在一线城市新建了很多医院,发现最上层的科主任一级的很容易招来,中层的主治医师也很容易挖来,但是底层的医生和护士招不来,所以人才培养基地是我们的战略重点。另外一点,养老康复是现在比较火的一个领域。但如果没有医疗作为支撑,这些都是空谈。我去国外考察过,大部分都是以医助养,做养老没有医疗资源是不行的,做公立医院的改制与并购还可以夯实未来做衍生业务的基础。

· 改制与并购:5年窗口期,模式要选对 ·

我个人认为从现在起到未来5年是公立医院改制与并购的窗口期。为什么这样说?首先政策法规已经完全细化和倾斜了。2010年底,国务院58号文鼓励社会资本办医,随后各部委出台相关政策。2012年,十八大报告把公立医院改革和社会办医放在一起,提到国家战略的高度。2013年10月,国务院出台了"若干规定"宣告医疗服务行业在很大程度上向社会资本开放。第二,配套资源已经可以达到大面积复制了。随着华润等大型央企的进入和大范围项目投资,培养起专业公立医院并购的一系列财务、法务、商务等中介机构。金融市场各方也纷纷为公立医院改制尝试全新的投融资产品与服务。最后,人才供给,华润和中信培养了一定数量的项目管理人才,虽然数量不多,但是对医院改制和并购十分熟悉,很有经验。还有一些商学院也培养了一些学生准备进入这个行业。

从"只做一线城市"到"网络区域领先",这个投资思维模式的摸索,我们花了100亿元,用了3年时间才搞清楚。华润刚开始做的时候只想对一线城市的大型公立医院进行改制和并购,但人家说不与你合作,或者要按他们的方式来做,就是几个月之后医院能跟华润合作兴建院区,华润负责拿地,100亿元花出去了,见效益是7年之后的事。后来我们还剩下一些钱,才开始关注三四线城市的区域领先医院,因为这一类医院有稳定的现金流。我从华润出来以后在这里面又衍生了一步,现在只聚焦区域领先的医院,更关注客户网络。什么是客户网络?拿我们现在的妇产医院来讲,我们不仅要改制和并购它,而且把它的客源从哪里来的一定要回溯清楚,所以就把它周边的15个乡镇卫生医院打包进行改制和并购。中间是一个中心医院,15个乡镇卫生院向它提供病人,向这个乡镇卫生院提供医疗资源,这是最终的运营模式。

· 项目落地：选对一个人，做好三件事 ·

执行也是关键点。执行简单说就是管钱、管人、管事。人,需要一个独立机构,需要项目经理,统筹一个项目和靠谱的项目团队。钱是项目的成本,包括人员成本、投入资金等。其实项目的成功落地挺简单的,就是要"选对一个人,做对三件事"(图6-2)。选对一个人就是项目经理、项目负责人,我在华润一般挑的是有综合管理项目经验的人,对内可以协调资源,对外可以在各个层级里调整频道跟大家沟通。接下来说一说"三件事"中的第一件事,我想用政府公关来概括,后来觉得不贴切,还是用沟通宣贯比较合适,包括政府层面、主管层面、医院层面,要设计一个初稿,达成初步意向,这个团队就可以撤了,后面是项目管理团队。

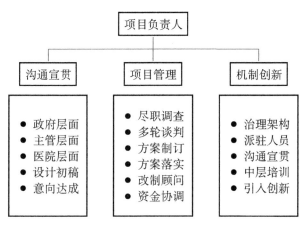

图 6 - 2　执行：选对一个人，做好三件事

重点讲一讲沟通宣贯，大家觉得华润做这件事其实挺简单的，其实不然。每个人都有话语权，拿奶粉为例，喝奶粉的是孩子，买奶粉的是保姆，真正决策者是妈妈，真正的影响者有可能是妈妈的同事、朋友，也可能是她的丈夫。针对中国的决策机制，我们找到了重点的问题和它的影响因素，把这些理清楚之后层层对接，逐个击破。

在公立医院改制和并购方面做一个没有"雷"的方案，我首先关注的是责任风险。写这个方案的时候要把握两个关键点，首先是土地，土地必须确权确责，不然土地在医院并购和改制之后就会成为一个"雷"，成为一个隐患。再有就是人员和编制的问题。

最后讲一下创新，这是布局者唯一的价值。我们的投资方，有些人甚至都没进过手术室，对医院的价值到底是什么？我认为唯一的价值就是创新，中国的医院和中国的医生是非常保守的，我们要通过长期的沟通、宣贯和培训，让他们知道要向哪个方面去创新。创新很简单，我认为就是"一变三新"（图 6 - 3）。

变：就是要转变目标任务，转变标准。当年广东高州市人民医院刚过三甲，大家很骄傲，一个县级的医院过了三级甲等是很难的事情，所以大家有一些飘飘然。我进去之后告诉大家，还有一个更高的标准叫 JCI（Joint Commission International，国际医疗卫生机构认证联合委员会）认证，中国当时有 14 家医院已经做成 JCI，我们也要过 JCI。领导班子说动了科主任，然后把这个任务改变了，大家的目标就不仅是要过三级甲等，而是要过 JCI。虽然高州市人民医院当时的实力和目标差距很大，但必须要树立目标。

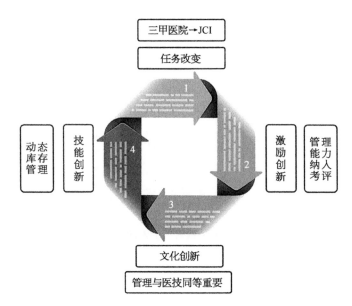

图 6-3 "一变三新"的创新理论

创新：一是激励创新，把管理能力纳入多科主任这一级的考评中去，这是非常重要的。医生想要升职，我们要考评你的管理能力。二是文化创新，管理与医技同等重要。在我内心，我们跟兄弟单位广东省人民医院没办法比，他们承担的是医、教、研的职责，承担的是比较复杂的疾病。最后就是技能创新，要做好动态库存管理、成本节约最大化。

圆桌对话

多元办医不能走极端，要以人为本

问：多元办医的主要障碍有哪些？

左学金：今天我们讨论的是多元化办医，中国现在有两个极端，一个是非营利性的机构，按照非营利的要求享受土地、税收，享受优惠，但是投资只能是机构自己拥有自己，不能由个人拥有医院的投资。另外一个极端就是营利性的医院，什么都要和企业一样。我个人认为，根据中国国情，要在两个极端寻找平衡。诺贝尔和平奖的获得者尤尼斯提出来"社会企业"的概念，但社会企业也是企业，还是要营利的，只是它要承担更多的社会责任。

社会企业可以在税收方面获得政府补贴，或是土地获得优惠，这方面还是要跟一般的企业不一样。但是应该允许它按企业的模式运营。日本在养老保险领域有很多机构属于社会企业。中国今后有没有可能在两个极端之间发展出一些社会企业的形态，值得我们研究。

另外，社会办医确实还需要一些真正的慈善医院，我们中国这么大的国家，真正的慈善医院还非常不发达。像上海这样的国际大都市，没有一家像样的慈善医院。这里就有政策的问题，企业给慈善医院捐助，能不能有一定的免税，能不能从制度上支持慈善，而不是一家一家审批慈善机构、医院。

办医本质上是人，并不是投资。美国大量的医院是非营利性的，很多医院把药房、设备检查和医院经营直接剥离掉，只剩医疗专业人员。这样医院劳动密集，但是非常专业化，提供非常高尚的人才服务。我们国家恰恰不是把人看成重点，医患矛盾激烈到这个程度，这也是中国特色，在世界其他地方少有，这也是我们民营医院今后需要讨论的问题。

相关政策文件

● 国务院,《关于促进健康服务业发展的若干意见》,国发〔2013〕40号。

国务院关于促进健康服务业发展的若干意见

国发〔2013〕40号

各省、自治区、直辖市人民政府,国务院各部委、各直属机构:

新一轮医药卫生体制改革实施以来,取得重大阶段性成效,全民医保基本实现,基本医疗卫生制度初步建立,人民群众得到明显实惠,也为加快发展健康服务业创造了良好条件。为实现人人享有基本医疗卫生服务的目标,满足人民群众不断增长的健康服务需求,要继续贯彻落实《中共中央、国务院关于深化医药卫生体制改革的意见》(中发〔2009〕6号),坚定不移地深化医药卫生体制改革,坚持把基本医疗卫生制度作为公共产品向全民提供的核心理念,按照保基本、强基层、建机制的基本原则,加快健全全民医保体系,巩固完善基本药物制度和基层运行新机制,积极推进公立医院改革,统筹推进基本公共卫生服务均等化等相关领域改革。同时,要广泛动员社会力量,多措并举发展健康服务业。

健康服务业以维护和促进人民群众身心健康为目标,主要包括医疗服务、健康管理与促进、健康保险以及相关服务,涉及药品、医疗器械、保健用品、保健食品、健身产品等支撑产业,覆盖面广、产业链长。加快发展健康服务业,是深化医改、改善民生、提升全民健康素质的必然要求,是进一步扩大内需、促进就业、转变经济发展方式的重要举措,对稳增长、调结构、促改革、惠民生,全面建成小康社会具有重要意义。为促进健康服务业发展,现提出以下意见:

一、总体要求

(一)指导思想。

以邓小平理论、"三个代表"重要思想、科学发展观为指导,在切实保障人民群众基本医疗卫生服务需求的基础上,转变政府职能,加强政策引导,充分调动社会力量的积极性和创造性,大力引入社会资本,着力扩大供给、创新服务模式、提高消费能力,不断满足人民群众多层次、多样化的健康服务需求,为经济社会转型发展注入新的动力,为促进人的全面发展创造必要条件。

(二)基本原则。

坚持以人为本、统筹推进。把提升全民健康素质和水平作为健康服务业发展的根本出发点、落脚点,切实维护人民群众健康权益。区分基本和非基本健康服务,实现两者协调发展。统筹城乡、区域健康服务资源配置,促进均衡发展。

坚持政府引导、市场驱动。强化政府在制度建设、规划和政策制定及监管等方面的职责。发挥市场在资源配置中的基础性作用,激发社会活力,不断增加健康服务供给,提高服务质量和效率。

坚持深化改革、创新发展。强化科技支撑,拓展服务范围,鼓励发展新型业态,提升健康服务规范化、专业化水平,建立符合国情、可持续发展的健康服务业体制机制。

(三)发展目标。

到 2020 年,基本建立覆盖全生命周期、内涵丰富、结构合理的健康服务业体系,打造一批知名品牌和良性循环的健康服务产业集群,并形成一定的国际竞争力,基本满足广大人民群众的健康服务需求。健康服务业总规模达到 8 万亿元以上,成为推动经济社会持续发展的重要力量。

——医疗服务能力大幅提升。医疗卫生服务体系更加完善,形成以非营利性医疗机构为主体、营利性医疗机构为补充,公立医疗机构为主导、非公立医疗机构共同发展的多元办医格局。康复、护理等服务业快速增长。各类医疗卫生机构服务质量进一步提升。

——健康管理与促进服务水平明显提高。中医医疗保健、健康养老以及健康体检、咨询管理、体质测定、体育健身、医疗保健旅游等多样化健康服务得到较大发展。

——健康保险服务进一步完善。商业健康保险产品更加丰富,参保人数大幅增加,商业健康保险支出占卫生总费用的比重大幅提高,形成较为完善的健康保险机制。

——健康服务相关支撑产业规模显著扩大。药品、医疗器械、康复辅助器具、保健用品、健身产品等研发制造技术水平有较大提升,具有自主知识产权产品的市场占有率大幅提升,相关流通行业有序发展。

——健康服务业发展环境不断优化。健康服务业政策和法规体系建立健全,行业规范、标准更加科学完善,行业管理和监督更加有效,人民群众健康意识和素养明显提高,形成全社会参与、支持健康服务业发展的良好环境。

二、主要任务

(一)大力发展医疗服务。

加快形成多元办医格局。切实落实政府办医责任,合理制定区域卫生规划和医疗机构设置规划,明确公立医疗机构的数量、规模和布局,坚持公立医疗机构面向城乡居民提供基本医疗服务的主导地位。同时,鼓励企业、慈善机构、基金会、商业保险机构等以出资新建、参与改制、托管、公办民营等多种形式投资医疗服务业。大力支持社会资本举办非营利性医疗机构、提供基本医疗卫生服务。进一步放宽中外合资、合作办医条件,逐步扩大具备条件的境外资本设立独资医疗机构试点。各地要清理取消不合理的规定,加快落实对非公立医疗机构和公立医疗机构在市场准入、社会保险定点、重点专科建设、职称评定、学术地位、等级评审、技术准入等方面同等对待的政策。对出资举办非营利性医疗机构的非公经济主体的上下游产业链项目,优先按相关产业政策给予扶持。鼓励地方加大改革创新力度,在社会办医方面先行先试,国家选择有条件的地区和重点项目作为推进社会办医联系点。

优化医疗服务资源配置。公立医院资源丰富的城市要加快推进国有企业所办医疗机构改制试点;国家确定部分地区进行公立医院改制试点。引导非公立医疗机构向高水平、规模化方向发展,鼓励发展专业性医院管理集团。二级以上医疗机构检验对所有医疗机构开放,推动医疗机构间检查结果互认。各级政府要继续采取完善体制机制、购买社会服务、加强设施建设、强化人才和信息化建设等措施,促进优质资源向贫困地区和农村延伸。各地要鼓励以城市二级医院转型、新建等多种方式,合理布局、积极发展康复医院、老年病医院、护理院、临终关怀医院等医疗机构。

推动发展专业、规范的护理服务。推进临床护理服务价格调整,更好地体现服务成本和护理人员技术劳动价值。强化临床护理岗位责任管理,完善质量评价机制,加强培训考核,提高护理质量,建立稳定护理人员队伍的长效机制。科学开展护理职称评定,评价标准侧重临床护理服务数量、质量、患者满意度及医德医风等。加大政策支持力度,鼓励发展康复护理、老年护理、家庭护理等适应不同人群需要的护理服务,提高规范化服务水平。

(二)加快发展健康养老服务。

推进医疗机构与养老机构等加强合作。在养老服务中充分融入健康理念,加强医疗卫生服务支撑。建立健全医疗机构与养老机构之间的业务协作机制,鼓励开通养老机构与医疗机构的预约就诊绿色通道,协同做好老年人慢性病管理和康复护理。增强医疗机构为老年人提供便捷、优先优惠医疗服务的能力。推动二级以上医院与老年病医院、老年护理院、康复疗养机构等之间的转诊与合作。各地要统筹医疗服务与养老服务资源,合理布局养老机构与老年病医院、老年护理院、康复疗养机构等,形成规模适宜、功能互补、安全便捷的健康养老服务网络。

发展社区健康养老服务。提高社区为老年人提供日常护理、慢性病管理、康复、健康教育和咨询、中医保健等服务的能力,鼓励医疗机构将护理服务延伸至居民家庭。鼓励发展日间照料、全托、半托等多种形式的老年人照料服务,逐步丰富和完善服务内容,做好上门巡诊等健康延伸服务。

(三)积极发展健康保险。

丰富商业健康保险产品。在完善基本医疗保障制度、稳步提高基本医疗保障水平的基础上,鼓励商业保险公司提供多样化、多层次、规范化的产品和服务。鼓励发展与基本医疗保险相衔接的商业健康保险,推进商业保险公司承办城乡居民大病保险,扩大人群覆盖面。积极开发长期护理商业险以及与健康管理、养老等服务相关的商业健康保险产品。推行医疗责任保险、医疗意外保险等多种形式医疗执业保险。

发展多样化健康保险服务。建立商业保险公司与医疗、体检、护理等机构合作的机制,加强对医疗行为的监督和对医疗费用的控制,促进医疗服务行为规范化,为参保人提供健康风险评估、健康风险干预等服务,并在此基础上探索健康管理组织等新型组织形式。鼓励以政府购买服务的方式委托具有资质的商业保险机构开展各类医疗保险经办服务。

(四)全面发展中医药医疗保健服务。

提升中医健康服务能力。充分发挥中医医疗预防保健特色优势,提升基层中医药服务能力,力争使所有社区卫生服务机构、乡镇卫生院和70%的村卫生室具备中医药服务能力。推动医疗机构开展中医医疗预防保健服务,鼓励零售药店提供中医坐堂诊疗服务。开发中医诊疗、中医药养生保健仪器设备。

推广科学规范的中医保健知识及产品。加强药食同用中药材的种植及产品研发与应用,开发适合当地环境和生活习惯的保健养生产品。宣传普及中医药养生保健知识,推广科学有效的中医药养生、保健服务,鼓励有资质的中医师在养生保健机构提供保健咨询和调理等服务。鼓励和扶持优秀的中医药机构到境外开办中医医院、连锁诊所等,培育国际知名的中医药品牌和服务机构。

(五)支持发展多样化健康服务。

发展健康体检、咨询等健康服务。引导体检机构提高服务水平,开展连锁经营。加快发展心理健康服务,培育专业化、规范化的心理咨询、辅导机构。规范发展母婴照料服务。推进全科医生服务模式和激励机制改革试点,探索面向居民家庭的签约服务。大力开展健康咨询和疾病预防,促进以治疗为主转向预防为主。

发展全民体育健身。进一步开展全民健身运动,宣传、普及科学健身知识,提高人民群众体育健身意识,引导体育健身消费。加强基层多功能群众健身设施建设,到2020年,80%以上的市(地)、县(市、区)建有"全民健身活动中心",70%以上的街道(乡镇)、社区(行政村)建有便捷、实用的体育健身设施。采取措施推动体育场馆、学校体育设施等向社会开放。支持和引导社会力量参与体育场馆的建设和运营管理。鼓励发展多种形式的体育健身俱乐部和体育健身组织,以及运动健身培训、健身指导咨询等服务。大力支持青少年、儿童体育健身,鼓励发展适合其成长特点的体育健身服务。

发展健康文化和旅游。支持健康知识传播机构发展,培育健康文化产业。鼓励有条件的地区面向国际国内市场,整合当地优势医疗资源、中医药等特色养生保健资源、绿色生态旅游资源,发展养生、体育和医疗健康旅游。

(六)培育健康服务业相关支撑产业。

支持自主知识产权药品、医疗器械和其他相关健康产品的研发制造和应用。继续通过相关科技、建设专项资金和产业基金,支持创新药物、医疗器械、新型生物医药材料研发和产业化,支持到期专利药品仿制,支持老年人、残疾人专用保健用品、康复辅助器具研发生产。支持数字化医疗产品和适用于个人及家庭的健康检测、监测与健康物联网等产品的研发。加大政策支持力度,提高具有自主知识产权的医学设备、材料、保健用品的国内市场占有率和国际竞争力。

大力发展第三方服务。引导发展专业的医学检验中心和影像中心。支持发展第三方的医疗服务评价、健康管理服务评价，以及健康市场调查和咨询服务。公平对待社会力量提供食品药品检测服务。鼓励药学研究、临床试验等生物医药研发服务外包。完善科技中介体系，大力发展专业化、市场化的医药科技成果转化服务。

支持发展健康服务产业集群。鼓励各地结合本地实际和特色优势，合理定位、科学规划，在土地规划、市政配套、机构准入、人才引进、执业环境等方面给予政策扶持和倾斜，打造健康服务产业集群，探索体制创新。要通过加大科技支撑、深化行政审批制度改革、产业政策引导等综合措施，培育一批医疗、药品、医疗器械、中医药等重点产业，打造一批具有国际影响力的知名品牌。

（七）健全人力资源保障机制。

加大人才培养和职业培训力度。支持高等院校和中等职业学校开设健康服务业相关学科专业，引导有关高校合理确定相关专业人才培养规模。鼓励社会资本举办职业院校，规范并加快培养护士、养老护理员、药剂师、营养师、育婴师、按摩师、康复治疗师、健康管理师、健身教练、社会体育指导员等从业人员。对参加相关职业培训和职业技能鉴定的人员，符合条件的按规定给予补贴。建立健全健康服务业从业人员继续教育制度。各地要把发展健康服务业与落实各项就业创业扶持政策紧密结合起来，充分发挥健康服务业吸纳就业的作用。

促进人才流动。加快推进规范的医师多点执业。鼓励地方探索建立区域性医疗卫生人才充分有序流动的机制。不断深化公立医院人事制度改革，推动医务人员保障社会化管理，逐步变身份管理为岗位管理。探索公立医疗机构与非公立医疗机构在技术和人才等方面的合作机制，对非公立医疗机构的人才培养、培训和进修等给予支持。在养老机构服务的具有执业资格的医护人员，在职称评定、专业技术培训和继续医学教育等方面，享有与医疗机构医护人员同等待遇。深入实施医药卫生领域人才项目，吸引高层次医疗卫生人才回国服务。

（八）夯实健康服务业发展基础。

推进健康服务信息化。制定相关信息数据标准，加强医院、医疗保障等信息管理系统建设，充分利用现有信息和网络设施，尽快实现医疗保障、医疗服务、健康管理等信息的共享。积极发展网上预约挂号、在线咨询、交流互动等健康服务。以面向基层、偏远和欠发达地区的远程影像诊断、远程会诊、远程监护指导、远程手术指导、远程教育等为主要内容，发展远程医疗。探索发展公开透明、规范运作、平等竞争的药品和医疗器械电子商务平台。支持研制、推广适应广大乡镇和农村地区需求的低成本数字化健康设备与信息系统。逐步扩大数字化医疗设备配备，探索发展便携式健康数据采集设备，与物联网、移动互联网融合，不断提升自动化、智能化健康信息服务水平。

加强诚信体系建设。引导企业、相关从业人员增强诚信意识，自觉开展诚信服务，加强行业自律和社会监督，加快建设诚信服务制度。充分发挥行业协会、学会在业内协调、行业发展、监测研究，以及标准制订、从业人员执业行为规范、行业信誉维护等方面的作用。建立健全不良执业记录制度、失信惩戒以及强制退出机制，将健康服务机构及其从业人员诚信经营和执业情况纳入统一信用信息平台。加强统计监测工作，加快完善健康服务业统计调查方法和指标体系，健全相关信息发布制度。

三、政策措施

（一）放宽市场准入。建立公开、透明、平等、规范的健康服务业准入制度，凡是法律法规没有明令禁入的领域，都要向社会资本开放，并不断扩大开放领域；凡是对本地资本开放的领域，都要向外地资本开放。民办非营利性机构享受与同行业公办机构同等待遇。对连锁经营的服务企业实行企业总部统一办理工商注册登记手续。各地要进一步规范、公开医疗机构设立的基本标准、审批程序，严控审批时限，下放审批权限，及时发布机构设置和规划布局调整等信息，鼓励有条件的地方采取招标等方式确定举办或运行主体。简化对康复医院、老年病医院、儿童医院、护理院等紧缺型医疗机构的立项、开办、执业资格、医保定点等审批手续。研究取消不合理的前置审批事项。放宽对营利性医院的数量、规模、布局以及大型医用设备配置的限制。

（二）加强规划布局和用地保障。各级政府要在土地利用总体规划和城乡规划中统筹考虑健康服务业发展需要，扩大健康服务业用地供给，优先保障非营利性机构用地。新建居住区和社区要按相关规定在公共服务设施中保障医疗卫生、文化体育、社区服务等健康服务业相关设施的配套。支持利用以划拨方式取得的存量房产和原有土地兴办健康服务业，土地用途和使用权人可暂不变更。连续经营1年以上、符合划拨地目录的健康服务项目可按划拨土地办理用地手续；不符合划拨用地目录的，可采取协议出让方式办理用地手续。

（三）优化投融资引导政策。鼓励金融机构按照风险可控、商业可持续原则加大对健康服务业的支持力度，创新适合健康服务业特点的金融产品和服务方式，扩大业务规模。积极支持符合条件的健康服务企业上市融资和发行债券。鼓励各类创业投资机构和融资担保机构对健康服务领域创新型新业态、小微企业开展业务。政府引导、推动设立由金融和产业资本共同筹资的健康产业投资基金。创新健康服务业利用外资方式，有效利用境外直接投资、国际组织和外国政府优惠贷款、国际商业贷款。大力引进境外专业人才、管理技术和经营模式，提高健康服务业国际合作的知识和技术水平。

（四）完善财税价格政策。建立健全政府购买社会服务机制，由政府负责保障的健康服务类公共产品可通过购买服务的方式提供，逐步增加政府采购的类别和数量。创新财政资金使用方式，引导和鼓励融资性担保机构等支持健康服务业发展。将健康服务业纳入服务业发展引导资金支持范围并加大支持力度。符合条件、提供基本医疗卫生服务的非公立医疗机构，其专科建设、设备购置、人才队伍建设纳入财政专项资金支持范围。完善政府投资补助政策，通过公办民营、民办公助等方式，支持社会资本举办非营利性健康服务机构。经认定为高新技术企业的医药企业,依法享受高新技术企业税收优惠政策。企业、个人通过公益性社会团体或者县级以上人民政府及其部门向非营利性医疗机构的捐赠,按照税法及相关税收政策的规定在税前扣除。发挥价格在促进健康服务业发展中的作用。非公立医疗机构用水、用电、用气、用热实行与公立医疗机构同价政策。各地对非营利性医疗机构建设免予征收有关行政事业性收费,对营利性医疗机构建设减半征收有关行政事业性收费。清理和取消对健康服务机构不合法、不合理的行政事业性收费项目。纠正各地自行出台的歧视性价格政策。探索建立医药价格形成新机制。非公立医疗机构医疗服务价格实行市场调节价。

（五）引导和保障健康消费可持续增长。政府进一步加大对健康服务领域的投入,并向低收入群体倾斜。完善引导参保人员利用基层医疗服务、康复医疗服务的措施。着力建立健全工伤预防、补偿、康复相结合的工伤保险制度体系。鼓励地方结合实际探索对经济困难的高龄、独居、失能老年人补贴等直接补助群众健康消费的具体形式。企业根据国家有关政策规定为其员工支付的补充医疗保险费,按税收政策规定在企业所得税税前扣除。借鉴国外经验并结合我国国情,健全完善健康保险有关税收政策。

（六）完善健康服务法规标准和监管。推动制定、修订促进健康服务业发展的相关法律、行政法规。以规范服务行为、提高服务质量和提升服务水平为核心,健全服务标准体系,强化标准的实施,提高健康服务业标准化水平。在新兴的健康服务领域,鼓励龙头企业、地方和行业协会参与制订服务标准。在暂不能实行标准化的健康服务行业,广泛推行服务承诺、服务公约、服务规范等制度。完善监督机制,创新监管方式,推行属地化管理,依法规范健康服务机构从业行为,强化服务质量监管和市场日常监管,严肃查处违法经营行为。

（七）营造良好社会氛围。充分利用广播电视、平面媒体及互联网等新兴媒体深入宣传健康知识,鼓励开办专门的健康频道或节目栏目,倡导健康的生活方式,在全社会形成重视和促进健康的社会风气。通过广泛宣传和典型报道,不断提升健康服务业从业人员的社会地位。规范药品、保健食品、医疗机构等方面广告和相关信息发布行为,严厉打击虚假宣传和不实报道,积极营造良好的健康消费氛围。

各地区、各部门要高度重视,把发展健康服务业放在重要位置,加强沟通协调,密切协作配合,形成工作合力。各有关部门要根据本意见要求,各负其责,并按职责分工抓紧制定相关配套文件,确保各项任务措施落实到位。省级人民政府要结合实际制定具体方案、规划或专项行动计划,促进本地区健康服务业有序快速发展。发展改革委要会同有关部门对落实本意见的情况进行监督检查和跟踪分析,重大情况和问题及时向国务院报告。国务院将适时组织专项督查。

国务院
2013 年 9 月 28 日

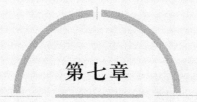

第七章

医生价值，如何回归

本章内容摘选自 2014 年 3 月 15 日，第七期圆桌会议

　　我国医疗健康行业现有的种种问题都与医生有关：看病难的根本原因在于有资质的医生人才极度缺乏；看病贵与医生补偿体系不合理，通过以药养医、以检查养医来维持有关。同时，医患矛盾和冲突与医生的补偿方式也密切相关。现阶段优秀人才不愿意读医学院，大量医学院毕业生不愿意行医或无法行医；基层医生和全科医生的价值得不到体现，从而基层和全科医生的短缺问题无法得到根本性解决。这些因素导致医疗服务的"倒金字塔"现象长期无法解决。所有这一切说明了，如果我们不从根本上解决医生价值合理实现的问题，其他问题都无法得到有效解决，而且将面临未来没有合格医生来提供高质量医疗服务的严重后果。

　　我国医改进入深水区后，必须尽快解决医生价值实现的问题。本章介绍了四位著名医疗专家对于这个问题的看法。其中有两位是公立医院的医生，还有两位是从公立医院走出来、目前在民营医院行医的医生，从体制内和体制外两种不同的角度来分享他们的经历和认识。还介绍了上海市医改办许速副主任的观点，以及中国社会科学院学者、我国医改的著名专家朱恒鹏，关于实现医生价值的看法。最后，摘选了本期圆桌会议非发言嘉宾的精彩讨论。我们期望通过各种视角和观点的交流和讨论，对于如何改革目前的医生补偿体系和医生行医制度提出我们的建议，并引起读者思考。

医生价值如何实现

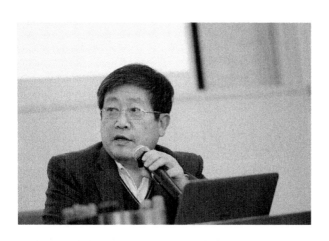

许速

上海市卫生和计划生育委员会副巡视员、上海市医改办副主任

· 决定医生价值的因素 ·

医生的价值如何实现，这是很难回答的问题，也是医改的核心问题。如果真正把这个问题解决了，医改就成功了，所有的问题就迎刃而解了。实际上整个社会是多元性的，社会要实现不同的功能，就要有不同的岗位。人们通过不同工作岗位的劳动，获取生活资料。通过这种交换实际上是在社会分工不同的生产者之间建立了合作关系。但是在这个合作关系建立的过程当中，怎么能够把自己的劳动真正匹配上应该得到社会认可的价值，我认为这是一个非常困难的事情。

所以人们劳动的目的是为了维持一定的生活，简单说就是用劳动量换取生活量。不同社会效能的劳动价值怎么来衡量？我们就是用生活量来作为量度。生活量作为劳动价值交换的社会量度，分两个部分：一个是你的付出，劳动成本；另外一个是高于劳动成本，社会对你认可的奖励。实际上价值并不是主要取决于第一部分的成本，而是取决于社会对你的认可，高劳动价值的人能够获得更多社会奖励的生活量。所以任何一个劳动者都会有这样考虑，他要通过最可能少的劳动量获取最多的生活量，这是一种规律。所以获得等量生活量的劳动,所消耗的劳动量往往是不同的。影响这种劳动的价值因素我认为有以下几点。

第一,制度和文化的因素。公立医院的医生,实际从制度上就规定了他不可能真正体现医生的价值。因为其事业单位的身份、国家工作人员的身份,决定了他的总体价值体现在这么一个体系之内,在这个体制当中医生不可能突破体系的瓶颈。

第二,经济发展因素。一个国家经济发展因素决定了在这个经济发展过程中能够给医生的大概收入。同时医生也有对社会的影响,这体现在对健康观念的影响、对人的重视、社会对人健康的重视。这种影响取决于医生的地位,也取决于医生的受教育程度。现在医生的受教育程度越来越高,例如上海目前医生的培养大部分都是遵循良好的体系,而实际上受教育的过程已经消耗了大量的成本和时间,这样的话,医生就期望得到匹配他学习成本和时间的价值。

第三,国富论。亚当·斯密在《国富论》中写到"我们把自己的生命交给了医生……像这样重大的信任应该安然委托于那些人,他们得到的报酬必须与这种信任所需要的社会地位相符,再加上他们之前必须接受的长期教育与巨额费用,势必使他们的劳动价格更加高昂",这是国际上的普遍认知。

·中国医生的收入与发达国家地区仍有差距·

刚刚闭幕的"两会"和之前的十八届三中全会对医生的报酬也提出了要求,要建立具有行业特点的薪酬体系。先看一个数字,2012 年全国医生年均收入只有 6 万多元人民币,是当年平均工资 46 769 元的 1.14 倍。再看上海,2012 年上海公立医院在岗的人员收入,是平均工资的 1.95 倍。如果用 PPP(购买力平价)来核算,医生的平均收入实际上相当于 32 900 美元。

2012 年上海公立医院医疗机构的医生、护士平均年收入,医生是平均工资的 3.47 倍,护士是 1.98 倍,当年社会平均工资 5.63 万元,按照 PPP 核算,相当于 13 310 美元。我们经常说外国医生收入高,中国医生收入低,实际上这很难比较,因为每个国家的经济情况不一样、国情不一样、制度不一样。中国医生的收入是比较低(图 7-1),按照 PPP 美元比较来说,上海医生仅有 4 万多美元,全国平均更是 2 万美元不到。与美国、英国、新加坡和中国香港等国家或地区的医生收入差距较大。

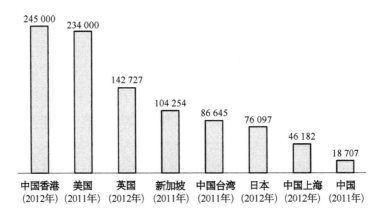

图 7 - 1　典型国家或地区医生的收入比较（美元购买力平价）

有趣的是，如果我们用 GNI（Gross National Income），也就是国民总收入作为比较的一个考虑因素。看典型国家或地区医生收入与人均 GNI，拿人均国民总收入来比较，情况就会发生变化（图 7 - 2）。从这个情况来说，中国医生的收入和平均工资水平之比，与世界上其他国家地区差距不是太大。最近的薪酬体系改革，整体思路是对比其他国家的相对差距，从图 7 - 2 可以看出，我们的相对差距与美国、英国等相比还是比较大的，但是跟日本、新加坡等比，我们医生的收入比他们还高。这就说明了中国目前的总体国民经济收入不高。这些数字说明，中国医生的绝对收入跟其他国家地区比还相差很多，但是应该看到国家之间贫富的差距在缩小。同时，中国医生收入跟平均社会工资的比较，与英、美等发达国家之间还是客观存在差距。

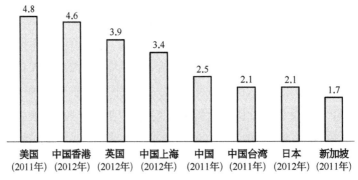

图 7 - 2　典型国家或地区医生的收入与人均 GNI 之比

另外，我认为只比较工资不行，还需要比劳动，比医生的负荷情况。同样还是这几个国家间的比较（图 7 - 3），通过每千人口医生数和日均门急诊人次这两个指标来比较，日本的工作量最高，每个医生日均接待 12.5 次门急诊。中国全国来看,日均门诊量为每个医生是 8.3 人次,上海是 10.8 人次。所以可以看到,中国医生的工作负荷较高,但医生收入根据上述比较确实不高。所以根据这个现状,我们需要也应该提高中国医生的收入水平。

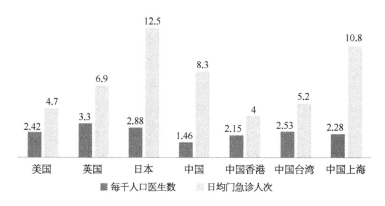

图 7-3 典型国家或地区医生的工作负荷情况

·如何建立符合医务人员价值的薪酬制度·

要建立具有行业特点的薪酬制度,应该从两个方面考虑。第一,要建立全新的薪酬体系。第二,我认为只在一个体系里面医生的价值是难以实现的,应该实现医生价值多元途径。

体制内建立全新的薪酬体系·怎样建立全新的分配体系?过去是以收入减去支出,根据系数提取可分配资金这种传统的薪酬模式。该种薪酬模式在不同程度上推高了医院的收费,推大了医院的规模,使我们的医疗机构体量越来越大,这种分配模式在一定程度上诱导了过度的医疗需求。明显的例子是,上海人均的就诊次数比纽约高,去除外地人到上海就医的因素,上海人均就诊次数已经接近 9 次,而美国纽约只有 4.5 次,两地的住院人数倒差不多。所以这就显示出中国目前的医疗次序有问题,我们想要建立的"社区首诊、分级转诊"制度还未建立。

首先,过去是以收入为切入的总分配制度,现在要改成以成本为切入的分配制度。这样才能够把收入跟分配脱钩:医生的价值体现在做多少事,体现在他们的工作量上。同时要建立完善绩效考核的薪酬机制。还有一个观点,就是合理工作量的问题。不是医生加班越多,医生的价值就回归了。合理的工作量得到合理的报酬,这才是价值的真正所在。这才能够真正地体现幸福感。所以上海新的医改方案提出了全面预算管理,或者是总额预算。

通过对医院医疗资源的配算，根据市场合理的需求，在业务预算基础上确定人员成本的支出。这个全面预算管理不是财务管理的概念，业务预算、收入预算、支出预算、质量预算都在其中。

第二，考虑标准化工作量的概念。我们现在考虑把工作量标化，要根据人的因素、技术因素、时间因素，把医院复杂不同的工作内容和工作岗位进行计算，变不可比的工作为可比。比如说把门诊量作为一个标化值，急诊就是1.1、1.2、1.3的工作量，略高于门诊。或者是根据大众手术，设定不同的与门诊量比的比值，比如说床位，按照过去的标准，一个床位相当于3个门诊量，现在算4个门诊量。通过这种标化工作量，我们来确定医院的分配总额。主管部门在全面预算管理的基础上，按照标化工作量和标化工作量对应的人员成本，提取可分配总额。在充分考虑社会经济发展因素和医疗服务数量、质量提高的基础上，建立合理的可分配总额动态增长机制。在医院内部科室，我认为可以用类似的方法来进行标化。

第三，可以考虑建立不同岗位的分配方式。比如对院长等主要领导，实行责任目标年薪制，即先明确工作岗位的管理责任和绩效目标，再设定与之相匹配的预期薪酬，考核周期内按照履行责任和完成工作的实际情况，以预期薪酬为基础进行分配。对科主任或全科医生来说，他们不仅是医生，而且还是管理者。因此，对他们也实行责任目标年薪制，以绩效目标、考核结果为基础，由所在医院实施薪酬分配。对于包括医生、护士、医技人员在内的医务人员实行基本加计量、质量考核的薪酬制，即以工作数量为基础，以质量效果为评价计发绩效薪酬。对于管理人员应该有不同的切分比例，根据岗位和职级确定分配系数，分配水平一般控制在医生平均薪酬的70%～90%。而护士应该是医生平均的50%～70%，这样整个体系才能真正建立起来。

我们将老的薪酬体系和现在推行的"调控线"政策，以及刚刚介绍的标化工作量的体系做一个直观的比较（表7-1）。老的模式是以收减支，激励性很强，但这种激励会造成过度医疗，或者是医疗费用、规模的上涨。现在的绩效工资体系，也就是"调控线"政策，是按照人头和岗位来核算的。这种情况下，虽然资金控制住了，但实际的医疗服务性价比下去了，服务效率也下去了。所以我们希望建立一个新的薪酬体系，通过标化工作量核定医院分配工资总额，再加上全面预算，这样新的薪酬体系就有很强的计划指导性。同时我们通过激励效率、质量，而不只是激励收入，这样同样可以调动医护人员的积极性。

表7-1 三种薪酬分配体系的比较

	老的分配模式	"调控线"政策	标化工作量分配
核定依据	不明确	明确	明确
核定办法	按收入提取	按人头提取	按绩效提取(工作量、质量)
计算公式	(收-支)×提取比例	编制内人数×调控线标准	标化工作总量×每工作量人员成本标准×绩效分数
是否封顶	不封顶	硬性封顶	柔性封顶
调控线	无	人头"调控线"	每标化工作量人员成本
政策导向	多收多得,刺激创收	激励不足,可能大锅饭	多劳多得,优绩优酬
医务人员积极性	高	低	高
医疗行为	过度医疗	效率降低,服务推诿	提高效率,改善服务
对群众的影响	费用不满意	服务不满意	合理收费,规范服务

体制外建立多元途径,放开多点执业·医生要实现价值,就刚才薪酬体系来说,不能只在一个框架内,医生价值真正的体现需要多元途径。通俗地讲,医生的薪酬不可能只在一个口袋里,应该有更多的劳动付出途径来营收。所以医师的多点执业将来一定会放开,医生在公立医院的框架体系内,拿的是标化工作量的工资,到公立医院以外的点,可以根据市场需求充分体现劳动价值。因此目前医生的价值实现还不能一步到位,我认为允许医生投放部分时间在自由市场中,这样才能完成医务人员价值回归的转变。

另外,政府要考虑怎么来建设一些平台,让医生能够到这些平台上去执业。上海在几年前就想打造两个医学园区:上海国际医学园区(浦东)和上海虹桥国际医学中心(闵行)。过去考虑的是医学园区可以满足不同层次的需求。现在体会到高端园区的作用不仅仅如此,还可调整产业结构,建立现代服务业。园区建设更是调整医生的生产量和生产关系的良好平台,进一步解放医生的生产力。现在两个园区一些高端的医疗机构已经逐步进入,例如泰和诚、百汇等。园区中还设了很多医生的诊所,医生可以在这里接诊病人,也可以在百汇医院或其他的平台上进行手术。这些平台让医生能够真正实现多点执业,通过多种途径和执业方式使医生价值得到真正体现。

公立医院体制下如何实现医生价值的探索

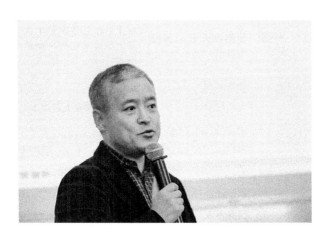

段涛
上海市第一妇婴保健
院院长

·实现医生价值的三要素·

今天我的题目是公立医院如何实现医生价值的探索。可能现在大家有一个总的认识，要想实现医生的价值，在公立医院体系里面只能满足一部分——满足医生的职业发展、社会地位等，但是在收入方面还存在很多问题。

从我个人的角度、同事角度、医生角度来讲，要想实现医生价值应该从三个方面来看。这三个方面应该是体现医生作为单位人和社会人所需要的合理的价值。第一，合理合法的收入；第二，体面的生活；第三，流动的自由。这三个方面之间是相互依赖的，有时候也相互矛盾。

其中有几个问题，我们在跟美国医生比收入的时候，并没有考虑工作量的因素。前面许速主任提到要标化工作量，上海市第一妇婴保健院也想尝试。但如果标化工作量，中国医生一上午看几个病人算是合理？算是标化？现在三级公立医院的医生基本工作量，大概是半天看40～50个病人，而美国医生看8～10个已经不错了。如果按照工作量跟美国接轨，我们医生的PPP收入应该是美国医生的4～5倍，但现在医生收入差距很大。

事实情况是,第一,现在很多医生的收入是包括灰色收入的;第二,医生的生活是不体面的。有人问医生体面的生活是什么状态?我认为至少不需要担心房子,至少得有车,至少孩子可以上一个像样的学校,一年可以有一两次出国旅行,而且出国旅行不是开会,是可以和家人度假。满足这些基本条件,我觉得才算上是体面生活。如果医生早上5点爬起来,还要挤公交车、送孩子、做饭、给孩子做功课,同时面临着医院里的各种压力,这肯定算不上体面的生活。

我也非常希望卫生主管部门可以合理地定量,判断中国医生的工作量为多少合适。目前不能认为看50个病人就是合适的,因为这是超出医生长期可以持续工作的高强度,所带来的后果其实是医生工作效率下降。现在一个上午看40~50个病人,手术是从早上开始到晚上结束,政府就算放开第二、第三执业点医生也去不了。

第三,医生需要更大程度的流动自由。最近几年稍微好一些,特别是公立医院之间的流动相对多一些。上海现在面临的状况是,很多公立医院都在开新的医院,造成了大家之间相互挖人。现在是三级医院之间相互挖,三级医院也挖二级医院,二级医院挖社区中心,社区卫生中心挖"120",所以是这样的一种流动增加。其中最大的问题还是只允许公立医院之间的流动。只不过是从一只笼子跳到另外一只笼子,还不是一个可以保障医务人员流动的好机制。

· 医生的收入与工作量：现状与展望 ·

首先,我们医生的收入现在分哪几块?基本上分为两块:白色、灰色。白色收入就是合法的收入,是公立医院的工资收入。另外就是灰色收入,这个还没有明确规定。目前中国是市场机制,之所以医生会有灰色收入,是因为定价机制出了问题,医生定价太低,所以市场有自动的纠错机制。市场要把医生的收入自动纠正到一个社会可以认可和容忍的程度。

其次,要确定医生的合理工作量。我们并不希望医生看一个病人可以闲聊一个小时,但至少可以交流10~15分钟,这样服务质量和态度都会比较好。一个小时看4个病人,一个上午看16个病人,那么剩下的40个病人到什么地方看?有人说可以社区首诊,到社区卫生中心去。这时候,社会上就会有声音认为医生看了十几个到二十几个病人就不看了,还拿同样的收入。

但中国实际上存在着医生水平能力不均制的问题。如果真的想把三级医院工作量降下来,让老百姓自觉去社区卫生中心,短期内我本人看不到希望。目前年龄已经到一定程度的中老年人,他们对社区卫生中心的认知和思维模式已经定型。因此对他们而言,很难把社区卫生中心的价值发挥得像欧美国家一样,做真正的身体健康的守门人。所以三级医院就诊的问题难以解决,也是制约医生实现合理价值的一个重要阻碍因素。

· 医生自由流动: 隐形障碍多 ·

流动的自由现在有很多看不到的障碍,如学术地位、职称、课题、编制等。目前社会上对医生多点执业也存在认识误区,有一些人认为多点执业解决了,中国医改的难题就解决了。

第一,有资格跟医院领导谈判说我要多点执业的医生很少。在现行体制下,没有几个医生敢跟医院领导这么讲,而且医生多点执业去的往往是私立机构,是收费很贵的机构。如果多点执业只是去收费贵的私立诊所和其他机构,并不是为了从根本上解决看病贵的问题,而是解决了先富裕起来的一批人的看病难、看病贵的问题。

第二,公立医院的医生在不经过医院批准的前提下,可以至少去两家医院多点执业。我们说这是跟国际接轨,因为美国是这样做的。但美国的多点执业是什么?医生根本不是医院的人,他是自我雇佣的独立个人,他可以在三家医院看门诊做手术,但是不属于任何一家医院,所以这是真正的多点执业和自由执业。但是我们呢?公立医院给了医生教授、主任的职称,给了职业发展需要的所有东西,给了基本工资和奖金。然后医生说一个星期上班五天,但是其中有两天不在医院,你说作为公立医院的院长怎么跟你谈?那你不要算医院的人,就不能要公立医院里面所有的好处。而且我同意一个医生这样多点执业,怎么说服其他的同事? 所以在这种前提下,要想真正做到多点执业,医生可以不算医院正式员工,他作为医院的合伙人,不在公立医院的工资体系内,也不享有医院的保障体系。医生跟医院签订一个真正的合约,这才是真正意义上跟国际接轨的多点执业。所以医生如果真的想多点执业,就千万不能既想占到体制之内的好处,又想占到体制之外的好处。这个很难,即使院长想给你,但是老百姓不同意。

· 可能的解决方案：公立医院开展公私合营 ·

那么回归到开始的问题,公立医院如何实现医生的价值？身为公立医院的院长,我认为其职责就是招聘或者培养出来最好的医生,同时要让他们开心,开心的前提就是要满足三个方面：要有合理合法的收入、能过上体面的生活、有流动的自由。因为对医生来讲,价值的体现不单单是收入,还要有学术地位和一定的病人量。不干活还拿钱的事,很多人也不愿意做。所以说这个怎么来实现呢？公立医院可能会实现和保证学术地位和病人量,但是收入实现不了,怎么办？现实环境下如何帮助医生实现自己的价值？

我个人认为解决方案是 PPP（Public-Private Partnership）,就是国家正在鼓励公立医院和私立机构进行合作,或者说是混合所有制。我们就有一个跟私立医院合作的案例,4 年前我们有了这个想法,开始探讨如何合作,最后我想明白了,本来说是给我们医院一定比例的股份,我作为院长说这个钱不能拿。谁缺钱？我们的医务人员缺钱,所以我们跟私立医院合作的前提,要多给医生钱。这样的话,我们作为公立医院响应政府的号召提高了医生收入,还能够有机会挽留他们。

公立医院要创造一个机会,例如可以学习香港特区的做法,香港地区公立医院的医生收入是根据私立医院的医生来计算的,大概 75% 左右,政府每年都在调整。如果公立医院能做到让医生实际拿的收入跟私立医院医生的收入差不多,这时候医生要离开就要想想,可能不会走得那么痛快,因为还有学术和病人量这些因素。

当然,不是说公立医院的医生不可以到外面去,也可以去。如果说医生不愿意在这里干了,去私立医院也可以。现在私立机构的医生也可以到公立医院里来,所以我们和私立机构合作是双向的。

医生可以当得更纯粹

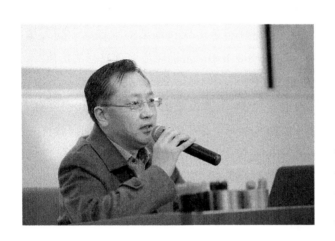

宋冬雷

冬雷脑科医生集团创
始人、原复旦大学附
属华山医院医生

　　我曾是上海华山医院神经外科的,在我们行业里,华山医院神经外科属于"国家队"性质,一直有"南华山,北天坛"的说法。我于2013年离开了华山医院,原因有很多,经过一年体制外的锻炼,我有很多不一样的想法。体制内跟体制外感觉是有落差的,但是落差不是很大。

· 医疗改革的任务: 让医生回归纯粹 ·

　　我觉得一定要改革,医生是医改的一个重要主体。一个成功的改革应该是让医生回到纯粹,回到作为医生的本质上。那么什么样才算是纯粹?

　　首先是心态纯粹,看病的时候要心无杂念。医生在给病人看病的时候,还要想着从病人身上挣钱,这就麻烦了。所以心无杂念很重要,尤其是对外科医生来讲刀子一点点都偏不得。

　　第二,纯粹是一种行动,要知行合一。很多人是有想法的,我们要为病人服务,但是放不开,这是知行不合一。医生能够做到知行合一就是伟大的医生。

　　第三,信念要纯粹,医生不要被其他东西迷惑而丧失了信念,丧失了纯粹。

我是重新收获了这一份体会。我在公立医院曾经迷惑过,后来在私立医院又重新回归了纯粹,这是我一年来最大的收获。在座的各位如果你们看病的时候碰到一位思想纯粹的医生是一件幸福的事情。医生本应是纯粹的职业,但是现在中国的社会环境让医生没有办法纯粹。所以改革最大的任务是让医生回归纯粹,让病人可以找到纯粹的医生看病,这是中国社会最需要解决的问题。

· 现状: 为什么医生无法做到纯粹 ·

医生的纯粹不用多解释,因为生命之重、性命相托,不得不纯粹。我们要用心来为病人服务,把病人真正放在第一位,要放下很多不应该想的东西,从道德的高度来讲就是仁心仁术。所以医生应该是一个心灵纯粹的人,但是非常遗憾,纯粹是需要环境的。医生做不到纯粹的原因有很多,我简单说一下。

第一,社会大环境是有问题的,中国社会缺乏诚信。不光是医疗行业,其他领域也都是这样。医生跟患者之间缺乏信任,不信任还看什么病? 法制也要完善,对应该保护的行为要保护,对应该惩罚的行为要惩罚。媒体报道时,医患双方的声音都要听,然后再写报道可能会公正一些,所以社会大环境使得医生没有办法放下私心杂念。

第二,现行医疗体制问题很多,使医生没有办法静下心来看病。即使一个医生真的能够静下心来什么都不想,一天可以,一个月可以,一年也很难保证,20 年就更不要想了。尤其是医疗对服务系统的定价,医生的诊疗费还不如路边剪头发的,医生怎么能静下心来为病人服务? 还要有职称和学术地位的考虑。于是就出现了一个问题,我们这个社会对好医生的评价是什么? 一个医生是教授、专家、博士生导师就是好医生,还是专心看病就是好医生? 这是两个不同的概念,就我个人而言,不要导师,不要博士,我就要医生。所以我们要做的事情就是让所有的医生都变得纯粹一些,医疗改革、医患关系可能就解决了。

· 改革的两个要点: 培训竞争制度和医疗定价 ·

有两个重要的改革是必须要做的。

第一,改革医生的培训和竞争制度。在美国,医生就是医生,没有教授、副教授、博士生导师、硕士生导师这种考量。培训出来就是医生,至于要做科研、发文章、当教授都可以,另外再去做就好了。作为医生只有一个标准,就是能不能看好病、服务好病人。我现在管理一家小医院,为来自全国各地的病人看病,工作量很大。所以我现在没有能力,也没有兴趣写一些基础性的文章。我也不带博士生,可能3年、5年以后,医院发展好了,梯队带出来了,我有时间和兴趣会重新带一些研究生,但现在这不是我的工作。中国医生执业的目标到底是什么?我们老百姓需要什么样的医生?这是很重大的问题。我认为实际上很简单,看好病、服务好就可以了,其他东西不是老百姓需要的。

第二,必须大幅度提高医生的劳动定价。不管是公立医院还是私立医院,我们一定要尊重市场的规律,尊重价值的规律,让医生获得满意的收入,从而沉下心来看病。医生也需要自我反省,在市场经济的规律当中,部分医生也做了一些不是很好的事情。但是医护人员也不能被道德绑架,不是白衣天使就应该无私奉献。

今天早上看到一条微信很感动,有一个医生说:我来了你们医院就感觉到你们医护人员的笑容非常真诚。他说因为我们变得纯粹了,我们只考虑做好医生,别的不想,那患者能不满意吗?一年来我们做的都是大手术,或者人家不要的病人推到我这里来,但是我们的满意率达到百分之百,没有人投诉我们。还是这一句话,要想医生纯粹,想要得到良医,没有社会全面配套的改革,是不可能实现的,这是我自己从体制内跳到体制外后一个深刻的感受。

最后一句话,不能纯粹地行医,医生是不会快乐的。医生的本意是救死扶伤,希望用他全部的热忱为病人服务。但是我们现在做不到,做不到病人就不满意,病人能够感觉到这个医生不是为他着想。医生不纯粹,患者不理解,医患关系就不会好。

圆桌对话

基层医疗能力不足,无法限制患者选择

问:虽然我们希望建立守门人制度,但是在上海这种一卡通制度下,人

人都可以自己选择医院、医生,怎么样有序就诊,让守门人守得住?

宋冬雷:这个问题很关键,其实不仅仅是上海,北京也是这样。我们过去30年医改有一个很大的失误,就是三联单的体制。关于这个问题也发生过几次争论,我个人看法是这样的,现在想采取行政措施重新回到过去的分级诊疗根本不可能。计划经济时代的分级诊疗之所以能维持,是因为那时候大家穷,指望单位的医疗费看病,单位不给报销就不去看了。现在有了一卡通,在北京到协和医院和301医院的患者,住院费用报销率不到30%,几乎等于自费。但是在自费的情况下,都非要跑到北京和上海,其中有很多病例在我们看来根本不需要跑到北京来。我调研了三个病例,他们说不是没有在县里看,县里动了刀没有好才跑到北京。

在现有的体制下,你想约束患者,让他们必须经过分级诊疗,最后才能到三甲医院去,这是不可能的。

现在核心问题是怎么解决让优秀医生去基层的问题。现在的社区布局很合理,每一个社区都有社区中心,可病人真的不愿意去。

医生价值的自我实现和认识

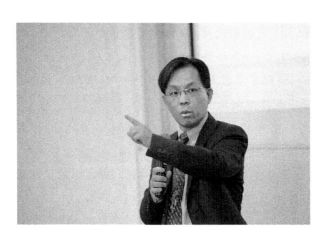

梁晓华

复旦大学附属华山医
院肿瘤科主任

我从临床医生的角度来讨论医生的价值问题。在讨论之前，首先要想一想什么是医生的价值？

· 医生的价值：区分行业与医生个人 ·

目前大家对医生价值的认识不一样。我谈谈我自己对医生价值的看法？我从两个方面看：一个是社会角度，一个是医生个人角度。

从社会的角度讲，我们把医生作为一个行业，是医疗事业。医生不是代表个人，是代表一个战线。这个行业就是救死扶伤，不考虑别的。作为医生个人来讲，他是一个职业。你不能要求某个医生个人来代表这个行业，我们医生个人只把医生作为一个职业而已。现在很多人说医生就代表医疗行业，这是错的。作为一个行业来讲，医生群体代表国家来实施福利，这个福利是健康福利，改善人民生活质量，维护健康权益。

从医生个人而言，有几点要考虑的因素。第一，养家糊口，我要赚钱，这是我的工作。这份工作通过我的脑力、知识、高技术和体力付出，去挣钱来养家糊口。第二，医生个人应该有职业荣誉感。我觉得这对医生来讲很重要。第三，医生的公益性，不是说医生个人满足就可以了。这个公益性我和

166

我的学生有过讨论,他们就说,你愿不愿意免费给人家看病,并到农村待一段时间。我的一个学生说不愿意,我说在目前的体制下我也不愿意,但是如果让我自由执业,我愿意一年花3个月到农村去免费看病。医生内在体现了公共服务,免费为人民大众看病。这是一个医生职业公益性的体现,我不能代表所有的人,但是在我周围的同事当中有很多人是这么想的。

· 为什么不能实现医生的价值? 原因何在? ·

第一,政府赋予了医生个人非常多的社会性责任。并通过卫计委,通过院长一步步传递下来,最后加到我们临床医生身上。比方说医疗救助,把患急病的流浪汉送到医院,即使他没有钱也要看,任何医生都会这样做,但是看完了钱怎么办? 以前院长说你们自己拿,现在是医院买单,但仍然是我们医院人员来间接承担。

第二,病房里的重症病人、疑难杂症的病人,有不少是穷人,看完了就拍屁股走了。我们医院是谁看的这个病人,谁承担20%的费用,另外80%由医院承担。但是重症一般都是医疗小组负责,组长不会让他下面的人承担。因此如果说我的小组发生了这种情况,20%基本上是我个人承担。所以本来穷人来了,医生不能说不给他看病,而且看好了也是很高兴的事情,但就是本来应该政府买单的,结果让医生自己出了钱。

第三,临床工作中医生除了救治病人外,还要盯着电脑防止欠费,然后通知财务部收费。这样一来,看病这个事情就不纯粹了。但是不盯也不行,到了最后病人的钱用完了,还是扣医生的钱,医生怎么办? 医生要付出自己的精力、体力、知识,最后还要医生来掏钱。医生可以免费给贫困者制订方案,但是总让医生掏钱买药也不行。

第四,医保支付问题。由于医保支付现在有限额,给到医院的指标不够,总是超标,而且超标的部分医保不管,全由医院承担。

第五,跟我们的考核机制有关。很多医生要晋升,少一篇文章就不会过。而且卫生系统的考评指标并不一致,我首先要符合华山医院的标准,然后再由卫计委评。这些考评基本上是要求有基金课题,或者是论文发表,跟临床关系不是太大,或者是没有直接关系。医生花了很多精力在这上面,影响了医生价值的实现。这不是一个医生个人的问题,而是一批医生的问题,这也会造成大部分医生有挫败感。

挫败感表现在医患关系紧张。医生的敌人是疾病，不是病人，更不是病人的家属。但是我听到前一段时间有一位知名的人士说，医务界一年就死那么几个人，警察一年牺牲的多多了，觉得医护人员太矫情。我说这个人是无耻，警察是在什么情况下伤亡的，是在面对刑事犯罪分子的时候，他的敌人是犯罪分子。医生的敌人是疾病，但是现在我们不知道什么时候会遭受到病人家属的辱骂、拳头和棍棒。因此我认为这造成了全行业的恐慌，对医疗行业的发展是不利的。

· 自由执业，给医生松绑 ·

实现医生价值就是要回归医生职业本来的内涵，医生就是看病，通过他的劳动价值，获得合法合理的收入。具体做法就是解放劳动力，现在的做法是用系数提成。我们医院里也有考核，实际上就是给你一个蛋糕，蛋糕就这么大，然后系数可以调整，无非蛋糕块是大还是小的问题。但现在没有说到蛋糕怎么做，后来说有一个出路是跟私立医疗机构一起把蛋糕做大。但是我们一般的医院没有这个水平去做蛋糕，即使在三甲医院，大部分科室也是没有能力的。因此自由执业是唯一的出路，给医生松绑。有人担心医生自由执业以后，医生都给有钱人看病了，老百姓就没人给看病了。对于社会困难群体政府要兜底，医生也会看穷人的。医生这个职业具有天然的扶贫帮困的职业属性。从进入医学院校后，我们都是耳闻目染杏林文化和高尚医德。刚才我说如果自由执业，我愿意拿两到三个月来免费看病，我的学生讲他因为收入比我低，他愿意拿出一个月，这也不错了。

总结一下，我认为要实现医生的价值，就是要让医生安心看病、静心看病，实际上跟宋冬雷医生是一样的，只不过是表达方式不一样。

用创业实现医生价值

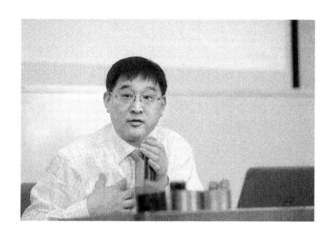

宋维

上海寓医馆创始人兼院长、原第二军医大学附属长征医院医生

· **寻找医生的价值** ·

我是军人出身,出来办民营医院得到了政府支持,所以我和一般的民营医院不一样。我是在创业,我就是这家医院的老板。今天我想讲用医院的创业来实现医生的价值。先讲一下医生的价值在什么地方? 为什么要回归?

第一,医生治病救人,保证民众健康,是崇高的职业,这是医生的价值。这是敬畏生命、服务于生命得到的认可。

第二,医生也要生活,所以我们希望自己的收入有保障,可以维系生活,更能体现医生的价值。

第三,医生的岗位是不是明确,诊疗的流程是不是清晰,都是实现医生价值的关键点。大牌专家不要做不应该做的事情,完成工作匹配,做该做的事情。

· **医生价值回归的意义: 奠基医改成功** ·

医生的价值应该回归到什么地方? 第一,前面讲了敬畏生命,医生要很好地对生命负责,这是医生服务的本质。第二,医疗工作当中诊疗恰当、准确有效。第三,尊重医生,实现医患互信的医疗和谐。

回归的目的就是支持医改成功,而且把医疗健康当成一种产业,做到服务公平、有序,要把公平性、专业性厘清,最终目的就是民众的医疗健康能够有保障,医生的价值能够回归。而这几个方面的前提是敬畏生命,诚信自律,这就要求医生价值得到认同。再向下可以将医疗进行分类。

第一,是民生性的医疗、基础医疗,这些可以在社区基层卫生机构实现。

第二,是风险性的医疗,疑难危险手术让国家医疗机构做。

第三,是竞争性的医疗,属于高端服务产业链,这方面应该让社会医疗机构来竞争。而且千万不要分医疗机构的等级,否则一定会看病难,看病贵。让所有的医院都能解决老百姓的问题,就不会只去一个地方。再讲深一点,全科医疗是预防医疗,后端是专科医疗。现在不管大病小病都搞到专科顶级去了,这是错误的。一定是由全科医生把关,全科医生认为病人应该转科再转,全世界都应该这样做。

核算医生的收入,应该考虑几个方面。首先是家庭基本生活所需,同时还要考虑职业发展和收入增长,这是普通医生的价值认同,可以体面生活,能够安心医疗。第二,医生的培养过程成本很高,必须要后期收入比较高。所以要保证医生的生活条件优越,让医生自己和家人能够认同这份职业。

·医院创业实现医生价值·

介绍一下我们寓医馆用创业实现医生价值。我们做到名医要控股、名医做法人,另外还有三个"懂"。

第一,要懂国情。我们要控制自己的发展节奏,逐步被认同,这样就可以后续再延伸做更多的事情。

第二,要懂管理。今天的创业,管理太重要了,特别是早期的创业。一年的成本可以省下 2 000 万元,这就是懂管理,并不是只管制放射科、检验科等。

第三,要懂业务。就是拿出来东西的特色和竞争力,如果没有特色和竞争力谁也不会来。我希望我们医院所有的体检、预防、健康管理,要发展得比华山医院、中山医院还要强,这就是我们的特色和竞争力。

要清楚市场,做创业市场你可以做什么? 首先要让政府放心,敬畏生命,诚信自律。第二做国家大医院做不好的事,做国家不愿意做的事,这是市场让给我们的空间。要做市场需求大、风险小的服务，做政策鼓励的服务。

圆桌对话

全科医生也需体面执业，与三甲医院做好分工

问：我国台湾地区糖尿病管理有很好的经验，其中重要的一个环节就是私人诊所，我想问从法律的角度，比如说医师执业法和医疗机构的法律，什么时候考虑修改，以促进私人诊所、全科医生的发展？

宋维：让大牌医生下社区不容易，也不妥当。社区医生不等于不是名医、大牌，社区医生要知道白细胞高还是低，到底用不用抗生素，要知道这种感冒会不会引起别的事情。所以社区要做预防，而不是把大医院的事情做了。

目前社区医生培养有问题，劳民伤财。一个全科医生，他可以学习简单有用的事，不需要到大医院学习3年却是用不到的东西。所以一定要把三级医院、二级医院取消，给老百姓看病的社区医院就是最好的医院，和大医院没有差别。现在最大的问题是不仅仅医生的孩子不去读医了，而且目前读医的学生都不当医生了，现在医生都去做医药代表，我现在担忧的是将来医生都没有了。

自由执业和医生价值

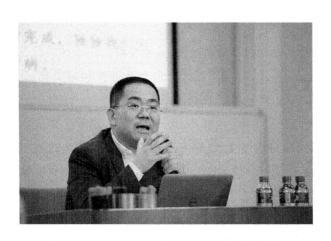

朱恒鹏
中国社会科学院经济
研究所副所长、公共
政策研究中心主任

· **中国医疗体系的弊端：好医生数量不足，且配置失衡**·

一个国家医疗体系的好坏体现在三个方面：就医方便性、费用合理性、可信任性。中国的医疗体制弊端直接体现在两个方面。

第一，医疗资源明显不足，特别是好医生数量明显不足，如果达到中等国家的水平，中国的医生质量和其他国家差距很大。我们的职业医生资格，中专学历也可以考，实际上要求很低。我们在提美国医生收入多高的时候，要看工作量，如果是按照医生的要求，恐怕我们还不能比。

第二，医疗资源配置严重失衡。医疗资源集中在北京、上海这样经济发达的地区，好医生也集中在三甲医院，造成了中国特色的"看病难"。我同意很多医生讲的，也做过很多调查研究，看起来其他的国家看病比我们还难。美国预约一个大夫最长要3个月，最少一周。中国的看病难不一样，我们是到三甲医院看病难，在社区卫生中心可以随时去随时看。但是目前的社区医生接诊量太低了。北京2012年总诊疗1.92亿人次，社区卫生服务中心（站）在内的所有基层门诊机构完成了30.8%，其中社区中心（站）完成21.3%，二级医院完成了20.8%，三级医院42.1%。上海2011年总诊疗

2.02亿人次,二、三级医院承担58.9%,社区卫生服务中心(站)及诊所等基层门诊机构完成了36.6%。对比一下英国,90%的门急诊是由全科医生完成首诊,其中有90%以上没有进行转诊,98%的门诊处方由全科医生开出。美国、澳大利亚、加拿大、日本及中国香港和台湾地区的门急诊全科医生首诊比重均超过80%。而北京和上海就是社区卫生中心完成的20%门诊量中,有一部分不是门诊,相当一部分去的目的就是转诊,到社区开了转诊就去三甲医院。其他国家大部分患者就诊是在家门口的诊所完成,唯独我们大部分患者要到二、三级医院极不方便地排长队看病。

这个看病难带来了看病贵。北京市三甲医院2013年均次门诊费用已超过500元,平均接诊时间不足10分钟。而北京一个中档私人诊所,均次门诊费用不超过380元,平均接诊时间在15~20分钟,若能够像公立社区医疗机构那样没有房租支出,这些中档私人诊所的运营成本可以降低40%,均次门诊费用可以降到200~300元,普通诊所的均次门诊费用甚至可以降到100~200元。

另外是医患矛盾,正是没有形成良好的分级诊疗体系,患者不得不大量集中到高等级医院看门诊,漫长的挂号、短暂的诊疗、医患沟通的严重缺失、痛苦的就诊体验、昂贵的医疗费用,这一切正是造成医患冲突最直接的诱因。还有媒体不负责任的报道等。但是大家要注意,媒体的素质和医疗行业的素质是一样的,没有哪一个行业整体的素质比其他行业高。

· 官医体制导致多种问题 ·

现代市场经济国家或地区,门诊机构主要是由单个医生私人开办或多位医生合伙开办的私营诊所组成,比如美国、德国、加拿大、日本、澳大利亚,门诊机构90%以上是私人诊所,日本这一比例是99.4%,中国台湾地区是97.8%,中国香港私营诊所比重也超过90%。环顾世界各地,市场经济国家没有门诊机构以公立医院为主体分级诊疗取得成功的案例。

中国是官办医院主导,这就导致几个问题。

首先,公立主导体制下,必然建立严格的行政等级制,处于越高等级医院的医生获得的资源和薪酬越高,而处于最底层的基层医疗机构获得的肯定最低,他们的薪酬也最低。

第二，为何社区医疗机构被称为"基层"？卫生部门要求刚毕业的大学生或者低年资医生到社区医疗机构服务一定年限。即在卫生主管部门眼中，社区医生只能由一些资质较浅、水平较低的医生构成。从政策上就决定了基层就是资历浅的医生，基层医生使用最简单的基本药物。同时，基本药物制度更是完全把社区医疗机构定义为浅资历医生执业场所。患者很难首诊就去社区。所以改革应该是如何让好医生去社区。而其他国家的社区医生，一般是毕业先到医院去练手，到了40岁有了技术和名望后，再离开医院去社区看病。中国则相反，在这样的体制下患者怎么可能会留在社区？

外面有私立医院做标杆，就能比出好与坏。中国香港公立医院的医生工资怎么定？私立医院一个月15万港元，公立医院是此标准的70%。私立医院不但要求医生不犯错还要干得好，公立医院只要不犯错就行。这比绩效考核简单很多。我们现在是绩效考核制度，关键怎么考？现在经常有人提出医生的收入不能和医院收入挂钩，那应该与什么挂钩？有人说和技术水平、质量高低、患者满意度、成本控制等挂钩，可如果技术水平高，医院收入水平自然高；质量好，收入也高；患者满意度高，收入也高；成本控制的好，净利润高，收入就高。绩效考核的核心是，如果政府根据医院技术、服务质量、患者满意度进行定价定准了，医院收入或利润反映了这些要素，这时候收入挂钩就等于与技术、质量、患者满意度挂钩。

中国现在医疗体制最根本的特征是官医体制或者叫行政垄断体制。我们的医院不是公立医院，是官办医院。医生属于事业单位职工，是国家干部，这是体制很重要的体现。

现在中国的医疗服务定价有问题，挂号费太低，手术费太低。1997年国家医疗卫生体制改革决定中明确提出，要解决医疗服务定价问题，力争1～3年解决。到今年已经17年了，挂号费到现在解决不了，从5元提到200元就这么难。更复杂的问题是医生市场价值大，医生与民众健康和生命相关，其实不完全取决于工作多辛苦。现在的逻辑是按照成本定价，但价格是由主要需求决定的，成本只是底线。医生的价值要由市场决定，而不是由领导决定，如果医生一方面想拿市场化收入，另一方面想拿国家干部的保障，这个想法是不行的。

我曾调查过很多医院的奖金系数是如何制订的，我想知道是不是各科室奖金一样。结果算一下真的一样，净利润高的科室奖金系数低，净利润低的科室奖金系数高，最后拿到的奖金数是一样的。

· 参考我国台湾地区，建立供方竞争性分级诊疗体系 ·

怎么改革，我个人体会是找模板，台湾地区 50 年的发展就是很好的模板。我国台湾地区在建立医保过程中，医保覆盖比例与公立医院病床市场份额呈现明显反方向发展趋势。1950 年代，台湾地区公立医院病床占有率高达 90%，1980 年下降至 46%，2010 年下降到 34%。2010 年公立医院健康保险申报金额市场占有率则仅剩 31%，而民营医院则高达 69%。通过建立全民医保体制，台湾地区以发展社会保险来替代兴办公立医院，使台湾地区医疗体制逐渐从此前的"'政府'兴办医疗机构直接提供服务"模式，转向了"'政府'筹资补需方、民营机构提供医疗服务"的模式。关键是，台湾地区的医疗服务质量、宏微观医疗绩效以及患者满意度均居世界前列。一个人均收入超过 17 000 美元的发达地区，医疗卫生总费用占 GDP 比重只有 6.7%。台湾地区民众医疗费用自费比率不到 11%。

所以简单讲，改革应该在供方建立竞争性分级诊疗体系。要放开市场准入，有执业资格证书的医生开办医疗机构采取备案制而不是审批制。建立以（全科）医生诊所为主体的竞争性社区守门人制度，主要承担初级诊疗和大部分公共卫生服务职能。建立竞争性的医院服务体系，主要承担住院服务、疑难杂症诊治及医院教学和科研职能。确立以社区中心和康复医院为主体、分工明确的康复护理养老体系。

· 理顺体系，社区医生价值可期 ·

医生的价值体现在哪里？2012 年北京市公立社区机构执业医师 8 804 名，直接财政投入是 35.6 亿元，城职保和城居保门诊支出 328 亿元。如果社区门诊机构能完成 80% 的门诊量，获得 60% 的医保门诊支出，则社区机构可获得 200 亿元的医保支付，平均每位医师超过 224 万元，即平均每位医师获得的财政直接投入加医保支付超过 264 万元。按照每个家庭医生服务居民不超过 1 500 人的发达国家标准计算，北京户籍人口 1 297 万，8 800 名社区医生已满足需要。扣除诊所运营成本（包括其他医技人员用工成本），同时按照国际标准扣掉药品费用，每位社区执业医师年度个人纯收入不会低于

50万元，即便按照服务于2 069万常住人口需要1.4万名社区执业医师计算，每位社区医生的年纯收入也不会低于30万元，这还没有考虑患者的自付费用。显然，30万～50万元的年收入完全能够吸引到足够让社区居民放心签约首诊的优秀医生进社区开办诊所。

另外一个算法比较保守，目前北京公立社区卫生中心（站）总支出中人员成本只占22%左右，药费则占到50%以上，员工年人均收入7万元左右。若将药费降低一半，同时把这部分费用用于增加医务人员报酬，员工年均收入可提高到15万元以上，考虑到全科医师和护士等医卫人员之间合理的工资差别，全科医师的年均收入完全可以超过20万元，显然如果社区全科医师能够把目前只占20%的门诊比例提高到60%～80%，从而获得大量的医保支付，上述30万～50万元的年收入顺理成章。所以医生收入问题是政府投入不足，不是没有钱，而是浪费的太多了。

圆桌对话

医生培训体系缺失，公立医院应该回归公益、教学与质量控制

问：哪些制度做法阻碍了医生价值的实现，需要进行什么改革？

龚晓明：目前的医生体系是，医学生毕业后，如果有幸留到北京协和医院，以后就是协和医院的水平；如果不幸到了县级医院，就是县级医院的水平。医生不像别的行业，毕业以后就可以很轻松地工作了，医生必须要经过几年的培训过程，这个培训的过程，在我们国家实际上是非常缺失的。另外，在国内医生要花10年的时间才可以主刀，在美国4年就可以了。

当我决定离开协和医院的时候，我想闯出一条新的路，新的路怎么走？英国一位知名的专家，他一个星期大概工作4天左右，其中有一天他在自己开的医馆里看自己的病人。私立医院在未来会是改变这个行业的重要力量。我在离职后，做了2个月的自由执业，一个星期就看半天的门诊，结果发现这样的收入可以超过我在协和医院的收入，所以这条路是可行的。

后来我到上海又加入另外一家医院，我希望可以改变老百姓对公立医

院的错误定位。如果老百姓看病,不能指定一定要看这个专家,那么就可以让专家在后面,年轻医生在前面。比如我可能带四个学生,然后我在后面提供支撑服务、教学服务,做手术的时候是他在做,我在旁边带着。这样以后公立医院承担一些教学的任务,把学生通过合理的机制培养成均衡的医生,这是我对公立医院目标的理解。多点执业的方式使得医生可以得到市场化的收入,同时也可以回到公立医院做应该做的事情,就是公益、教学、质量控制,这是公立医院改革的方向。

全科医生小组化运营,专业医生提高流动

金春林:今天讲的医生价值有两点,一个是医生的社会价值,医生把病看好了,人们的劳动力修复了,生命质量提高了,这是无穷的价值。另一个是医生的个人价值,无非是医生工资水平不高,有一些医生收入水平低,这是一个现象。医生的工资需要达到社会平均收入、平均工资的几倍,这个是大家集中的观点。

5倍、6倍的工资怎么实现?光讲问题,没有实现途径也不行,通过收费还是财政实现?我觉得可能是需要平台。我个人觉得在中国目前的情况下,自由执业是不现实的,医生没有雇员身份,到处自由执业也难以管理。所以理想和现实是两回事。

左学金:关于自由执业的问题,我想在操作当中可能会有一点波折。目前是以医院为单位操作,如果所有的医生与医院没有关系了,有没有可能以组合的形式进行操作,比如全科医生小组,医生带两个护士,然后独立来接收病人,按人头付费。小组做得好可以接收 1 500 个、1 600 个社区居民。不要考核用了多少钱,要考核 1 500 个居民在若干年当中的健康是怎么变化的,血压、血糖控制得怎么样等。上海三级医院是高度专业化的,在美国可能问题不是这么严重,因为专业医生在医院是可以直接流动的。我在美国摔了一跤,虽然我是在诊所做的手术,但医生是从专业医院来的。如何符合中国的具体情况而做类似的事,这值得我们研究。专业化的医生要流动起来,否则我希望去第六人民医院,你非要让我到第九人民医院,患者就不高兴了,而且这也可以提高医生的效率。

医生无法独立于社会,仍需要完整的医疗劳动力市场

胡善联:我不完全同意刚才很多专家的意见。第一,医生要做纯粹的医生,我觉得现在很难做纯粹的医生,生活在我们国家,处在当前的医疗卫生

体制下面,不仅要看好病,还要为国家做好守门人。一方面要保证医疗服务健康,另一方面要控制医疗费用增长,这其实并不纯粹。我们希望医生静下心来纯粹是对的,但人是离不开组织社会的,这是我的基本观点。

第二,我们今后怎么去体现医生的价值,难道自由执业就能体现整个医生的价值吗? 我只是提出一个问题,我觉得靠这个是不行的,如果没有完整的医疗劳动力市场,没有充分利用我们配套的医疗制度改革,只有自由执业也很难实现医生整个价值。

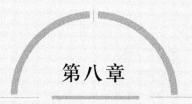

第八章

信息技术，改变医疗

本章内容摘选自 2014 年 6 月 7 日，第八期圆桌会议

    信息技术和互联网的飞速发展正在给人类生产和生活的各个方面带来冲击。医疗与其他行业之间的最大区别就在于信息。医疗质量的信息难以获得以及医疗信息具有不确定性和在医患之间不对称性等特点，往往使得医疗服务的提供方具有更大的权威和优势，而病人需要依赖医生做出许多重要决定。一些专家认为，随着信息技术的发展，医生的绝对权威和家长式的地位正在动摇，而病人可以充分利用信息和网络来更主动地参与医疗和健康管理的决策。未来的医生将不再扮演知识仓库的角色，而是成为知识管理者，为病人提供决策支持，帮助病人进行决策，成为病人的伙伴。医疗信息技术的发展不仅将会改变医患之间的关系，还会影响疾病治疗本身。大数据的充分利用可能将带来治疗的个性化，以及对疾病预防和健康管理的重视。

    在现代医疗技术水平上，我国与一些发达国家相比仍然存在差距，但在信息技术上，我们之间的差距相对较小。我国如何在医疗信息上抓住机会，产生后发优势的效果，这需要在产业政策和各种相关政策上做出哪些相应的变化？任何事物都是双向的，医疗信息技术发展本身也会带来新的问题，需要我们做出积极的应对。例如，如何保护个人在医疗信息上的隐私，这是医疗信息化过程中面临的一个重要挑战。

    本章介绍了长期从事信息服务的企业资深人士的看法，也介绍了传统的医疗健康公司怎么与医疗信息化相结合。通过多角度的解读，希望给读者带来当前互联网、数字化时代大潮如何影响医疗健康产业的独特思考。

新形势下的医疗信息化变革

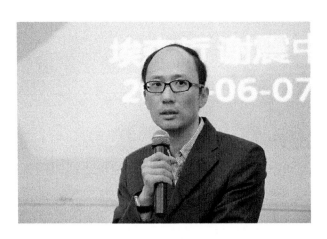

谢震中

平安健康云战略市场部总经理、前埃森哲大中华区医疗与公共事业部管理咨询总监

· **医疗信息化降低了准入门槛，但同时失败率也上升了** ·

埃森哲在医疗信息化方面做了很多工作，但是在中国还不够，国外的案例会更为成熟。一方面埃森哲进入国内时间不长；另一方面，国内这方面也是非常复杂的领域。在中国，信息科主任做院长的例子屈指可数，大多数都是临床医生做院长，医疗信息化并不被医院特别重视。虽然说大家讨论的非常激烈，但只是"口号多，行动少"，因为医疗信息化非常复杂，医院和政府在主导一个医疗信息化项目，比如说政府做一个大的区域级健康卫生平台时，往往开始的时候目标非常明确，但是研究、参观的案例多了以后，就不知道怎么做了。

首先讲一下和信息化不太相关的事情。我之前投资并购也做过不少，尤其专注于医疗行业。其中失败的案例非常多，可以说失败的比例远远超过其他行业。尤其是进入互联网和移动互联时代之后，大家觉得进入的门槛低了。但反过来讲，投资并购以及后续的运作失败率也提高了很多。很多的外行人，或者说对医疗行业不了解的人，觉得门槛降低之后虽然我对这个行业不了解，但是我可以进入。因为他们总觉得在自己的行业里，竞争越来越进入红海时代,壁垒越来越多,他非常希望利用原始资金积累跳到蓝海时代。医疗行业也是如此,但事实上,很多进入的人都只是"先驱和先烈"。

· 医疗信息化的宏观环境 ·

首先,观察一下医疗信息化所处的宏观环境。目前改革进入深入区,政府高层在报告或者巡视时都屡次说到,现在改革进入了倒逼的时候,不是想要不想要的问题,而是在很多领域里不改革不行了,但是一改革就会触碰到很多的利益问题。

第二,我们看人民网的英文版,其中很少用到"改革"这个词。什么叫改革,改革会让大家想到变革。现在我们中国媒体在英文报道的时候,更多用的是"重构"这个单词。目前国内改革进入倒逼的过程是一个重构下的改革。2013 年卫生统计工作刚刚结束,虽然卫生总费用占 GDP 的比例好像不高,但是中国 GDP 在增长,所以这个数字还会继续增长。政府已经提出要控制医疗费用增长,但是效果好像不是很好。这并不是说医疗部门无能,而是中国的情况非常复杂。医疗相关的政策或法规,通常都是三部委、十部委,甚至十五部委一起发的,这就会造成很多的问题。

另外,国内的医院数量在不断增加,而且中国在这方面的费用有明确的指向性。但是可以发现二级、三级医院的发展速度明显不同(图 8 - 1)。2012 年乡村一体化导致基层医院的数量反而下降了,但问题是人们仍旧都想到三级医院看病。同时民营医院最近发展得非常迅速,埃森哲这半年来接到了很多民营医院的评估项目,可以看出这方面有巨大潜力。

· 新兴与发展市场 ·

我认为有几块是值得关注的新兴与发展市场。首先是区域卫生体系。现在上海已经有了医疗联合体,或者说是区域医疗中心,每个省市对这一形式的提法也不一样。上海五大儿科医院形成了一个联盟,转诊、会诊方面的制度都建立的不错,但是并没有医疗卫生平台,无法共享患者的信息。"十二五"规划期间,国家提出了"35212"工程;"十二五"期间,我国将重点建设国家级、省级和地市级三级卫生信息平台;加强信息化在公共卫生、医疗服务、新农合、基本药物制度、综合管理五项业务中的深入应用;建设电子健康档案和电子病历两个基础数据库;建设一个医疗卫生信息专用网络;逐步建

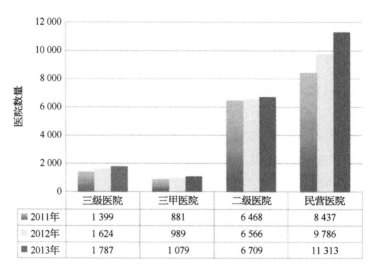

	三级医院	三甲医院	二级医院	民营医院
■ 2011年	1 399	881	6 468	8 437
□ 2012年	1 624	989	6 566	9 786
■ 2013年	1 787	1 079	6 709	11 313

图 8-1　2011—2013 年中国医院数量变化

设信息安全体系和信息标准体系。后来又升级到"36312",是增加了一个全国人口资源数据库。虽然现在公安部的人口数据库已经较为全面了,但是该库没有计划生育方面的内容,所以建一个也可以。但重点是这些数据库怎么共享信息,怎么样避免重复投资。

健康管理也是非常重要的新兴市场。最重要的是创建一个平台,怎么样把医疗的技术,如可穿戴设备、医疗物联网设备、云计算、大数据分析,通过这个平台导入医疗产品与服务中。但是大家知道,如果没有医院的介入,健康管理就不是一个闭环。在中国,医院很难做健康管理,因为健康管理在院外,而中国的体制要求医生必须要留在医院范围内。所以这就要打破医院的围墙,要进行医疗体制的改革,比如说多点执业、社会资本介入等。

数据如何应用,这是涉及多方面的问题,和信息化也密不可分。现在很多医院在做临床数据中心,但关键是数据中心是用来干什么的? 就像我们每个人在家,都看了很多的电影,上网浏览了许多数据。如果只是做了一个存储池,把所有东西存在里面,对我们有什么用?

国内信息化大会提出了几个概念,提的最多的是决策分析。现在埃森哲做得更多的是临床型科研,这一块实际上与基因、芯片和大数据是非常有关的。在这方面,个体化的基因有很大影响。比方说做了一个基因芯片,发现一个人的直肠癌、糖尿病或者是某一个肿瘤片断是缺失的,他可能一辈子都不会得这些疾病。这就解释了为什么有一些人非常容易患某些病,有一些人根本不会患。当然还有很多东西解释不了，还需要进一步的研究。现在真正的临床科研是把科研数据和临床数据整个融合在一起放到一个大数据里。

最近也有一个提法叫商业智能，其中也有大数据。但是大数据最擅长的不是分析已知的东西，而是寻找未知的内在的可能性。比如说丰田，它发现某几种车型的客户总是抱怨这个车刹车有问题。最后通过大数据分析发现，这是因为开这几种车的人，喜欢用脚垫的人特别多，而中国的脚垫质量参差不齐，刹车的问题大多数是和脚垫有关，而不是和刹车系统有关。这就是大数据给我们带来的最经典的结果，我们永远不知道大数据会带来什么。

之前医疗信息化的标准引入的比较少，但是现在很多。例如 JCI（国际卫生医疗机构认证联合委员会）、DNV GL、HIMSS（Health Information Management System Society）。早期医院院长通常都认为这是品牌，有了这个标准之后，就说医院通过了这个认证，我们医院可以提供多好的信息化服务，实际上未必。当真正信息化进入评估之后，就可以发现从评估角度真的是可以发现问题，并影响到服务的流程。

圆桌对话

中国医疗信息化的最大问题是 IT 人士做医疗

问：我所在的公司在日本主要是做医疗检索和药局系统。由于医疗信息的广泛应用，我们公司也开始做医疗信息的互相转换和传输，目前在业界也有一定的影响力。我一直很羡慕中国，因为中国每个人有身份证号码，日本人是没有的，但是身份证却并不能用。他们如果要把人确定下来需要很多的东西和程序。由于医疗数据较敏感，故外资进来也很困难。我想请问一下，关于医疗产业、医疗信息，中国政府主要是什么样的态度，对外资企业有什么样的看法？

谢震中：医疗范围信息化的规划大体的方向是没错的，但是在执行层面上有较大的问题，甚至有的政策在部级就有问题。为什么身份证不能用？其实身份证一直都可以用，而且身份证是一个非常关键的东西，一输入身份证号什么东西都出来了，这么好的东西为什么不能用呢？因为相关利益方太多了，这也是中国特色。比如说美国，美国有很多商业保险集团，他们自己就有这样的信息系统，所以赔付的过程非常方便。但是在中国要理赔，比如说我们埃森哲用的平安保险，凭借的是医院开的票据。中国现在医疗最大的问题就是在支付上，卫计委要来支付医疗费用，但是医保却归人社部管。卫生政策需要多部委来发，比较混乱。我们引进了很多跨国集团进入中国，他们经常问，怎么可以在中国做一个规划把医疗产业的全产业链都做起来？在美国为什么不能做呢？因为美国利益集团已经瓜分完毕了。所以在中国医疗信息化大有可为。现在更多是信息化在用医生，而不是医生在用信息化。现在医疗 IT 最大的问题是很多 IT 人士在做医疗的事情，而不是医疗人在做 IT 的事情。

第二个问题，外资还是有机会的，但是在这两年去外资化的情况下，机会有限。尤其在目前的情况下，外资企业和中国企业竞争，风险很大。像医疗信息化这个市场竞争是非常激烈的。外资企业应该认识到自己的优势，比如说麦肯锡最早的卖点是信息不对称，国外的东西你不知道，我知道，所以我卖给你，而现在已经不行了。所以我们必须要引入很多国外的资源，你缺什么资源，我帮你引进。现在埃森哲做的是什么呢？我们把各种资源进行整合，因为埃森哲是 500 强当中唯一一个纯服务的企业，没有产品，所以任何资源都可以整合到我们的平台上。像产品型的企业，我建议还是自己要创造一些市场出来。

信息技术改善医疗质量和结果

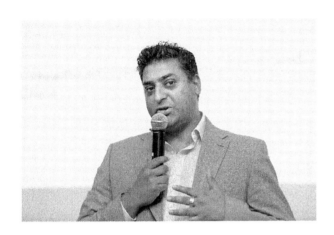

阿米尔·哈桑
飞利浦医疗信息系统
解决方案及服务大中
华区总经理

目前中国有许多健康隐患。老龄化带来的55～85岁的人群数量正在显著扩大。中国整个医疗服务体系在各方面都面临着相当大的压力，比如说在医患关系上——医生每天诊治的患者数量非常大，病人对医生的态度也不满意。政府出台相应的政策来试图改善这些状况。例如为了更好地改善医疗服务的现状，缓解各方压力，构建了多级诊疗的分诊体系，相应政策也会出台，更好地向私人医院投资者开放，搞活这个市场。

在这样一个改革的过程中，我们对医疗服务体系中所涉及的各个利益相关方做了深入的研究，这里列举了五方：病人、非正式的关怀者、面临疾病威胁的风险人群、医生和政府。病人群体在较差的医患关系当中，没有感到自己的诊疗得到了很好的对待和服务，因此他的安全感和满足感非常低。他们感受到的医护有关的信息也非常不足。面临疾病威胁的人群也是重点人群，从生活方式上来讲，日常行为怎么样影响到每天的健康管理？大众是否保有足够的选择权来做出对自己健康有利有效的决策？医生和政府群体都会关注大数据的使用，从医生角度来说如何调动已有的资源，做出决策和选择。从政府来说，怎么样更好地提升现有医疗服务的质量和效率，更好地优化公共医疗管理方式？大数据和医疗信息化可能是考虑的方法和工具。

想象一下,如何在这样一个改革的趋势当中应对未来。可以预见,中国应该会改革为多级诊疗系统来保证慢性疾病管理持续的效果。从患者角度来讲,可以从现在被动响应的方式转换为主动预防,而且可以提高整体慢性病病人诊治的效率并改善结果。对于医疗服务体系中的企业来说,怎么样从 IT 角度提供更多有效的管理,来满足慢性病的有效管理,达到更好的结果。这些都是大趋势中值得思考的问题。

对于慢性病管理而言,应从政府层面、第三方、药厂、保险公司等整个生态圈的角色分配和管理流程入手。是如何提升现有的医疗服务?从 IT 技术应用来讲,可以从云端管理和维护现有的系统,并提升不同机构之间工作效率的角度入手。在慢性病管理方面,这个体系可分为三个部分。一是如何把慢性病管理变成主动出击、积极维护的一个医疗系统。要更好地提升从三甲医院到其他城镇医疗中心之间的工作流,有效提升生产力,并在社区医院实现对病人的诊治。二是从医院到家庭健康管理的监护系统,怎么样支持病人更好地完成诊治和健康管护。三是提高病人的生活质量和获取更健康的生活方式。

现在很多人都在用智能手机。手机上可拥有和处理很多数据,但医生是否有足够的数据来帮助他做出更好的决策呢?从社区层面来讲,怎么样做到主动出击,积极应对医疗系统,来更好地达到医疗服务生产和提高?比如说医生可以拥有一个健康仪表盘去设定一些主要的健康指数,并建立一些诊断基站,来更好地了解病人早期的情况。还可以设有整个分诊和转诊系统,提高效率。通过 IT 技术也会为病人制订个性化的干预措施。从病人角度而言,大部分的期待是放在医院诊治层面上的,但实际上他们可以利用家庭的医疗监控系统,优化院外的医疗管理。比如说我们可以设定更好的医护人员和病人之间的关护协同,在家里设定高危预警,对他进行早期的医疗诊治干预,包括病人的康复系统怎么样更好地在社区发挥作用等。所以这个健康管理的理念其实是始于每个人更好的生活方式。

现在一个非常热门的技术是可穿戴设备。各个医疗厂商都开始研发提供可穿戴设备来帮助他们收集更好的医疗和健康数据。还有就是通过家用电器之间的可连性来帮助人们培养更好的生活方式,在家庭层面也可以设定一些云服务来保证信息的直接传输和后续应用。从技术和实践上来讲,可穿戴设备在信息联动和连通上都不是很困难。我们认为在未来的两三年中,这个领域会发生很大变化,而且是从消费者本身来驱动这个变化。

医药营销与数字科技

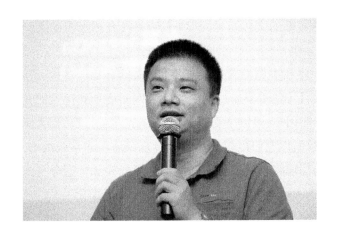

黄颖峰

翼多信息咨询有限公司（eDoctor）总裁

在中国，药物专利过期并没有给中国的药品营销带来巨大问题。中国的消费者在选择药物的时候，更多的是基于信任品牌和产品而进行选择。在专利过期之后，药品定价权的问题是国家特别关注的。可以看到中国的药品营销状态和世界其他国家不太一样。去年全球的医生已经有 1/3 不愿意见医药代表了，在大医院尤其如此；而在中国市场，医生仍旧非常乐意跟各个赞助商交流和讨论，甚至愿意牺牲自己的周末时间或者晚上休息的时间，这和其他国家医生的状态是完全不一样的。另外，随着信息技术的发展，现在很多制药企业都在利用信息系统来帮助医药代表拜访医生，便利度大大提高。

在美国最火的医生社交应用 SERMO，是由美国的一个外科医生创办的，这和中国有所不同。我们一般会认为，医生应该是热烈拥抱移动互联网。但是典型的医生一天工作下来都非常累，最多陪陪家人就倒下睡觉了，很少有时间可以去网上看看新闻或者社交。我自己也做过一段时间医生，对医学信息来说，权威性是远远优先于信息性的。关于特斯拉的信息，任何人的评论和消息我可能都会看一些；而看医学信息的话，可能阅历深的专家评价要比其他人的评价重要得多。

· 数字科技可以为医生提供更好的继续教育 ·

制药公司正在遇到研发困境，尤其碰上 2015 年是专利到期的高峰，很多制药公司采取了大量的应对措施。过去制药公司最常用的办法有两种，一种是医药代表对医生的深度拜访，一种是专家对医生的继续教育。未来很多的继续教育都会转到互联网上，包括临床研究和相关的调研等。

但中国和美国很多地方还是不一样的，包括学会、医生、科技环境等都存在不同之处。其实中美典型的文化差异，导致了消费者有相当多的不同行为。

刚刚提到全球制药企业和中国的营销状态不同，这里有几个案例。首先是默沙东推出的一个项目。他希望通过自己的门户网站增加和医生的互动，现在已经有 50 万的注册用户，可以享受相关内容的分享和分发。因为默沙东有非常好的出版习惯，所以它们出版的诊疗手册至今还是非常权威的。这样完全中立不带广告的沟通将来会成为大的趋势。第二要和大家分享是我们在 2007 年开始和中华医学会普外学会一起开展的医生标准化手术的项目。一开始我们是收一些录像来进行评比，现在我们直接把摄像机搬到手术台上。前几年开始我们把这个平台做到云端，让整个手术可以通过平板电脑、个人电脑被更多地浏览、观看和评论。到今天我们的播客秀平台还很受医生的欢迎。

信息技术与医疗

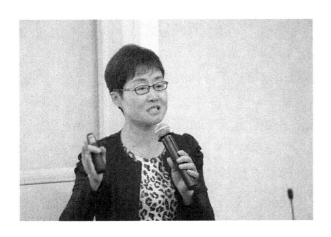

姜傥

迪安诊断副总裁、中
山大学中山医学院检
验系教授

· 信息技术如何改变医疗 ·

其实医疗早就已经接触到各种各样的信息技术。我从 1994 年、1995 年
就开始介入 LIS 系统的研发、推广和应用。信息技术应用在医疗领域并不
是一个新鲜的话题，但同时又很新鲜，新鲜在最近这几年，尤其是物联网概
念的提出、生物传感器的广泛应用、可穿戴技术的应用等，使得信息医疗包
括移动医疗都提上了议事日程，已经变成了非常时尚的东西，也因此引起了
大家的兴趣。

举一个很简单的例子，过去如果要做 24 小时的心电监护，病人要排队才
可以接受这种服务，而且要挂上许多电极监测 24 小时，然后把数据给到医生
进行分析。而现在只要有一个像创可贴一样的东西，就可以对 24 小时的各
种心电情况进行实时监控，同时还提供 7 个相关指标，并可对心脏疾病进行
监控。比如说 AIRSTRIP 不仅对心电监控，还可以对体重、胎儿进行监控；
GMATE 可以进行 24 小时的血糖监控。袜子、背心、鞋都可以放入传感器，
来监控你的运动和消耗。

移动医疗也进入到了基因领域，现在我们可以对特定基因进行解读。

一般认为很多问题都分外因和内因。对于疾病而言,所谓的内因就是可能导致疾病(如2型糖尿病、乳腺癌)的一些易感基因。结合现在的监控分析手段,我们就可以从病人的易感因素到临床的发生发展过程进行全面监控。这展现了一个美妙的前景:信息技术可以影响到医疗,会使得医疗改革变得更好。通过生物传感器、各种可穿戴式的设备,手机变成了一个端口,通过它进行接收传送,上传数据到云系统,到临床医生那里,到优秀的APP那里,然后进行大数据分析、健康管理、慢性病的管理和防治等。

· 移动医疗或能缓解医患医疗信息不对称的现状 ·

我们一直说中国的病人是一个弱势群体,医生是强势群体。因为病人和医疗服务人员之间的信息不对称,使得病人不能参与整个医疗过程。但是我们期待病人是可以跟医生交互与合作的。根据现在公布的数据,中国的医疗资源相对于13亿人口来说是绝对缺乏的。在这样的情况下,很多医疗改革不成功的案例才会出现。伤医事件、低水平的医疗保健等都和可及性相关。移动医疗是改变的一个契机,如果说移动医疗可以升级到每一个家庭、个人,可以变得亲民和容易参与的话,相信可及性问题也可以得到解决。

当然,这要求病人提供的数据是连续性的、全方位的。在它具有这些特点之后,将这些信息使用到医疗领域,就会使现场治疗获得更加丰富的信息,可以使医生的临床决定得到充分的证据支持,可以使健康管理更加流程化、规范化、高效化。当然病人也可以变得更强,再也不是弱势群体。所以说信息技术应用于医疗,一定是一件低成本、高效益、提高质量的好事情。

这样一件好的事情,为什么到今天还都只是停留在概念上呢? 这就是我下面想要进一步分析的。作为医生方,如何面对准备好了的并掌握了工具、数据、信息、真相的病人? 在当病人通过各种信息工具掌握这些之后,病人就会明白医生想了解什么、在说什么、想干什么,就会知道医生的诊疗活动是什么。这样他就可以参与到诊疗当中来。当病人知道更多之后,他会对医生提出更多的质疑,也会自己提出更多的方案。因此,我们的医生会面对更多的质疑。当病人来找你看病的时候,他会带来他一个月的心电、血糖等资料,甚至把他每天究竟走了多少步,消耗了多少热量都呈现出来。这个时候医生要更加耐心,要不厌其烦。站在医生的角度,如果患者已经对自己的病情与治疗有所准备,医生就要对技术的应用程度要求更高,对病人的耐心程度要更高,对心理的照护能力、对知识更新程度、对信息利用程度的要求更高。尤其是医生更要有去伪存真的能力,更要有综合判断的能力和灵活应用的能力。

对于病人,如何面对电子医生呢? 这要求就更高了。移动医疗最大的障碍不是医生。医生用他的知识可以很迅速地了解到各种信息技术的应用。使用移动医疗真正困难的是病人。因为病人将独自面对他的家庭医生、专科医生、药房、社区医生、转诊,他都是对着一台电脑去解决所有问题。当你患了一种非常严重的病,比如说肿瘤,你已经觉得自己在人世间没几个月了,而看护你的"人"是这么一台冷冰冰的电脑,你会觉得难以想象的。因此,当医生变成了设备的时候,病人自己要学会掌握工具、信息。否则的话,作为一个病人,你无法了解医生们究竟想了解什么、想干什么,你如何配合? 对于病人来说,最重要的改变是就医行为的改变,不再是一头疼脑热就去医院,首先要学会利用信息甄别自己的情况。

· 医学信息化的发展会倒逼相关政策的出台 ·

如何面对电子化的医学? 当医学都已经电子化了之后,整个医学的质量、各种各样的疾病、整个地区疆域的概念都被跨越了。这需要全社会,包括医院、医生、病人、企业、金融、政府和政策等各个方面通力协作。

尽管医学信息化讲得很美妙,但现在还只是一个概念。目前仍处于对数据的采集阶段,缺乏分析和综合解决方案,缺乏与之相适应的完整医疗系统。现在移动医疗涉及的病种据统计只有 10 种,远远低于我们的病种总数。在这种情况下,医生的作用就更重要了。移动医疗缺乏有效、成熟的商业模式,缺乏质量标准、诊断标准、收费标准以及过硬的装备。比如说血糖,有了可穿戴设备就真的不需要采血了? 很多东西不是仅靠几个可穿戴设备就可以解决的,这些设备能干的事情还是非常有限的。

移动医疗其实需要的政策非常多。因为大量的信息介入到医疗之后,它就会改变我们的行医和就医文化,工作流程也需要重新设计。所有的数据最后是要落实到临床的。临床后台的支持则需要重新调集。数据标准化、系统标准化、病人隐私、数据安全、投资和商业模式、社区和医院的关系、公共卫生和医院的关系,这些都是要考虑的因素。因此,有很多的政策要进行重新考虑和出台。从来就没有政策先于技术的发展,一定是技术发展倒逼我们规范或是政策的出台。因此随着技术的发展,可以预期将来会有很多的规范和制度,如信息技术应用的准入制度、可穿戴设备的准入制度、医疗保险相关政策、数据安全和储存制度、医疗信息/数据使用制度、公共接触医疗信息的许可制度、电子签名和电子处方等。

我在当初参与 LIS 系统的时候,就遇到这个问题,到今天仍旧没有解决:在很多医院,一个病人还是有很多的门诊号,到今天都不能用身份证号唯一编码来代替。还有,社区卫生服务,或者说是公共卫生政策的问题。举个例子,社区卫生服务站招标的药和医院是不一样的,是两个完全不同的系统。当然还有伦理道德的问题,如果说真的是肿瘤病人,你选择告诉他还是选择不告诉他,其实这些都留待大家思考。

总之,无论怎么样,我们都应该兴奋,因为我们已经生活在这个数字时代,真正可以把人体的很多信息变成数据。在这样的情况下,就要思考我们的政府、医院、医生、公共管理部门、企业界和金融界做好准备了没有。

医学与信息学理论异曲同工

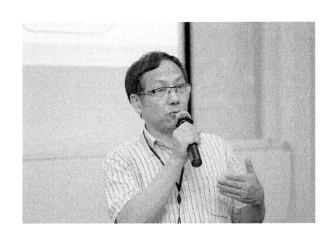

杨金宇

上海三国电子有限公司总经理、前东软集团战略咨询部首席咨询顾问

信息医学是医学理论的进化，在这个领域，是不是可以提出用信息论的思维来重新诠释医学？基于这个理论，有可能是一种颠覆，也有可能是信息和医学的融合。

谈到医学和信息学的关系，必须要谈到什么是信息？信息有三个要素。第一个，信息是数据；第二个，信息是有目的的；第三个，信息是有指向的，有知识载体的。信息学有新老三论，那么它和医学有什么关系呢？归纳一下，医学理论和信息理论完全是一一对应的。这就给我们提供了一个思维：可以用信息理论来思考一些医学问题。这就有两个好处，一个会让医生有一个信息的思维方式来完成从诊断到治疗的全过程。另一个就是，作为普通人，我们也能够知道，我的身体状况是处于哪一个阶段？这就是信息学里面有系统论、控制论的概念。

接下来介绍一下人体是怎么生病的。就是人体系统的控制与反馈，这恰恰是我们信息系统当中典型的控制论。所以当我们知道一种疾病的成因时，就可以对症下药来进行治疗。最近我参加了一个项目，就是糖尿病大人群的管控，病前的风险管控和病后的并发症管控。这个过程跟信息学的控制论是一样的,就是利用控制理论来控制各种风险。

　　讲到信息过程和医学就一定要讲到 SOAP(国际标准化诊疗流程,图 8 - 2)。其中 S 是收集主观信息(Subjective Problems),O 是客观信息(Objective Problems),A 是诊断判断(Assessment),P 是计划(Plans)。当然还有执行(Do)与成果(Outcome),这是一个循环过程。该过程同样可以用于健康管理、护理过程、长期照护等方面。

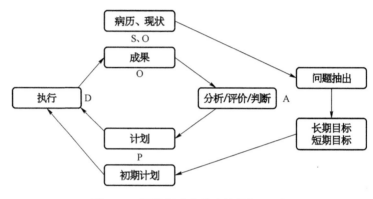

图 8 - 2　国际标准化诊疗流程(SOAP)

　　SOAP 整个诊疗过程分两个阶段,诊断过程和治疗干预过程。诊断过程是 SOA,治疗干预过程是 P、D(做)和 O(成果)。移动医疗和信息化不可能完全取代医生,因为最后的诊断和执行还是要靠医生。但是我们可以把整个医疗过程分成不同的部位,时间长了病人就会知道应该如何处理自己的健康问题。目前无论是互联网医疗还是移动医疗,在商务上存在很多的问题。无论是"春雨"(公司)也好,"好医生"(公司)也好,他们都还是碎片化的。健康管理是一个过程,诊疗是一个过程,过程必须要完整,要闭环。虽然目前我们解决不了闭环的问题,但是医疗领域的投资仍旧非常火。

圆桌对话

医改走向健康管理,移动医疗迎来机遇

　　杨金宇:中国医疗的支付是一个很大的问题,为什么没有起来,因为支付始终是个人支付。即使是所谓的高端人群,中国具有健康素养的高端人群是 8%,而美国是 50% 以上,日本是 40% 以上。但是这 8% 的人当中,运动的人更少,很多人买了运动腕表就扔在抽屉里了。

　　互联网是开放的,我们做互联网医疗、移动医疗不能有排他性。当这个平台上有平台运营者自己的东西时,别人就进不来,这样就不行。另外,要有做大健康的团队文化。大健康是B2C,之前做B2B很简单,因为B2B的支付方是政府。故障率、废品率允许30%。但是在B2C领域直接面对消费者,做表、做手机,就要求废品率不能超过0.3%。一个废品率超过30%的企业文化,一定是做不到0.3%的废品率。

　　我们国家的医疗素养是一个很大的问题。最近卫生部门拿出2.3亿元人民币要普及、提高国民素养。素养高了,自然而然就关注健康了。还有商业模式,目前的医保要转换为健康保险。现在医改的目的还是让你看病,无非是看的方便和便宜一些而已。但这是错的,我们医改的方向应该是健康而不是看病。

公私合作关系：应对主要
医疗卫生问题的中间步骤

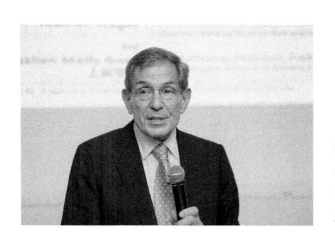

阿兰·特雷格

*约翰·霍普金斯大学
高等国际研究院资深
研究教授*

在过去几年里，我一直对中国非常关注，也安排了很多学生在中国做相关调研。在来上海之前，我在新加坡参加水利领导者峰会，参会者都是高级的水利管理者，包括中国的水利部部长。新加坡在政府治理这一块是非常先进、发达的。他们自己的财政就比较充裕，因此他们使用公私合作关系（Public-Private Partnership, PPP）这一模式不是为了解决财政负担，而是作为一种创新模式来应用。

我对 PPP 的定义是：PPP 是一个合作型的组织机构，涉及多方参与，比如政府、市场，甚至是非营利组织。PPP 很重要的特点是，在项目发展和执行中，参与方共同决策，共担风险，互通资源。其实 PPP 是一个比较复杂的模式，政府如果不是迫不得已的话，一般不太愿意去尝试。而现在中国政府的资源是有限的，很多社会问题日益复杂，PPP 模式可能是个解决问题的良方。我们现在也有几个专门研究 PPP 的项目，其中一个就是 PPP 跨国调研之中印对比项目。

我们总结归纳了三个类型的 PPP。第一种是经济型 PPP（Economic PPP），比如说高速公路收费，这是一个最简单的模型，它可以带来稳定增长的现金流，而且参与方、投资方也可以得到合理的投资回报。当然前提是要设立一个比较合理的资产和服务单价。我在哈佛大学授课的时候,更多关注的是社会型 PPP(Social PPP),比如说医疗、水利这样需要政府补贴的公共服务,低收入群体十分需要这类服务,但是若没有政府补贴,他们就无力支付市场价。这种类型的 PPP 对投资者的挑战是很大的,因为投资者要面临比较大的风险,尤其是政府的支持不能得到保障的情况下。今天我想要讲的是第三种 PPP,叫融合型 PPP(Fusion PPP),就是把前面两种融合在一起。比较典型的案例就是纽约市中央公园,中央公园以前是又脏又乱的,治理费用由公共负担。而在 PPP 模式下经过改造之后,变成了城市资产,带来了巨大的经济和社会收益,比如每年都有很多人因为中央公园而来到纽约,周边的房地产也因为中央公园而升值。

今天我想重点讲一下信息技术。引用一下诺贝尔经济学奖获得者迈克尔·斯宾塞的一篇文章《人工被信息化技术所取代》。文章中说“所有国家都会围绕信息化技术重建增长模式,重新进行战略部署和扩张”。前面的发言者讲到了许多信息化技术对医疗领域可能带来的改变。我们要问的问题是:政府是不是准备好了?我们怎么去部署这些资源是很关键的。在零售行业,我们说的是消费者,在医疗行业我们讲的是患者。技术的变革对患者来说会有什么影响?对专业人士的角色和技能有什么影响?对房地产行业又有什么样的影响?对城镇化及养老又有什么影响?信息化可能会带来的诸多影响,我们并没有完全想明白。

图 8-3 展示了如何链接信息化技术和上海市所面临的主要医疗卫生问题。前面的发言者也讲到了自我检测以及预防疾病的电子信息产品。以这些新技术作为开端,要发展这种技术,我们专业人士也需要经过很多培训,需要能够准确地解读信息,而且去执行、管理这些信息。理想情况下,这种技术可以帮助医生减负。现在一个三级医院的医生一天要看 150 个患者,有了信息化技术之后,是不是可以减少到 50 个患者?此外,这种技术的发展也将减少对医疗设施的承载要求。在纽约有不少医院通过兼并和信息化技术的发展,有了多余的空间,这就给发展地产提供了很多的空间和机会。发展地产可以带来财政收入,在考虑如何运用这块收入时,政府应该优先考虑低收入家庭、老龄人口以及外来务工人员这些弱势群体。信息化技术也许不能马上带来成本的降低,但是会扩大覆盖面。

今天我们想提出一个解决问题的思路,就是 PPP 可以作为应对主要医

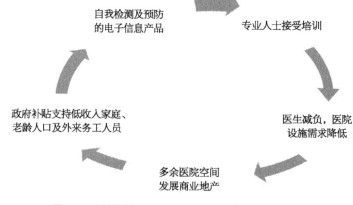

自我检测及预防
的电子信息产品

专业人士接受培训

政府补贴支持低收入家庭、
老龄人口及外来务工人员

医生减负，医院
设施需求降低

多余医院空间
发展商业地产

图 8-3　如何链接信息化技术以解决上海卫生问题

疗卫生问题的中间步骤，这个中间步骤我们也可以理解为过渡阶段。之前的
发言者描述了非常美好的信息化世界，在抵达那个世界之前，我们其实还有很
多政策需要去评估。政府可以使用 PPP，通过正式或者是非正式的方式与市
场结合，为信息化技术做好准备。我们可以构架一个政府和社会资本合作的
框架，但要做到这一点，公立和私立双方必有同一竞争平台，并鼓励有效竞争。

　　要做这些，人员的技能方面也需要有很大的发展。第一个就是培训，部
长级以下的公共管理者需要接受 PPP 相关培训，这样才可以保证 PPP 项目
的有效执行。今天主要讲四个方面的技能发展。第一个是创新能力，通过
创新，政府可以获得更多的思路和想法，与市场有效结合，从而降低风险。
第二个是谈判技能，这是一个非常复杂的技能，要能够对参与方进行有效评
估。这是一个战略技能，不仅需要实战，更需要很多的培训。另外两个技能
是财务架构和公共管理，这两个技能看起来比较容易理解，但是真正做起来
也是比较困难的。公共管理是最复杂的，需要充分评估各种必要性和政治
考量，政府要决定是否值得冒政治风险将私人组织牵涉进来。

　　PPP 作为一个过渡步骤，为信息化做好准备，应对我们所面临的主要医
疗问题。PPP 可以带来价值创造。要做到这一点是比较有挑战的，因为要
把之前所讲到的经济型 PPP 和社会型 PPP 有效地融合在一起。要有效利用
PPP 作为过渡阶段，为信息化做好准备，这需要公共管理者有效分配机遇和
风险，这也意味着他们需要接受更多的培训。同时，医疗卫生管理部门需要
创造公平竞争的环境，发挥社会资本的力量。如果做到我刚刚说的这些，政
府就可以通过 PPP 有效增强区域的竞争力。

第八章　信息技术·改变医疗

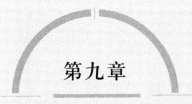

第九章

仿药质量,如何保证

本章内容摘选自 2014 年 9 月 13 日,第九期圆桌会议

　　由于仿制药研发成本相对较低,具有价格优势,对药品的可及性发挥了积极作用,故一直是世界各国临床常见病和多发病治疗的主力军。我国是仿制药大国,我国的制药业是以仿制药为基础发展起来的,在我国批准上市的 1.6 万种药品中,绝大多数是仿制药。由于种种历史和体制原因,我国仿制药的质量水平虽然在不断提高,但仍旧存在一些不容乐观的问题。目前我国仿制药能出口到欧美主流市场的寥若星辰,品质也落后于印度,我国离成为仿制药强国还存在距离。

　　2013 年 2 月,国家食品药品监督管理局发布了《关于开展仿制药质量一致性评价工作的通知》,决定对 2007 年修订的《药品注册管理办法》实施前批准的基本药物和临床常用仿制药,分期分批进行质量一致性评价,淘汰内在质量和临床疗效达不到要求的品种,促进我国仿制药整体水平提升,达到或接近国际先进水平。开展仿制药质量一致性评价是全面提高仿制药质量的措施之一,是国家药品安全的重要任务,对于保证公众用药安全具有重要意义。

　　哪些因素影响着我国仿制药质量的提升? 推进仿制药质量一致性评价对我国制药业将会产生什么影响? 推进过程中可能存在什么样的风险和问题? 如何能够切实保证仿制药的质量安全,满足我国老百姓的用药需求? 本章将围绕这些问题展开讨论和交流。

中国如何能够成为仿制药的强国

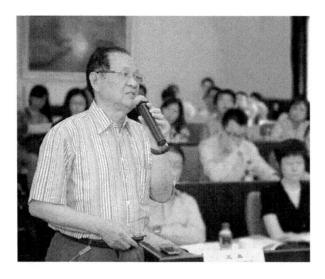

胡善联

复旦大学公共卫生学院教授、上海市卫生发展研究中心顾问

中国是一个仿制药大国，但现在还不是仿制药强国，所以我希望能够从这个角度谈谈自己的一些看法。

· 仿制药的定义与国际情况 ·

首先讲一下仿制药的国际定义。世界卫生组织（WHO）定义仿制药"是一种药品，通常与创新药物可以互换，它的制造没有创新药物的许可证，在专利期和其他专属权过后生产"。在这个定义下，如果仿制药质量好的话，是与创新药可以互换的。美国食品药品监督管理局（FDA）定义仿制药为"在剂量、安全性、服用方法、质量、效果和使用方面与品牌药一致"。欧洲药监局（EMA）也提到相同的观点，认为仿制药"是一种药品，与参考药品在活性成分的质量和数量上是相同的，生物利用度的研究证明它的生物等效性与参考药品是一致的"。所以仿制药和原研药关键是在等效性上，质量问题是最重要的。

其实全球仿制药的市场非常大，2007 年全球仿制药市场为 890 亿美元，

2013 年扩大到 1 720 亿美元,年均复合增长率为 12%。过去 10 年中,全球仿制药市场发展增速是专利药的 2 倍以上。再看原研药,在 2014—2018 年,将会有 295 种原研药的专利到期,预计将有 197 亿美元的损失,同时这也给了仿制药市场更大的机会。在这种国际大环境下,今天为什么要讨论仿制药?因为仿制药对中国的意义特别大,中国 80% 以上的药品是仿制药,关乎国产药企的发展。

· 仿制药在中国的市场份额凸显其重要性 ·

引用 2013 年 IMS 咨询公司的预测,中国药品市场在 2015—2020 年会有较大的变化(图 9 - 1)。这里可以看到有不同颜色的柱状图,最上面一项是中药,从 2010 年到 2020 年的市场占比均为 11% 左右。最下面的是专利药品,2010 年到 2020 年从 6% 增长到 11%。上面第二个是纯仿制药,在未来 10 年中增长较快,从 22% 到 35%。而上面第三个表示商标名仿制药(品牌仿制药),在 10 年间份额从 40% 缩减到 26%。

产品销售份额			产品部门	年均增长历史 (2005—2008年)	年均增长预测 (2010—2015年)	年均增长预测 (2015—2020年)
			中药	30%	22%	9%
			非品牌仿制药	15%	30%	12%
			品牌仿制药	22%	15%	6%
			专利过期原研药	19%	19%	9%
			专利药	33%	24%	17%
2010	2015	2020	总计	21%	19%	9%

图 9 - 1 IMS 关于中国不同类别药品的市场份额预测

单独来看 2015 年的情况(图 9 - 2),31% 左右的份额是纯粹的仿制药,31% 左右也是商标名仿制药,还有 19% 左右是过了专利期的原研药。这三种是广义的仿制药。广义的仿制药是以价格为基础的决策,而占市场份额 8% 的专利药或者创新药,它是以价值为基础的定价决策,两者有所不同。

从我国来讲,80%左右都是广义的仿制药。

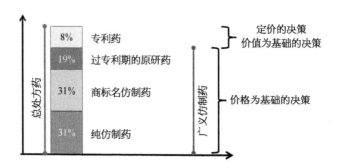

图 9-2　2015 年中国不同类别药品的市场份额和定价分类

· 我国仿制药尚处于初级水平：标准低，影响因素乱 ·

　　WHO 和 FDA 的仿制药定义都谈到等效性,目前国内仿制药正在狠抓的质量标准,就是药学的等效性。它的第二层次是生物等效性,药代动力学、药效动力学包括一些临床试验和体外试验,都可以归为生物等效性范围。除了药学等效性和生物等效性之外,更重要的是临床等效性,需要通过二、三、四期的临床试验。所以大规模的安全临床试验更为重要。

　　中国的等效性标准也比较宽松。例如药峰浓度(C_{max})的要求(C_{max}指最大血药浓度,能同时反映血液中药物吸收速度和程度的重要参数,C_{max}过低可能影响疗效,过高则可能超出安全范围),欧盟的要求比较窄,为 90～111。而中国则宽得多,为 70～143,这说明我们国家在药代动力学参数的规定方面与国际上还有差距。

　　中国从 2012 年开始提出要进行药物一致性评价,2014 年提出希望能够完成部分品种的质量一致性的评价工作,到 2015 年基本上完成所有固体口服制剂质量一致性评价,2015—2020 年开展注射剂以及其他剂型的质量一致性评价工作。如果这项工作做好的话,有助于我国仿制药质量的提高。将不符合要求的产品和企业都淘汰。我们在研究中也搜集了一些文献,发现对比原研药,我们有些仿制药是好于原研药质量,但也有不少是低于的,说明我国仿制药的质量问题值得引起重视。

　　我们也研究过仿制药的经济价值和原研药的经济价值。总体来说,仿制药的价格大概是原研药的 56%～58%。而实际上有些仿制药价格很高,而有些仿制药价格则非常低。药品本身的质量 GMP(Good Manufacturing

Practice,生产质量管理规范)、生物等效性标准、药品应用的依从性、临床结果,以及其他附加的非药品成本等都属于评价一种药物价格高低的重要因素。

· 专利到期等因素为仿制药开发创造条件 ·

仿制药,是仿制过了专利期的创新药。一般来讲过了专利期以后,创新药物的销售量会明显减少,替代的仿制药的销售量绝对增加。专利到期以后为仿制药开发创造了很好的条件。在未来五年中,大量的创新药都将过专利期,这对我们想成为仿制药强国来讲确实是一个机遇。

仿制药强国有很多影响因素,首先是质量,我们需要有生物利用度的证明,还要考虑安全性和降低药物副作用的关系,因为我们现在仿制的是生产过程,质量并没有保证,包括依从性。由于药物品种特别多,一旦某一种药品缺货会更换其他药品,频繁地更换药品对健康有很大的影响。还有药品短缺会影响到投资以及地方医药的工业条件等,这些因素对以后建设仿制药强国都是非常重要的因素。

总的来说,中国需要进一步提高仿制药的质量,完成技术升级,促进国内医药企业的整合。特别是未来几年原研药专利到期,还有生物类似物的研发为中国提供了仿制药发展的广阔前途。希望将来中国不仅是仿制药大国,更能成为仿制药强国。但就目前而言,我们确实跟印度还有很大的差距。

圆桌对话

建议提高仿制药价格,缩小与原研药差距

问:您提到国内仿制药的价格普遍占原研药价格的56%左右,如果有一些药物的质量确实很好,价格是不是也不用非得很廉价?我想请问胡教授,在药品定价的时候,一旦药品定价上市之后,可能还需要通过卫生经济评估的方式,分析价格是高了还是低了,评价怎么样,满意度怎么样?我想问这两个问题。

胡善联:仿制药市场存在最基本的三个问题,一个是仿制药的质量,第

二个是企业的诚信,第三就是仿制药的价格问题。我非常同意国家的设想:参与一致性评价的仿制药,提高价格,缩短和原研药的价格差距。刚才说的56%~58%,是中国平均的仿制药跟原研药的价格差别。与国际比较,目前中国相当于西班牙和意大利的水平。其他的国家,有的仿制药价格比我们还要低得多,有的则高得多,所以也很难说这个比例一定是恰当的。

过去我们忽视了质量,只强调价格,因此在招标采购的过程中,有了唯低价取的做法。现在很多省份还是以这个情况为主,并没有以质量来分层次。我认为可以借鉴我国台湾地区和韩国、日本的做法:一款新药制造出来后,先按照质量进行分类,然后采取不同的价格付费。我国台湾地区是这样规定的,如果通过当地的质量一致性检验,产品的定价就可以上浮10%,这样也会对很多企业有一定的正向激励作用。

对我国如何开展仿制药
一致性评价的几点思考

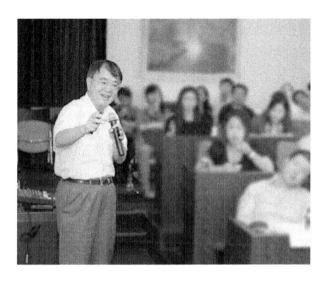

金少鸿

中国食品药品检定研究院国际合作高级顾问、研究员、博士生导师

从仿制药大国变成强国，中国还有很长的路要走。

· **关键时刻临床不愿用仿制药：质量不过硬** ·

世界卫生组织提出仿制药的等效性是多方面的。第一是药学等效，与原研药相同的活性成分，确保相同的剂型和相同的质量标准。第二是生物等效，给药后 C_{max}、T_{max}（口服药在体内达到峰值浓度的时间）和 AUC（药时曲线下面积，指血药浓度曲线对时间轴所包围的面积，该参数是评价药物吸收程度的重要指标，反映药物在体内的暴露特性）与原研药基本相同。最后是治疗等效，给相同剂量的仿制药后与原研药有基本相同的疗效和不良反应，这才是真正的仿制药。

中国生产的药品大部分是仿制药，并且一直还在申报，到 2013 年已经申报了 2 000 多种。已有批准文号 20 个以上的药品有 1 039 种，已有批准号在10 个以上的仿制及改剂型申请 932 种。全国有 16 700 个药品标准，但 2010

年版的《药典》仅收藏了 4 567 个,大多数没有被收藏,没有被研究。即使有进行研究的,也是用已上市的仿制药来对比,不是拿原研药来对比,因此还不能确证其为真正意义上的仿制药。

原来我国新药审评的重点放在药品活性成分和质量标准上,对辅料和包装材料的质量与功能以及制剂工艺没有给予足够的重视。在 2007 年以前批准的仿制药,基本上仅仿标准,不仿品种,只是把原研药厂家对外公布的标准拿来对照。仿标准不仿品种的结果,就是临床上有国产药的疗效不如原研药之说,在治病救人的关键时刻,大家都愿意使用原研药。说到底,还是疗效和质量问题,在国家抽验中发现仿制药和原研药确实有质量差异。

对于 2007 年以前批准上市的仿制药,将分期分批与被仿制药进行质量一致性评价,目的是要求仿制药达到与被仿制药的一致性。不仅是药学等效,还要生物等效,关键是治疗等效,也就是让仿制药能担当起原研药的责任和义务,要能够替代,而不只是替身。调整产品结构,促进产业升级,是促进我国仿制药质量提高的重大举措,最终达到保留有效的合格药,撤出所有合格的无效药。仿制药一致性评价实际上是要求企业重新审定产品的科学性与合理性,重新设计产品质量,重新确定产品的原料、辅料、包装材料和储存条件,重新考察生产工艺,重新考核临床疗效,是仿制药行业一个优胜劣汰的过程。

· 质量一致性评价不是突击性、阶段性任务 ·

落实质量一致性评价,首先要充分了解药品质量一致性评价工作的特点。这并不是抽验,仅仅看溶出度怎么样,要与临床紧密结合,并不是要求重新再做临床或者生物等效性试验,而是要了解仿制药与原研药之间在临床上的有效性、安全性的差异。因此研究对象要明确,要确保与原研药具有相同的化学结构的活性成分、相同的剂型、相同的给药途径。开展药品一致性评价的主体应该是生产企业,而不是中国食品药品检定研究所。根据质量源于设计(Quality by Design,QbD)原理,在开展研究评价前,必须先找到该仿制药与原研药在临床上不一致的地方,针对此关键点,要具体情况具体分析,对该仿制药制订出进行质量一致性评价的具体方案,而不是用统一的方法来对各种不同的仿制药进行质量一致性评价。

第二,充分发挥临床机构在仿制药质量一致性评价中的作用。通过对评价的药品进行风险评估回顾性分析,提供准确的临床医学、药学信息,总结归纳提出临床不一致的具体体现。比如硝酸甘油片的崩解时限从十几秒到 100 多秒,有效期从 1 年到 3 年;头孢曲松临床起效慢;卷曲霉素注射部位出现结块;头孢他啶不好溶,注射剂稳定性差,要求低温储存等。这都是现实中要解决的问题。针对现实问题,对参与仿制药质量一致性评价的实验结果进行评议和验收,确定审核提交的资料是否解决了原来存在的问题,并制订新的指标。对于已通过质量一致性评价后的仿制药,要继续进行临床评估。

第三,明确药品生产、研究机构开展一致性评价工作的策略。科学地分析品种,对再评价品种的属性应该明确,区别真正仿制与貌似。阿奇霉素外国只有一个,我们有 11 个。盐酸克林霉素不应该做成注射剂,我们做成了注射剂。与临床结合,了解差异所在。进行生产工艺过程调研。选定目标以后,选定对照药品,然后根据信息制订试验方案,最后按照设计好的方案进行落实。

还有几个需要注意的问题,对于建立或选用的检测方法一定要真正反映药品的内在质量,不要局限于国外药典或原研厂已公布的质量标准。必要时对仿制品种的原料与原研厂的原料进行有针对性的分析比较。仿制药企业必须参加药品质量一致性评价的全过程,与原研品的差异点,经过各方专家的确认,达成共识后,才可进行工艺改进。

总的来说,开展仿制药质量一致性评价是一项长期的、持续的药品上市后再评价的重点工作,并不是突击性的阶段任务。因此对于我国目前开展的仿制药质量再评价工作,必须根据中国的实际国情,特别要结合近年来国家评价性抽验的研究成果,总结提取已有的信息和线索,最终通过改进工艺,提高我国仿制药的质量,以确保临床上可以与原研药互换。这样才能为我国成为仿制药强国奠定坚实的基础。

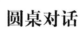

圆桌对话

企业主动营造政策监管与药品质量之间的良性循环

问:企业在提高仿制药质量上可以发挥什么作用?

金少鸿：仿制药有两类，一个是已经上市的仿制药，国家下了很大的力气，也已经写入"十二五"规划；另外一个是原研药专利快到期了，我们再审批新仿制药，国家也鼓励，提前2年可以申报，原研药到期后，马上就批复，世界各国都是这样做的。对仿制药的评价，企业不能等着国家出政策，而应该主动了解药物临床问题，主动去做。对于仿制药一次性评价，不是不通过就"枪毙"，而是在招标采购的时候，如果通过就宣传已经通过了，自然而然去销售。没有通过的，争取改好了再来。这样才能形成政策监管和药品质量之间的良性循环。

仿制药质量安全管理贯穿于
产品的整个生命周期

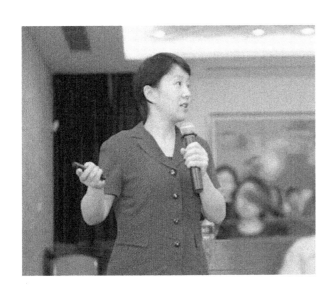

周群
上海市食品药品监督
管理局总工程师

· 仿制药的概念和监管沿革 ·

对于仿制药的概念，这里要强调中国国情。中国的仿制药与美国、欧盟和世界卫生组织的仿制药的概念不完全一样，原因是药品在体内的代谢是有种族差异的。美国的仿制药概念我想不用讲了，是广义的仿制药。我们国家以前药品注册不是只有一个注册管理办法，而是分了新药、仿制药、进口药和新生物制品四个管理办法。在国家药品监管部门刚刚成立的时候，这种分类方法是结合了中国的实际。因为中国是仿制药大国，专门制定了仿制药针对性的监管办法，这个时候有仿制药的概念，仿制药国家已批准正式生产，并收载于国家药品标准的品种，包括中国生物制品规程的品种。试行标准的药品以及受国家行政保护的品种不得仿制。

2002年，新的《药品管理法》出台后，整个注册的法规都做了调整。《药品注册管理办法》把之前的四个分开的注册办法都汇集在一个法规里面。

209

仿制药品的概念没有了,只有已有的国家标准药品申请,该申请是指国家食品药品监督管理局已经颁布正式标准的药品的注册申请,实质就是仿制药申请。2005 年,因为食品监管职能的增加,国家食品药品监督管理局对法规重新做了调整,基本的内容不变。到了 2007 年版《药品注册管理办法》,也就是现行有效法规,又出现了仿制药的申请,其定义是已批准上市的已有国家标准的药品注册申请,但是生物制品按照新药申请的程序申报。这说明我们不断跟国际接轨,生物药品不是简单的仿制,而是生物类似药的管理,按照新药来评价。

所以在中国的《药品注册管理办法》里仿制药的定义有一个历史过程,这里讲到已有国家标准的与国外的原研药是有区别的。我们的注册分类里面,第三类是已在国外上市销售但尚未在国内上市销售的药品,我们把它放在新药分类里面。这些药品在我国上市之前,均需要在国内进行人体安全性及有效性的临床试验。

这是一个历史的过程,也是我们国家针对人群的特点制定的法规。为什么把第三类作为新药呢? 有两个原因,第一,它首次在中国上市,有相对突破创新的应用。因为不同的种族对药品的代谢可能不完全一样,所以一定要通过人体的临床试验来验证其安全性、有效性。因此,这并不是简单的"仿制",也具有创新意义。所以我们国家把它分在新药的类别里。第二,就是鼓励引进国外上市的专利药,作为新药分类得到行政保护,这也是鼓励创新。

· 仿制药在国家医疗保健中的作用: 保证基本用药 ·

仿制药在国家医疗保健中的作用,先看一下美国的例子。美国 FDA 明确,要使所有的美国公众获得公共医疗保健服务的可及性,仿制药是重要的选择。在美国,临床医生的 10 种处方药中有 8 种是仿制药;其价格差异也很明显,美国仿制药的价格比原研药要低 80%～85%,因此使用仿制药对医疗费用的节省是十分可观的。根据 2010 年的数据分析,因为使用 FDA 批准的仿制药,美国全年节省了 1 580 亿美元的医疗费用,一个星期就是 30 亿美元。所以仿制药在整个医疗保健工作中的作用非常大。

在美国如此,在中国更是这样。中国公共卫生保健工作面临的挑战之一就是医保费用的有限性与保健费用持续增长之间的矛盾。根据卫生部门的数据,2008—2013年中国卫生费用持续增加,个人费用的比例下降。但是实际上个人自付费用额度没有下降,所以老百姓的感受是费用并没有下降,反而增加了。这是现实的挑战和问题,所以要提供安全有效、质量可控、价格可及的药品,仿制药是其中重要的部分。

回顾中国的历史,保证这样一个人口大国的用药是很不容易的。多年来,基本公共卫生对药品的需求总体能够保障。新中国成立以前,一支青霉素是一根金条的价钱,对比现在,中国药品的生产能力大大提高,基本医疗需求已经能够保证,所以我们所取得的成绩是值得肯定的。国务院在2008年发布的《中国的药品安全监管状况》白皮书中,对此已进行了高度的概括和肯定。从2008年至今,制药业又有了很大的进步,而且是飞跃式的进步。2008年时就已经明确,我国可以生产的原料药有1 500种,这1 500种原料药就可对应相应的制剂成品。这些产品保证了我们13亿人口的基本公共卫生需求,包括疫苗、抗生素、激素,以及所有类型的药品。特别是在近几年,国家的创新药物(即原研药),所谓的1.1类新药的申请速度也非常快。2013年申请临床生产(包括审批)的有70几种,2013年已经申报了一百零几种。随着我国经济的发展、人才的大量培养、海归人才的聚集、国家科研经费投入的加大,我们的科研力量在逐步增强。所以创新药物的研发力量也上升很快,这都为保证我们的临床需求打下了很好的基础。

· 保证仿制药质量:全生命周期管理和各方共治 ·

对于仿制药的质量管理工作。主要谈两点,第一,如何保证仿制药的质量?第二,如何看待仿制药质量一致性评价工作?

首先,仿制药的标准是统一的,特别是随着国际化的推进,我国和国际上的标准都是一致的。中国对仿制药的管理工作也需要贯穿于整个产品的生命周期。产品的生命周期包括上市前和上市后,上市前的管理要求包括药学等效、生物等效、治疗等效等。同样上市后的管理也非常重要,一旦工业大生产发生了变化,就有可能带来质量的偏移和疗效的改变。我国新版的GMP(Good Manufacturing Practice,良好生产规范)已经跟欧盟等国际标准接轨,在产品的风险管理、变更控制、偏差分析方面都提出了新的要求。所以这也是保证产品上市以后生产的质量稳定,保持一致的基础,同时在流通环节、使用环节中,对药品质量的监测、药品不良反应的监测等同样是保证质量的关键环节。仿制药质量一致性评价实际上是一个再评价的工作，是产品整个生命周期管理中一个非常重要的环节。这个环节是循环往复不断提高的。无论是仿制药还是新药批准上市以后，都有这样的过程。评价药品在临床上的安全性和有效性的标准，有时候也会随着技术及临床应用的变化情况而变化。比如早期批准一种抗肿瘤药，因为原来没药可用，可能它的疗效只有 30% 就算有效了。可是在以后的工作中，如果发现新的药物的疗效可能到了 70%，那前面 30% 疗效的产品就会通过再评价被淘汰掉。所以整个药品的生命周期过程是一个风险收益平衡选择的过程，仿制药再评价也是这个过程的一部分。

如何保证仿制药的质量？早期的质量管理理念是药品的质量要靠检验，符合标准了，质量就把握了。但是随着我们在监管中遇到各种各样的问题，可以体会到整个药品质量的保障源于各个环节的管理。药品质量（包括原研药和仿制药）源于它在设计研究的时候是不是合理，研发过程是不是规范科学，生产过程是不是能够保证产品质量一致稳定，检验是否符合标准。同样药品的质量也源于监管，只靠企业的主体责任也不行，监管肯定要跟上。所以，药品的质量也源于共治，需要社会各方的共同努力。

· 一致性评价的意义和探讨 ·

仿制药一致性评价具有非常积极的意义。首先，这是我国首次系统地开展仿制药再评价工作，应该说这是中国药品安全监管工作与时俱进的一个体现：直面问题，解决问题。我国原来在这方面系统开展的工作相对较少，这次是首次系统考虑这个问题。第二，过去我们也对个别品种开展过药品再评价，但主要是从安全性的角度进行再评价。这次的特点是从有效性进行再评价。第三，借鉴国外的经验，通过对体外不同介质中的溶出曲线的比较进行评价，避免了临床试验的伦理和费用等问题。第四，药品一致性评价有助于促进产业集中，做不出来的品种就淘汰。第五，为医改提供安全、有效、质量可控、价格可及的优质药品。

对评价工作需要有几个方面的探讨。第一，通过比较体外溶出曲线是固定制剂质量一致性评价的方法之一，但并不是唯一的，国外也有通过临床循证医学的研究进行。这里肯定有很多方法还可以探索。第二，仿制药的一致性评价是一个系统工程，在溶出曲线比较的同时，应该考虑仿制药原有的研发状况,前期研发的情况以及上市后生产工艺的变更管理,原辅料等处方是不是有变化调整等。第三,一致性评价的对象应该通过临床观察,确定评价的品种顺序,提高针对性。现在国家确立了一条时间线,2007年以后和2007年以前。2007年之后申报的新药中标准好的比例高,2007年以前的品种可能稍微差一点。但是我个人认为不能全盘否定,应该通过临床调查,认为确实有问题的品种拿出来评价,而不是简单地以时间为分割线。第四,对仿制药质量进行一致性评价很有必要,但不能否定目前所有的仿制药的有效性。第五,参比制剂的选择非常重要,必须由相关部门统一推荐,以保证评价质量。第六,大家现在很关注仿制药的质量一致性评价,但是要认识到,这只是我们国家药品安全"十二五"规划中诸多任务中的一项,是为了提高药品质量和标准的一项工作,而不是全部工作,所以要强调一下。

最后概括一下。第一,仿制药的保证依赖于研究机构、企业对产品从上市前研究到上市后整个生命周期各个环节的质量管理,也依赖于政府各个相关部门的监管。除了质量的监管以外,我们认为合理的采购、价格机制也非常重要。因为质量是要有成本的,如果说仿制药的价格被压到没有利润了,产品的质量是没有办法保证的。我们一直说产品标准要提高,质量的管理投入要提高,但是产品价格要不断地下降,甚至低于成本,这是不符合市场规律的。产品的质量一定要可持续发展,价格一定要合理,而不是杀鸡取卵。第二,仿制药质量的一致性评价不是一项孤立的工作,而是一个系统的工作。第三,质量一致性评价的工作可以通过体外溶出曲线比较来进行,同时也需要结合方方面面的信息,进行全面的系统的评价,有些品种必要的时候也需要通过生物等效性的临床试验进行验证。

圆桌对话

确保仿制药质量需要医院、药企、政府齐努力

问:国内药企现在费尽千辛万苦从国外市场买来原研药,本身就跟它申报的时候不一致,这就给研发单位了带来了非常大的开发风险。我想国家是不是能够考虑,在仿制的过程中,就参与对有关部门的监控?研究一个品种,首先要向国家有关部门申报,然后由国家相关部门提供标准比?这样可

能就会减少研发机构和企业的开发风险和成本，国家也可以实时控制品种，而且是从研发一直到上市的全过程都可以监控。这既保护了广大患者的利益，也不会使社会资源得到浪费。

周群：这个问题很好。还是之前提过的，我们现在社会的诚信问题和信用问题，不能都丢给政府一把抓，企业和研发机构的诚信一定要自己负责。仿制药也好，新药研发也好，现在官方的技术指南都在网上公布，比如说参比制剂选择的原则、合法性等，都有明确的要求。如果企业有违规行为，可能一时会蒙混过去，但是产品上市以后，自己要承担风险。所以我们认为还是要提倡企业的诚信，当然监管部门正在加强信用体系建设，整个的监管工作力度不断加大。一旦发现在注册和生产环节有造假行为，会依法严惩。

应对仿制药的机遇与挑战

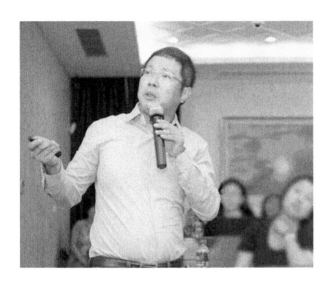

王磊

*阿斯利康中国和中国
香港特区总裁*

　　我演讲的题目是机遇和挑战，其实第一次看到这个题目，第一个反应是外企主要是以原研药为主的，因此只有挑战没有机遇，但后来思考了一段时间，发现其实机遇很大，挑战不多。

　　根据艾美仕市场研究公司（IMS）的调研，跨国企业只占中国医药市场份额的24%。目前来看，最近几个季度外企的增速是慢于市场增速的，所以这个比例预计还会持续下降。这是因为本土企业以仿制药为主，而跨国企业以新药居多。目前新药引进的速度比较慢，因此跨国企业的增速不会太快。

　　美国的仿制药和原研药价格差距是很大的。在中国，根据 IMS 调研的结果，销售得比较好的仿制药基本上定价为原研药价格的 60%～70%（图9-3）。可以看出，中国比较鼓励质量好的仿制药，其价格甚至有一些高于或者接近于原研药的价格。

· 多种途径让原研药焕发新价值 ·

　　谈到挑战，原研药最大的挑战只有价格一条。这不是说价格高，而是怎

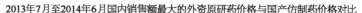

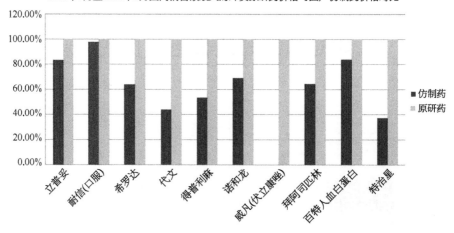

图 9 - 3　中国市场外资原研药与国内仿制药价格对比

么能够让药品值这个价钱。因为按照美国目前的状况来说,仿制药逐步取代原研药是能够做到的,只是时间问题。

我们也做过一些分析,跟仿制药相比,以质取胜是比较传统的一个看法。当然随着国家仿制药质量的提升,包括新版 GMP 实施以后,这种差距在缩小,我们作为原研企业也不能一直躺在"质量"上,还是要想更多的方法。

另一种方法是品牌延伸,因为品牌药、原研药做市场做得时间久,临床上的口碑比较好,病人的基础相当好。因此,即便专利期过了以后,品牌价值还可以继续延伸,还是会受到消费者的信任。

还有以量换价。举个比较典型的例子,曾经有一家公司仿制默沙东的舒降之,原研厂也把价格降下来。这个默沙东的仿制品销售量的确下降了,但是默沙东的产品销量却也没有发生明显的变化,只是微增了 2%,总销售还下降了 7%。所以以价换量的做法并不是一个完全可行的解决方案,但是并不排除公司也会考虑这么做。品牌在那里,就一定有能力薄利多销。

说说制剂工艺,有些剂型我们做了缓释,比如说心血管类药物,对血压和心脏病的发作有保护作用。很多药物做了缓释以后,其临床数据出来完全不一样。另外,包括刚才讲到崩解的药品,在胃里崩解的速度非常快,超过所有不是这个剂型的药。崩解速度快的话,也可以大幅度提高疗效。完善制剂工艺,对过了专利期的原研药来说,也是可以提高本身价值的做法。

与临床数据整合以后,原研产品能够大幅度地延长生命周期。举个例子,做了几十万人的临床研究的数据,这个数据如果能够整合进芯片的话,用在某一个麻醉产品上,可以作为靶向数据。也就是说,根据临床数据的结果,自动得出 40 岁病人需要的麻醉深度,这个数据可以整合到芯片当中,来靶向输出麻醉药品,提高药品精确度。后来我们进一步想,根据脑电波的反应进行个体化的治疗。所以把一个已经过了专利期的仿制药,经过跟输入器和芯片及临床数据完全整合,就变成一个病人个性化的医疗方式,甚至降低了麻醉室的使用人数,降低了病人惊醒的次数,也降低了过度给药造成的医疗事故。这些价值会大幅度超过过期的原研药本身。因为原研药在市场上使用的时间够久,数据是足够的,有这些数据也是一个非常重要的竞争优势。

与装置整合在某些类别的药物上可能作用比较明显,比如说哮喘和慢性阻塞性肺疾病(COPD)的吸入装置与药物整合。装置改变的话,病人不方便,包括在肺部沉积的药物也会受到影响。以前我做过一个干扰素的药物,最后在产品生命周期尾部的时候,我们也安排了无痛注射。因为有自我注射、无痛注射器的上市,这样跟药品结合,对 20%～30% 的对针头敏感的病人就有了价值。最近参加过一个展览,也在考虑把一些蓝牙装置和话筒能够整合到哮喘的药物上,能够录下病人吸入药物的声音,通过蓝牙装置传到手机上。通过记录病人的吸入情况,并且根据吸气的情况测试吸入方式是否正确,这样通过装置整合好以后,就变成一个病人管理服务的方法。尽管装置里的药物也需要非常重要的制剂工艺,但是药物和装置能够结合得更好的话,就能更好地为病人服务,也能够使过了专利期的原研药对病人产生新的价值。

总的来讲,希望外企能够在原研药方面继续跟中国政府,跟国内的企业,共同提高仿制药的质量,包括整合给药以后的服务,继续推进合理用药,减少药物滥用。如果能够带来更多的价值,通过科学带给病人更多的利益,仿制药对原研药来讲不一定是个坏事情,完全可以把它转化成机遇。

圆桌对话

一致性评价对跨国药企也是机遇

问:一致性评价的政策出来后,如果在操作执行过程中做得不是特别严

第九章

仿药质量·如何保证

格到位的话,会造成一些中资药厂蒙混过关,并宣称已经符合一致性标准。所以我想问问阿斯利康的王磊先生对这个问题有什么看法。

王磊:答案已经很简单,一致性评价对外企来讲是一个机会。回顾一下政府所有规范市场的动作,其目的是最终使市场更加健康、行业更加健康。因为害群之马多了以后,不只对国企或者中资企业有影响,对外企也有影响。回顾一下以往,比如说"一品双轨"、抗生素合理使用等,真正是在合理推广、科学推广,按照科学依据做的公司都受益,并非是受到打击了。所以我相信国家推一致性评价并非是针对外企。

当然如果有好的仿制药品达到了国外同样的水平,在招标当中价格方面也会受益。目前的仿制药已经达到了原研药价格的60%～70%,如果再去鼓励的话,会更接近原研药。从本质上讲,国家也没打算把本地的工业价格压得非常低,从产业角度,国家还是会鼓励高质量的药厂。鼓励的本身不会把原研药降得比仿制药还低,因为质量优势还是存在的。对外企来讲,原研药上市那么久时间,为什么不去扩产能,为什么不做到以量换价,为什么积累那么多的临床数据不去把它用好?烧制一个芯片也是一个专利,让病人受益的同时,还可以享有自己临床数据的权利。我觉得一致性评价是一个机会,但过程也是很漫长的,我们要拭目以待。

问:刚才讲到要改变和加一些辅助性的东西上去,您有没有考虑怎么样使价钱降下来?您现在扩展业务可以多收一点,但是如果把价格降下来,可能对老百姓的推广会更好。

王磊:质量低的仿制药目前是在县城或者更低端的市场销售。一致性评价过后,对外企来讲要迅速扩张、迅速渗透、以量换价。这是我根本的看法,只要量到了,就还是有发展。现在国家招标采购,并没有承诺一个量,原研药厂也没有得到鼓励。但我们自己要做,要顺应一致性评价。可以估算有多少厂家会被淘汰,针对他们腾出的空间,我们能不能以合理的价格把这个市场接下来。

阳光下清者自清，浊者自浊——
打开药品质量黑匣子

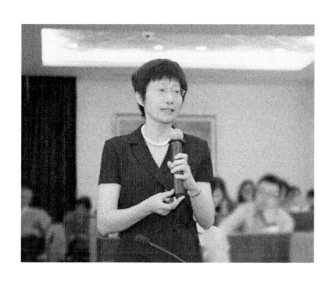

韩厉玲

阳光保险集团战略投资发展中心董事总经理、原天士力控股集团创新投资及国际部总经理

很多人误以为仿制药一致性评价是中资企业和外资企业的竞争，实际上根本不是这么回事，因为仿制药一致性评价现在做得既不完全是中国特色，也有一定的中国特色。

· 现行一致性评价：与国际接轨，也有中国特色 ·

为什么不是中国特色？因为美国在 1971 年启动了药品的生物等效性评价，经历了 10 年时间，淘汰了 600 种老药。日本做了 3 次，1997 年日本启动了药品品质质量再评价工程，完成了 730 个品种。各国做这件事的原因，一个是随着技术的提高，药品质量检验的手段和方法更丰富了，所以回顾一下过去的老药到底怎么样。另外一个是随着技术提高，这些年也不断有更新更好的药出来，所以所有负责任的政府，都会持续不断地、经常性地回顾现在市场上的药品是不是安全有效。药品再评价工程是任何一个负责任的政府都在做的事情，我们也很开心地看到，中国政府也开始做这件事。

为什么说也有中国特色呢？现在虽然有很多品种不生产了，但是许可证还没有废止。中国有18.9万张药品上市许可，其中95%是2007年实施新的药品管理办法之前发放的，那时候的药品质量低于现在药品质量的标准。

· 2007年，仿制药申报的转折点 ·

2007年以后比2007年以前好，那么好在哪里？我们先看获批的药品数量，2004年受理了10 009个新药申请，同年美国只有148个新药申请。2005年中国批准新药1 113个，改剂型药1 198个，仿制药8 075个，但当时只有12个人去审，加起来1万多个药，怎么审批完成的实在难以细细推敲。目前中国药监局人员数量补充了，人员质量也大幅提高，有很多专家去审批新药，还有很多"海归"。2012年仿制药这部分总共只批了400多个，相当于2005年的5%～6%。2012年不批准的仿制药有200多个，还有300多个是回去补资料，需要补考，批准比例只有46%。2013年批了360个，一次性批准比例是51%，不批准的将近200个，回去发补的100多个。回过去看2005年，批就批了8 000多个，报的数量估计更多。现在每年批400个左右，只有当年每年批量的5%。因为现在政府是认认真真地审批，企业也是认认真真地申报。另外，2012年、2013年时企业的实力、技术力量、资金实力比当年也强很多，中国也更重视研发。所以从申报资料的质量看，研发的质量高了，申报的数量少了。因此国家批得也就少了，对整体的质量安全是有保障的。

· 一致性评价能够保护优质企业和老百姓 ·

2007年之前批的一些药，现在回头看，有一些虽然不错，但是质量还是参差不齐。根据《安徽医药》杂志发表的一篇文章，作者把一个药单找了三个厂家进行对比：原研厂，A厂家，B厂家。原研的总杂质是6%，B厂家是8.9%，A厂家是23.4%，这个杂质量的差别很大，但不能因此说B厂家肯定就比A厂家好。因为如果按杂质个数来讲，原研厂是5个，B厂家是9个，A厂家是7个。但总体而言，A厂家杂质存在较多，生产的成本会低一些，但是老百姓不知道，采购的人自己也不知道。如果没有一致性评价的话，B厂家的成本高，招投标不一定中标，如果药品质量是一个黑匣子，谁也不去揭的话,吃亏的最终还是老百姓。

但也有一些坚持做良心药的"傻瓜"企业。举一个例子,有一个药叫做替莫唑胺,是治疗脑肿瘤的药,阿斯顿大学把这个专利无偿捐献给社会,欢迎利用这个发现来做药物研发。这个药1999年在欧洲和美国获得批准,天士力1998年把这个产品从英国引进过来,进行药理学的研究和毒理学的研究,花了好几年把这个事情解决。先在动物上做,做严格的多中心临床试验,一直到2004年才在中国获批。从1984年开始摸索,到1998年正式立项,前后十几年的时间,总算把这个事做出来了。对比进口产品与天士力产品,前者有5个杂质,而后者只有2个杂质,杂质总量也很少。虽然我们自己觉得我们产品质量好,但是没有人给我们证明说天士力的产品比进口产品好。因此我们欢迎药品一致性评价,并不是针对谁或者反对谁,只是打开这个药品的黑匣子,要么药品便宜一点质量稍差,要是质量太差了就要从市场退出。

· 一致性评价尚存很多问题待解决 ·

国家对药厂进行一致性评价提出过一些激励性手段,但还没有正式实施。国家有这样一个指导性意见,认为优质的产品可以优价,劣质的产品应该是劣价的,鼓励企业提高自己的产品质量。天士力大部分的产品是属于原研药和专利药,也有一部分是仿制药,虽然我们的仿制药不多,但其中很多不是我们自己的产品,来试一试怎么开展一致性评价,也想为这个工作做一个理论准备。一个很有趣的现象是,天士力选了10个品种研究,发现这10个品种中有5个品种的原研药在中国从来没有被批准过,属于中国有、国外没有的状态。这是不是因为副作用比较大,不应该被批?还可能是因为经济的原因,因为中国的整个制药市场比较小,价格也不是很高,会有一些中小型企业忽略中国市场。如果是经济原因,不是科学原因,那还有其他问题。比如欧美人的体重比中国人重,中国人吃药的量绝对比欧美人少。如果某种药没进中国,其对欧美人是200 mg/天,我们中国人原则上应该是100 mg/天。但是它根本没有在中国申报过,我们直接仿200 mg的剂型,仿制药就过量了。因此,大量的仿制药在中国没有参比剂型,怎么开展一致性评价就成了问题。

仿制药一致性评价的政策出台之前,中国已经清退了一些假药、不该批准的药,这十年来市场已经在慢慢变规范。

圆桌对话

政府、企业、医院三方共建劣质药品退出机制

问:我是一名药剂师,在医院工作20多年,是科研工作者。国际上质量评价有很多的退出机制,对于质量不合格的产品,我们的退出机制该怎么建立?

韩厉玲:我们国家也有这种退出机制,就是药品不良反应的监测。只是以前没特别关注,但是最近几年在逐渐完善。医院把药品不良反应数据报到卫生部门,统计下来发现不良反应非常集中的这些药品,国家就会优先来研究它们是不是有必要继续留在市场上。有时候也会发现有些厂家的药品经常有不良反应,退市掉不少它们的药品,那就要研究这些药厂是不是有问题。

如果没有国家药品的不良反应监控,要靠企业的自觉主动下市,并不现实。特别是小企业,它是不会做的。这个可以通过国家的不良反应监测等系统来解决。比如政府的强制退市要求,就可以强制退市一些明显的不合理、不安全药品。还有一些药品,出于经济学角度考虑应该下市,这种难度会大一些。对于像阿斯利康这样有很多品种的公司,或者是比较在乎自己品牌形象的公司才会考虑。目前很多大企业会在自己产品线选择上,越来越注重产品线规划,从研发阶段就开始和市场接轨,研究药物经济学。

另外,医生对市场也有很大的主导权。在用药的过程中,他会发现哪些厂家的药更好,哪些厂家的药副作用更大,因此在开药的时候也有一定的考量。当以药养医的现象不再存在的时候,当医生有更多药品可以选择,而且不再出于经济利益或从非治疗需求来考虑用药的时候,从医院层面就会淘汰掉很多安全无效的药品。随着国家的医保改革,我们已经注意到这种所谓的辅助用药、三线用药的处方量在逐渐下降。这也反过来促进药厂在产品线规划和研发销售上,不要下力气在这些二、三线安全无效的药品上。因为市场已经透明了,一句话,阳光是最好的防腐剂。

相关政策文件

● 国家食品药品监督管理局，《关于开展仿制药质量一致性评价工作的通知》，国食药监注〔2013〕34号。

国家食品药品监督管理局关于
开展仿制药质量一致性评价工作的通知
国食药监注〔2013〕34号

各省、自治区、直辖市食品药品监督管理局（药品监督管理局），新疆生产建设兵团食品药品监督管理局：

开展仿制药质量一致性评价，全面提高仿制药质量是《国家药品安全"十二五"规划》的重要任务，是持续提高药品质量的有效手段，对提升制药行业整体水平，保障公众用药安全具有重要意义。为此，国家食品药品监督管理局决定，对2007年修订的《药品注册管理办法》实施前批准的基本药物和临床常用仿制药，分期分批进行质量一致性评价。现将有关事宜通知如下：

一、充分认识重要意义。各省级药品监督管理部门务必高度重视仿制药质量一致性评价工作，充分认识该项工作的重要性、复杂性和长期性，充分认识开展仿制药质量一致性评价对确保药品质量安全，促进医药经济结构调整和产业升级，进一步增强我国医药产业国际竞争能力的重要意义。应将仿制药质量一致性评价工作纳入"十二五"期间药品监管工作重点，加强组织领导，落实工作责任，按照国家食品药品监督管理局工作部署，结合本行政区域实际情况，制定具体实施方案，确保各项工作落到实处。

二、积极宣传有关政策。国家食品药品监督管理局制定了《仿制药质量一致性评价工作方案》（以下简称《工作方案》，附件），明确了质量一致性评价的工作目标、原则、内容和程序，对工作进行了总体部署。国家食品药品监督管理局还将陆续下发相关技术指导原则，规范质量一致性评价的研究和技术审查。各省级药品监督管理部门要积极落实《工作方案》，做好质量一致性评价工作的宣贯和培训，及时传达有关政策，使药品生产企业深刻认识质量一致性评价的重要性和必要性，引导药品生产企业积极开展研究，合理安排工作进度、主动作为。

三、认真履行工作职责。国家食品药品监督管理局负责组织制定基本药物品种质量一致性评价的方法和标准，分批公布，同时确定完成每批品种质量一致性评价的时间；按期组织开展质量一致性评价工作。各省级药品监督管理部门要按照《工作方案》的要求,做好质量一致性评价资料的受理、生产现场检查和抽样检验、资料汇总和报送工作。

四、加强日常监督检查。对通过质量一致性评价的,各省级药品监督管理部门既要按照核准的处方和工艺,加强生产现场检查;还要按照质量标准及溶出曲线等质量一致性评价数据,加强监督抽验。对不按照核准的工艺和处方组织生产的、所生产的药品不符合质量标准或质量一致性要求的,依法做出处理。在国家食品药品监督管理局规定时间内未通过质量一致性评价的,应当暂停生产;药品批准文号有效期届满时仍未通过质量一致性评价的,不予再注册,注销批准文号。

五、加强协调形成合力。各级药品监督管理部门要与本级政府有关部门加强沟通与协调,在招标采购、定价和医保报销方面出台鼓励措施,引导企业主动提高药品质量,确保药品质量安全。

六、充分发挥企业的主动性。药品生产企业作为质量一致性研究的主体,应以高度的社会责任感和对产品质量负责任的态度,积极开展研究。对国家食品药品监督管理局已安排评价的品种,药品生产企业应在规定时间内完成研究工作并递交相关资料;对国家食品药品监督管理局暂未安排评价的品种,鼓励药品生产企业主动开展质量一致性评价研究。

七、严格工作纪律要求。仿制药质量一致性评价是一项情况复杂、任务量大、政策性和技术性较强的工作,相关部门必须按照统一部署,加强沟通,密切配合,严格执行有关纪律要求,确保评价结果真实、公正、可靠。要及时向国家食品药品监督管理局报告遇到的困难和问题,保证工作有序、平稳开展,力争按时完成《国家药品安全"十二五"规划》部署的工作任务。

附件:仿制药质量一致性评价工作方案

国家食品药品监督管理局

2013 年 2 月 16 日

(公开属性:主动公开)

附件

仿制药质量一致性评价工作方案

为落实《国家药品安全"十二五"规划》中全面提高仿制药质量的工作部署,特制定此工作方案。

一、工作目标

国家食品药品监督管理局组织相关技术部门及专家,按照给定的评价方法和标准,对药品生产企业提出的仿制药自我评估资料进行评价,评判其是否与参比制剂在内在物质和临床疗效上具有一致性。评价的对象是 2007 年 10 月 1 日前批准的、对在国内外上市药品进行仿制的化学药品。通过仿制药质量一致性评价,初步建立仿制药参比制剂目录,逐步完善仿制药质量评价体系,淘汰内在质量和临床疗效达不到要求的品种,促进我国仿制药整体水平提升,达到或接近国际先进水平。

二、工作原则

(一)科学适用,分类处理。根据药物自身性质和剂型特点,选择科学、适用、经济的评价方法和标准。尽量选择体外方法进行评价,对体外评价不能满足一致性评价要求的,应增加生物等效性试验。开展生物等效性试验必须经国家食品药品监督管理局批准,并遵守有关规定。

(二)分步实施,全面提高。按照先试点、后推开、逐步推进的工作思路,选择基本药物目录中用药人群广、市场销量大、生产企业多的品种先行先试。积累经验后逐步推开、全面推进。首先开展口服固体制剂的评价;其次开展注射剂的评价;最后开展其他剂型的评价。

(三)加强引导,鼓励先进。充分利用药检系统及科研院校技术力量,制定相关技术指导原则及基本药物品种质量一致性评价方法和标准,引导企业开展比对研究。鼓励药品生产企业起草其他临床常用品种质量一致性评价的方法和标准,企业完成起草后,按程序申报。

三、工作内容

(一)制定年度工作计划,确定拟评价品种名单

国家食品药品监督管理局成立仿制药质量一致性评价工作办公室(以下简称工作办公室)负责仿制药质量一致性评价工作的具体实施。制定仿制药质量一致性评价年度工作计划,确定每年度拟开展质量一致性评价的品种和负责评价方法研究的机构,并对外公布。

(二)确定参比制剂及质量一致性评价方法和标准

工作办公室组织专家,按照参比制剂确定的程序和要求,确定拟评价品种的参比制剂,经公示后对外公布。

承担任务的机构,根据相关技术指导原则,按照起草、复核、公示等程序,拟定各品种质量一致性体外评价方法和标准,报工作办公室。工作办公室组织专家,根据药物性质和剂型特点,确定各品种体外评价方法及是否需要生物等效性试验,并对外公布。参比制剂生产企业应按要求制作并提供参比制剂,配合做好评价方法和标准的起草等工作。

对由药品生产企业起草质量一致性体外评价方法和标准的品种,药品生产企业完成起草后,将相关资料报工作办公室。工作办公室组织药品检验机构进行复核,符合要求的,经公示及专家审查后对外公布。

（三）药品生产企业开展质量一致性评价研究

药品生产企业是开展仿制药质量一致性评价的主体。应按照公布的评价方法、标准及有关技术指导原则，以参比制剂为对照药品，全面深入开展与参比制剂的对比研究，解决影响仿制药内在质量的关键问题，实现与参比制剂在内在物质和临床疗效方面的一致。

企业按要求完成评估后，将质量一致性评价研究资料报所在地省级药品监督管理部门。对需要变更处方、工艺等的，应按《药品注册管理办法》的要求进行申报。

（四）仿制药质量一致性评价资料的受理和现场检查

省级药品监督管理部门负责行政区域内仿制药质量一致性评价工作的组织和协调。应按照要求做好一致性评价资料的受理、生产现场检查和抽样检验等工作。

省级药品监督管理部门收到药品生产企业质量一致性评价研究资料后，应根据核准的/申报的工艺组织生产现场检查，现场抽取连续生产的 3 批样品，送工作办公室指定的药品检验机构进行复核检验。

药品检验机构收到样品后，应按照公布的评价方法、标准及质量标准对样品进行复核，并将复核结果报药品生产企业所在地省级药品监督管理部门。

涉及处方、工艺变更的，相关补充申请涉及的注册检验也由该药品检验机构承担。

省级药品监督管理部门收到药品检验机构复核结果后，将研究资料、现场检查及检验报告一并报工作办公室。

（五）审查仿制药质量一致性评价资料，公布质量一致性评价信息

工作办公室收到一致性评价研究资料后，组织专家委员会进行审查。经审查符合要求的，报国家食品药品监督管理局批准，由国家食品药品监督管理局对外公布通过质量一致性评价的品种名称、批准文号、生产企业名称以及溶出曲线等一致性评价数据。

经审查不符合要求的，由工作办公室告知药品生产企业及其所在地省级药品监督管理部门。

四、工作计划

（一）2012 年，开展工作调研，完成前期准备工作，启动 15 个基本药物品种质量一致性评价的试点。

（二）2013 年，全面启动仿制药质量一致性评价，发布相关技术指导原则、工作程序，完善工作制度，开展 50 个基本药物品种质量一致性评价方法和标准的制定。

（三）2014 年，全面开展其他基本药物品种质量一致性评价方法和标准的制定。

（四）2015 年，全面完成基本药物目录品种质量一致性评价方法和标准的制定。基本完成 2012 年—2014 年部署的质量一致性评价品种的质量一致性审查工作。

（五）2015—2020 年，全面完成基本药物质量一致性审查，开展并完成其他临床常用品种质量一致性评价工作。

五、保障措施

（一）成立仿制药质量一致性评价工作办公室。负责仿制药质量一致性评价工作的具体实施和技术审查。组织制定仿制药质量一致性评价的技术指导原则、方法、标准及一致性评价申报资料要求，组织对药品生产企业提交的一致性评价资料进行审查。工作办公室设在中国食品药品检定研究院。

（二）成立专家评审委员会。成立仿制药质量一致性评价专家审评委员会，协助工作办公室审定仿制药质量一致性评价工作的相关技术指导原则、方法和标准，审评企业提交的仿制药质量一致性评价资料，并对重大技术问题进行把关。

（三）建立专门信息管理平台。建立仿制药质量一致性评价电子信息专栏，公布工作方案、技术指导原则、评价方法和标准及通过仿制药质量一致性评价的品种信息，引导和规范企业开展研究，保证质量一致性评价工作的公开、透明。

（四）严格工作纪律。各有关单位要选派政治素质高、业务能力强的人员参加仿制药质量一致性评价工作。要对参加人员加强业务培训和廉政、保密教育，统一尺度，严格标准，严明工作纪律，确保一致性评价工作公平、公正。

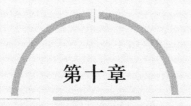

第十章

医保控费，如何实现

本章内容摘选自 2014 年 12 月 6 日，第十期圆桌会议

　　自 1994 年"两江模式"试点新型医疗保障制度以来，我国的医疗保障制度改革经历了风风雨雨的 20 年。这二十年中，我国新型医疗保障体制从无到有，从小到大，取得了举世瞩目的辉煌成就，当今中国已经构筑起全世界范围内最大的疾病医疗保障网络，建立了以城镇职工医疗保险、城镇居民基本医疗保险以及新农合为主的医疗保障制度。但随着我国医保覆盖率的提高以及老龄化趋势的日益加剧，我国各地医保经办机构面临着日益严重的医保资金压力，新的医保管理和支付方法近年也层出不穷地出现。

　　随着我国医改逐渐步入深水区，医保的重要性日益凸显。医保作为"三医联动"整体改革机制的重要组成部分，成了我国下一步医改的重要抓手。我国的医保管理正面临着从单纯的行政性管理逐步向医保资金综合管理转型的重要机遇期，并将通过医保控费的实现，深刻地影响整体医疗行业。

　　本章既有医保资金监管者的直观感受与思考，也有长期研究医保改革的著名学者的深刻洞见。同时，从市场角度介绍了医保智能控费的技术提供方和医疗机构对于医保控费和医保改革的看法。最后，还从医保信息化角度，介绍了以美国为例的医保信息化国际经验。希望读者可以从专家的论述分析中对医保的核心、内涵和未来发展的方向有新的认识和思考。

医保支付制度改革的核心问题及障碍

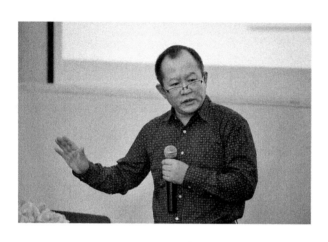

熊先军

中国医疗保险研究会

副会长兼秘书长

医疗保险支付制度的改革已经做了很多年。虽然目前各个地方都有尝试，但是最初设计的医保改革的目标其实还没有实现。第一是因为"改革"二字所涉及的核心问题没有找准，第二是如果建立起来相应的制度却没有配套改革的话，就会面临很多挑战，支付制度的作用就不能发挥出来。这里主要讲这两个方面的内容。

· 支付制度改革的核心：政府定价变为市场定价 ·

首先要理解什么是支付制度？ 就是政府制定了许多政策法规，用以保证医疗双方公平交易。在这个过程当中，形成买卖关系的不含政府，而是医疗保险、病人及医疗服务的提供方。政府在这个过程中不应该直接参与到买卖关系当中，而是制定一些相应的法规和管理的办法，来保证交易公平。

支付制度的内容·支付制度应该包括三个方面。

第一，总额预算。总额预算的额度是由我们整个社会的医疗费用和医疗保险额度来决定的。医保部门不是印钞机，可以筹集的额度决定了支付额。因此，根据筹得的保险金要有总的预算。

第二，付费方式和付费标准，其目的是保证我们购买的东西是有质量和有效率的,同时这个费用是可控的。

第三,结算办法。医疗服务发生之后,医保部门或者是病人会根据医疗机构之间的契约,根据这一年提供的服务质量做结算,最后以什么方式支付? 这包括是否给医疗机构周转金、结算周期等。药厂跟医院打交道经常会头疼,因为医院是先拿货,6个月后再支付,这样可能会有8个月的现金流账期。

结算办法还可以根据契约。如果医疗机构有违规的情况,医保机构可以进行处罚,如果可以很好完成任务,医保部门还会给医疗机构进行奖励。但是这其实并不合理,相当于消费者对产品的销售者给予奖励,实际上消费者只要按照价格付费就可以了。

支付制度的核心·支付制度最核心的问题是什么? 有说法认为要把按项目付费变成按病种付费,要按人头付费。认为付费方式的变化就是一个改革。但我觉得这是错误的,对医疗保险来讲,由于医疗服务的复杂性,其付费方式必然要针对不同的服务类型采取多种形式。这些付费方式是并存关系,而不是替代关系。全世界没有哪一个地方,可以把按项目付费取消掉。大家都知道有一种病是发烧待查,一个月怎么都治不好,最后发现发烧退了,但出院前你仍然不知道病因,这种情况是按什么付费? 这肯定是项目。而且这种情况其实有很多,所以很难说按项目付费是落后的传统方式。

这实际上就是在市场上确定不同服务类型的价格单元的问题。和吃饭一样,客人可以点菜,也可以吃按人头自助餐,也可以按总额包餐请大家吃饭。核心问题是什么? 我认为是要把原来计划经济体制下建立的政府定价的机制,改革为由符合市场经济体制的医保支付方和医疗服务提供方协商谈判的定价机制。这才是改革,否则不叫支付制度改革,只是付费方式的变化。

中国医保覆盖面原来是1亿人,现在是13亿人。但这不是改革,是规模扩张。我们的经济从弱到大到强,这也不是改革,是叫发展。所以我觉得在医保里面提到改革,它的核心意义需要清楚了解。

· **支付制度改革中面对的挑战** ·

第一,学术界的错误解读和名不副实的地方实践混淆了基本概念和内涵。有一些地方提出总的预算就叫总额预付,就是在服务没有发生之前,医保部门把钱筹过来给医疗机构，然后再让医疗机构花钱。但是，在市场行为中凡是把钱先给卖家，卖家加工或者服务的质量一定是不好的。因为钱付出去了，质量不好也没有办法控制。所以任何一个有效率的交易，一定要后付钱。

第二，确定各类付费标准（医保支付价格）。缺乏市场机制要求的民主治理组织构架和运作机制，也就是"费"的问题。我们所有的支付概念都是借鉴国外的，这个"费"我仔细查了一下，其实不是指费用，而是为医生的劳务所支付的费用标准，实际上是一个价格的概念。只是因为技术劳务在国外叫费，就翻译成按项目付费。我国台湾地区的中译名比较严谨，他们叫"论病计酬"。目前不同地方尝试了很多付费方式，总结来说，全国绝大部分的地方已经采取了住院按病种付费、按人头付费的复合式改革。但实质上有很多地方所做的是基于按项目付费、按病种限额或者是按人头限额的方式，这有什么区别？例如阑尾炎的付费标准是 5 000 元，如果实际发生的费用低于 5 000 元，就按 5 000 元给医院。如果实际发生的费用超过 5 000 元，超出的部分医保承担 50%。

但这里有逻辑错误，医保付费标准跟实际发生费用之间的关系不对。实际发生费用是指按项目价格乘以实际服务量累积起来的。如果实际费用加起来低于限额就按限额支付，超出来的部分就按比例分摊。打个比方，就像买自行车有两种方式，一种是买零件组装，还有一种方式就是买一个整自行车回来。例如一辆自行车标价是 500 元，医保支付方就相当于买家，他会算车头收多少钱，轴辘多少钱，踏板多少钱。最后按照卖零件的方式累加，累加起来的费用低于 500 元，买家就给 500 元。如果是 600 元，买车的人还得再补 50 元。因为卖家要分担超额部分的 50%，买家负担另外 50%。

市场上有这种卖自行车的办法吗？没有，所以这就是混淆了医保的付费方式、付费标准与目前政府配价之间的关系。医保支付价实际上是零售价中医保支付的部分，医保只付其中多少。医保本应该是通过补助的方式使病人少付费，结果市场上变成了零售价不停地涨，让医保固定付费。这种情况下医保根本保障不了病人，也控制不了医保付费的费用对病人造成的负担。

所以，要确定付费标准，首先要明确医疗保险支付行为中卖家是谁？可以说是医生，但医疗保险不能跟每一位医生都谈一遍，这就存在问题。怎么才能找到一个人或一个机构可以代表所有上海医院,怎么能够找到一个人可以代表所有上海医生的利益? 第二要明确买家,出钱的人。中国目前的医疗保险实行的是地级统筹,在不分地方的情况下,是否有一个机构可以代表全国的医疗保险机构呢? 买家还有一方是病人,谁可以代表所有病人? 目前也没有。第三点,从中央到地方不存在一个确保我们买卖双方公平谈判的机制性平台。例如,德国有一个联邦制药委员会,他确定所有的药品能不能为医保支付以及用多少价格支付,委员会的组成是 13 个委员,其中 3 个是独立的委员,5 个是来源于医师协会、医院协会、牙科协会,另外 5 个是来源于七大保险组织的代表。这个平台的搭建确保了平等的买卖关系,大家有平等的权利。中国台湾地区有一个药品价格拟定委员会,包含各界的代表和专家代表,由他们最后来议定价格。虽然现在与医药有关的团体很多,如中国医院管理协会等,但这些协会是否可以代表全体医生的利益? 代表全体医院利益? 我觉得并没有,因为这些社会组织的组建缺乏合理的组织运作方式。

第三,目前支付制度改革的一个重大挑战,就是医疗供给体制的管理制度不改革(市场化),这就导致了改革后的医疗支付制度不能发挥应有的作用。现在讨论支付制度改革的时候,就直接等同于所谓的总额预算变成了总额预付,实际上就是公立医院有两个资金渠道,一个是财政拨款,一个是医保拨款。还有一点,医生不能自由职业。医保的人头费应该是直接给医生,只有给他们了,他们才有主动性去为病人做健康咨询指导,让人们少得病,少花医保的钱,这实际上是少花医生付的钱。但目前的情况下,绝大部分的医生都是事业单位的人,这种方式很难施行。第三点,医院的人事分配制度不合理。医保的按病种付费首先是给医疗机构,然后是按照薪酬制度付给医生,医生的成本与他的收益没有关系。红包、回扣等非法收益成了最大的收入来源。医生不会因为实行了按病种付费就少开药,少用医疗耗材等。

第四,医疗技术和药品经济学技术很难运用到支付制度的运行管理当中。德国跟英国都有一个医疗与经济评价中心,对所有医疗项目、药品项目进行比较,分辨哪一个物美价廉、疗效好。但中国很难做到这样,现在上海有胡善联教授、陈文教授在做这方面的研究,但他们很难参与政府定价及支付制度改革政策的制定。国家也没有固定的组织形式,把这些专家们组织起来运用。更重要的一点,现在做药物经济学评价或医疗技术评价,一定要基于大量的数据。但是很可惜,中国所有的数据都是信息孤岛,不成体系。现在的所谓社区的健康档案,只是简单的活动记录,而真正的健康档案应该是从出生开始所发生的所有医疗行为的档案,有一个地方可以帮助我们管理。因此,这种没有数据的比较无法进行药物经济学的评价,只能做药价的对比。

·医保改革的理想与现实·

我理想中的医保支付价或者是支付制度改革,应该是形成类似于图10-1的体系:法律框架下有4个机构,整个支付标准或医保支付价形成的组织构架,包括政府的监督、公平的买卖双方搭建的平台、中立科学评价机构,还有高效的医保服务机构。但是我们国家的现实是政府、行政部门、经办机构逐级向下,法律在一边。所以在这种情况下,市场买卖双方是不在体制内的,所以现行这种社会体系下还缺少很多内容,这是我们医保支付改革里面最大的挑战。

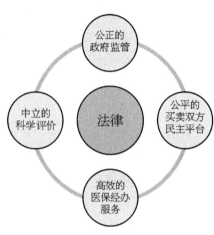

图 10-1 医保改革的理想体系

最后总结两句话,第一,改革是将计划经济体制下的政府定价,改为符合市场经济体制的医药费用支付方与医药服务提供方协商谈判的价格机制。第二,医疗保险支付制度改革最大挑战是缺法律、缺民主、缺科学。

圆桌对话

医保的健康发展应该是收支平衡

问:在医保控费中,如何协调医保、医疗服务和病人三方面的利益?

熊先军:医保和医院的目的都是为保障人们的健康,那么医药企业的理念是不是也是为了健康？这是社会价值观问题，但是这个健康一定是按照一定运行规则建立的，这个运行的基本规则是每一个在这种价值链里面的人或机构都要做到收支平衡。

医保和参保人是买方，而且每年只有固定的资金。作为买方我们要考虑制度，还要承接原来很多计划经济推行下的一代人长远的待遇保障，所以并不是每年的结余就刚好用完，也一定要余留一些。

医院也要收支平衡，略有结余。医院和医药企业之间同样是构成了一个市场，在价格观下面大家都要做到收支平衡。每一个人都会站在自己的角度上，所以医保要站到参保人的角度上，医院要站在医院发展的角度上，药企要站在股东利益的角度上，这是正常合理的。为了保证大家都可以共赢，就需要有一个公平的交易关系，只有在公平交易关系下大家才可以共赢。当下社会有很多人拿政治标签来作为行动工具，而我们更应该在这种政治标签下找到符合市场的经营管理工具。包括医药企业也是一样，如果医药企业只是追求利益，甚至是损伤这个社会的健康，这个医药企业是不能生存和发展的。所以医药企业也是在保障人们健康的价值观下，来追逐利益最大化，这是不矛盾的。

构建智慧医保，提升监管水平

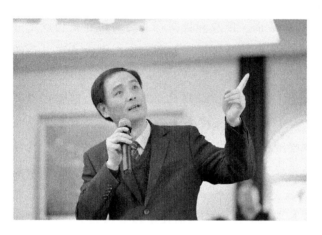

谢道溥

杭州市医疗保险管理
服务局党委书记、局长

医保控费的主要问题还是医患双方信息不对称，费应该控，但不是因为基金有限去控制支出。控制支出，首先是要做到合理治疗不浪费，其次，目前的医保支付由基金与个人共同分担，有时医院说提供了合理的治疗，但是医保拒付，怎么样分清楚医疗机构和医保这两块的数据合理性是个问题。

· 杭州医保情况简介 ·

首先介绍一下杭州医保的概况。杭州医保政策跟很多兄弟城市不一样，杭州在 2011 年启动医疗保险制度改革，基本医疗保险支付后，重大疾病上不封顶。个人支付费用超过一定限额后（退休人员 5 000 元，在职 15 000 元），有医疗救助来进行兜底，制度的保障对参保人员没有上限。对于门诊而言，个人账户有一个起步线。住院待遇有起付标准，超过了以后由个人和基金分担，也是上不封顶。

医药保险待遇不封顶就会刺激需求。所以自 2011 年以来，杭州医保是以总额预算为核心，以项目、人头、病种付费的复合式医保费用来结算。总额预算是核心，项目付费是基础，项目付费是医保最后一道防御体。其他的付费项目失效的时候，项目付费不会失效。

杭州跟其他城市不一样,2007年底把新农合与城乡居民医保放一起。杭州的参保人员稳步增长,这几年一直是在98%以上,现在老百姓对医疗保险的需求与认知很高,别的可以不参与,医保一定要参加。

为了方便老百姓就医购药,所有的机构只要不违规都可以成为参保人员。为此,我们要做一些改革。技术改革有两方面,首先医院要把信息按照我们的标准传输过来。医院拿到医保定点的前提是必须符合我们的规定,医院要把所有的信息传给我们。其次,从2009年开始,杭州医保就开始建"标准库",就是把药品服务项目、诊断、医师人员信息等整理起来。通过计算机辅助人工审核标准的数据,跟政策标准去比对。

·总额预算和智能监控·

杭州的总额预算很简单,已经运行了5年,我们认为很有效果。我们的总额预算是年初确定预算,年底清算,结合清算结果调整下一年的年初预算。医院为什么跟医生没有矛盾,是因为我们清算的时候是按照数据,而不是大家谈判来确定的。还有诊间结算,卫生部门为了改善病人不断在窗口排长队付费,允许病人在医生窗口付费,病人的信息可以直接推送到医生的电脑端。另外,就是我们的智能审核技术,是这几年做的,把所有报销的规则做了38类,57 000多个规则。我们把这些规则嵌入系统当中,进行事后审核,然后再为将来做事前提醒和事中控制。

通过这样的医保数据通平台,可以跟医院互动,实现临床应用支持。主要有三点,首先是结算控制,控制超出支付政策范围的自费结算。第二,报错控制,不符合标准的不允许医保结算。最后,提醒控制,医生诊断医疗处方开药的时候,会有一个方子传到医保系统,如果不符合诊疗常规,就会提醒他。医生在临床可能面对病人的需求跟我们实际政策有差异,所以可以继续结算。医保提醒后,医生还这么用肯定是有理由的,所以医生和医院事后要阐述理由。如果没有理由,医保就可以拒付。

杭州现在是希望做到事前、事中、事后控制。事前在医院的系统进行,如果医保拒付,医院肯定是亏损的,所以它会事前尽可能不被医保拒付,这叫事前医院端。实际结算过程当中也要进行控制,事后是项目付费审核。

智能监控是杭州医保的主要特点。智能监控主要是控制好医生。医生在临床治疗过程中是源头,我们希望医生不浪费。但是举一个例子,同一个诊断可能有很多种药可以用，只要是这个药可以治这个病，用或不用都是医生的权利，医保不能干预他。如果开药不治这个病，医保的系统才可以给他筛选出来。医保希望医生可以挑选一个性价比高的药物，既能达到治疗效果，又可以节约。

圆桌对话

医保监管应该变为医保"服务"

问：如何处理医保与医院之间的关系？

谢道溥：医保与医院的关系有一个形象的比喻是猫和老鼠：老鼠要偷吃，猫要抓。但是如果现在还是这么一种模式，是无法发展下去的。

我们应该把医院也变成"猫"。医保跟医院都是"猫"，共同来维护这个基金。因为有了医保，更多的病人看得起病，提高了医疗的保障，这事实上也是推进医院的发展。医院发展的同时，病人的权益也得到了保证，医保基金是需要共同维护的。所以我认为医院跟医保的关系，应该是同一条战壕的战友，如果没有医院，医保无法为参保人员提供服务，这是互为依存的关系。

以前总是拿社保的政策和卫生政策来监管医院。但我现在认为应该把"监管"这两个字变成"服务"。杭州医保是通过数据的应用服务于医疗，通过服务来改善医疗。杭州门诊和住院的医保待遇是不封顶的，但我们是宽进严管定点机构。杭州非营利机构、营利机构在这都是一视同仁，都可以进来，但是必须遵守规则，不遵守规则就退出。进来的机构多了，总有个别的医生忽视规则，而被利益驱使，反映出来就是医保的赤字。我一直认为医院的过度治疗或浪费是必须管的，不管会损害这个基金。控费应该是合理治疗的基础上提升服务。另外，浪费可能是医保资金赤字的一个因素，但更大因素是匹配筹资待遇的问题。如果筹资标准很低，却一定要想很高的待遇，那么不赤字是不可能的。

医保监管是中国式医疗福利监管的创新

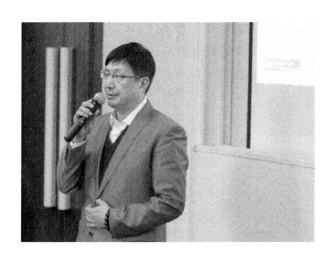

崔宁

中公网医疗信息技术
有限公司副总经理

· 宏观层面：医保改革转向，兼有挑战 ·

2015年政府工作报告中明确提出，我们要用中国式办法解决医改难题。其中有几条含义：第一，医保控费是全世界的共同难题，我们需要用中国自己的办法进行合理的解决。第二，医改的最终目标还是要使人民群众得到实惠，同时要对医药行业的发展承担责任，促进行业的发展。第三，医保资金要保持可持续性，这也是我要进一步探讨的问题。

目前国家已经摒弃第一轮医疗卫生体制改革中单纯把"医改"视为"药改"的想法。"药改"效果不是很好，包括定价体系的改革也不是很有效，所以供给需求和监管方面是下一步改革的重点。供给是多元主体提供医疗的服务，尽量满足群众和解决群众看病难的问题。从需求角度讲，要加强医保覆盖与报销，或者是福利待遇水平，保证群众可以看得起病，解决看病贵的问题。想解决好和处理好这两个问题，很重要的一点是要加强监管，对整个体系要进行有效合理的监管，才能用中国的方式处理这些问题。

如果我们想建立一个具有中国特色医疗保障体系，其中最关键、最迫切的是怎么解决好收支平衡问题。从数据上可以看到,随着我们医保覆盖率增加和医保报销便捷程度增加,给医保部门带来了压力和巨大的工作量。同时由于利益的驱使,包括各种支付制度自身的缺陷,造成了现在过度医疗以及骗保行为。因此我们需要有一种更加科学合理的方式来进行监管,以前的粗放监管模式已经不适合了。

在 2014 年 11 月财政部公布的数据中,有 4 个跟卫生行业有关(图10‐2):基本保险的收入水平、收入增速、支出水平、支出增速。可以看到,每一个基金筹资水平都有增长,而且筹资水平总体程度大于支付的水平。但是通过增速数据可以看到风险,筹资的增长速度赶不上支付水平增长速度。

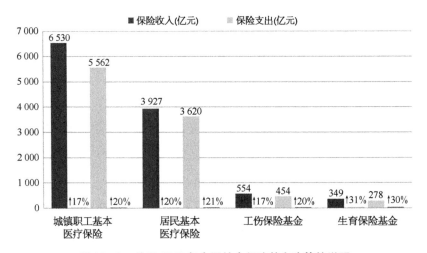

图 10‐2　关于 2013 年全国社会保险基金决算的说明

这就会带来新的挑战,如何保证和监管现有基金并更好地发挥效益。目前已经出台了很多相关政策,包括支付制度改革、引进付费主体和针对商业健康保险相关政策。但是对监管的要求也在提高,国家在加强对医保的监管要求,同时对医疗提供方和患者方进行共同监督。

过去的后付制,量价关系比较明确。如果改成预付制情况,根据先预算,医疗机构服务方就已经知道大概可以获得多少利益。这种情况下,医疗机构为了降低成本,就会产生医疗缺失。如果诚信体系不健全,参保人就有可能采用骗保的形式来骗取医保基金,这也是犯罪行为。究其原因,还是缺乏真正的智能审核和监管系统。

微观层面：中国式医疗福利管理，助力"医保监管"

中公网在海虹控股旗下，原来是承担电子商务。海虹对国外医药福利管理的理念有比较早的接触，同时对国外运行的模式经验做了分析。首先，国外的医保管理主要是协助支付方制订健康计划，包括对支付方进行管理，从管理中提高效率。第二是加强了对医疗行为的干预与管理，更重要的是对药品安全与销售渠道做了明确的管理和设计。在这个前提下，可以看到国外的医保系统有很多值得我们借鉴和创新的地方。

因此，中国不能单纯从药品管理入手。如果要想保证医保基金安全运行和有效使用，应该从医保基金的监管入手，逐渐影响到医疗行为和参保人，同时逐渐加强和配合信息化建设。所以必须积攒医学、信息、管理三方面的人才，来符合医改的整体要求。

中公网目前运行的智能审核方面有 4 个系统：医保智能审核系统、审核公示反馈系统、医疗质量控制系统、基金决策分析系统。审核是利用两个核心技术，一个是通过临床知识库把临床规则用于审核指导医疗行为；另一个是通过高速引擎实现现有信息化建设水平的自动化审核和智能化数据挖掘分析。

可以总结出四条经验：第一是信息化手段确保高效性。通过信息化手段可以使 100% 单据得到审核，改变了人工抽查不全面的检查审核方式，同时减轻了人员的负担。第二是区域化手段强调监控实效性。我们的系统可以全面覆盖整个地区所有的机构，可以延伸到科室，延伸到医务人员还有参保人员，对发生的所有医疗行为和就诊行为都可以监控。第三是以专业化手段提高监控的准确性。主要利用临床知识库跟政策规则库。我们有自主知识产权的知识库，对医疗行为进行专业化评价，这样就增加了审核的专业性、准确性以及程序透明性。第四是智能化手段提高管理的决策能力，通过诊疗和审核结算出来的数据，可以分析和挖掘出经常发生的问题是什么，问题的原因在哪里。针对原因可以建议政府采用什么措施来进一步加强医保的管理，同时还可以通过系统来推演最后管理的效果。

在具体的运营中，医保经管方可以节约人力。从过去医院和医保之间产生矛盾，到现在在医保和卫生部门间搭起桥梁，关系进一步和谐。同时建立各种信息库可以为下一步信息挖掘和谈判机制提供帮助。对于定点机构，医疗机构信息的准确性和上传准确性是决定审核效果一个重要的因素。

第十章　医保控费，如何实现

241

过去虽然有很明确的规定,但是很多医疗机构没有认真执行。通过自动化的审核,对于审核出的一些可疑的问题单据,就可以预示以后会在什么阶段出现问题,会要求改进。同时我们也可以给予医院管理监管建议,过去医院是事后对医生进行处理,如果可以提前给予一种提醒,医生就不仅能够便于管理,同时也避免在事后追诉得到处罚,增加了医生对医保制度的依从性。

在医保控费方式上,首先,通过建立药品处方集,可以把原有的药品按不同种类和疗效,在同一类药品里进行比较,对它的安全性、有效性剂量做出评估和排序。第二,根据厂家报价和采购情况进行排序,把这两项与其诊疗相关的历史数据进行比较。通过这样的综合评估,就可以在医保专家、医疗专家和参保人参与的前提下,确定不同药品的药效和量价关系,排出一个优先的次序,最终可以合理帮助医保谈判机制来选择合理、经济、有效的药品。

· 医保服务监控系统的推广和未来发展 ·

医疗服务监控系统(医保智能审核系统)项目得到了人社部的认可,也得到了应用地区医保部门的好评。除了提供信息化、智能化审核模式,我们还在思考怎么能够更好帮助医保部门来实现应有的管理决策。世界卫生组织总结了中等发达地区和国家的医保管理经验和一些实际的案例。在医保决策的框架中,医保决策重点在 4 个方面,一个是医疗服务的选择,根据地区选择适合的参保人;第二是加强供需双方利用的管理;第三是药品采购;最后是医院谈判。这是医保部门今后主要承担的四大类角色。

从目前来看,对于供方的管理工作做得较好,也有进展。但是对患者和需方,以及对资源利用的引导管理还是不足。所以我们要想实现把高质量的服务提供给参保人,能够让他们花得起钱,就需要在服务方面做工作。从患者负担角度来讲,大多数的地区都有分担机制和超出封顶部分的问题。对于特定的人群和病种而言还是有很大负担,所以这一部分需要用一个新的模式来提供更好的福利,帮助这些地区解决负担过重的问题。

要利用积累下来的医疗数据进行个体服务体系的建设,主要是建立个人的智慧型健康档案。目前卫生系统建立档案是较为死板的,因为没有动力。如果医保部门进行引导,利用基金支付的力量,就可以把风险降低,把有效性提高。为此,一定要往前进一步从服务商入手,要制订精细化支出管理模式和目录。这样可以预判风险，提供有效控制疾病的手段。

海虹有两个目标，一个是把我们的医保系统做成精品；一个是建立健康产业服务体系，保障医保基金支付相关各方的利益和有效运行。希望可以跟药厂有更好的合作，而且不是原来意义上的合作，是通过建立谈判机制可以使我们优秀的民族品牌得到更好的发展，可以帮助参保人降低费用，可以使治疗企业得到更好的发展，同时为医保和商业保险公司提供更有效的模式来控制费用。

所以我们认为最终的目的还是要构建服务体系的平台。要想实现这个目标，目前还有几个努力的地方，一个是区域医疗信息平台建设；第二是医保基金信息披露制度；第三是基金管理决策分析制度，协助政府来做好基金的进一步管理；第四是委托第三方专业服务机制。因为过去主要是政府主导，今后随着市场化的进行，政府逐渐从主导变成了引导。作为第三方公司应该进一步专业化自身，为政府提供更有效的服务。这就需要加强与政府的合作，从未来发展的趋势来看，要从源头上，即健康管理上入手，确保基金安全有效合理使用，也使参保人利益得到真正的保障。

医疗机构如何看待和应对医保控费

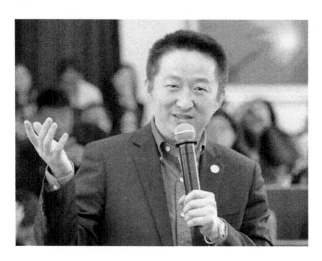

章滨云
上海复旦医疗产业管
理公司总经理

　　对于医保控费,我个人很欣赏杭州的做法。但问题是谁要求控费?控费是希望基金越多越好,还是越少越好?我如果是杭州市民,富裕的话,就会希望用的药是比较贵的。我们现在是缺少清晰的认识和理解:控费目的是什么?控制多少?医保本质目的是缓解疾病经济负担,本质是让大家看病不那么难,不那么贵,我觉得这是破解的第一个题。第二个题是医疗机构如何看待和应对?就是"老鼠"与"猫","老鼠"怎么看"猫"以及对付"猫"的问题。

　　之前讲"老鼠"是公立医院。如果医疗机构是政府引导,中国公立医院一家独大,社会办医营利机构不成气候,非营利性机构还存在问题。从产权制度设计上,中国非营利性机构中,只有嫣然天使是真正的非营利性。社会保障里面,商业医保其实也提的不多,因为太微不足道。整个商业医保里真正做健康险的公司,加在一起连 30 000 亿元医疗费用的 1% 都不到。而且商业医保将来是否能够成长起来也是一个问题。

　　现在讨论的医疗保险就只是社会保险,实际上应该打开思路讨论得更大一点,否则控费面太小了。我们现在整个支付体系不够连贯,一个病人从

120 急救开始,送进医院急诊,然后送相应科室,再往康复医院、护理院、养老院、居家照顾,目前的医保支付体系不支持这个连贯的服务体系。所以导致的情况是,病人很少去康复医院和护理院,大部分都是待在急诊间。这其实是浪费治疗资源。

"老鼠"和"猫"的心态其实都很复杂。"猫"给"老鼠"送"粮食",而且是稳定的筹资来源。医保资金占了医院收入的 70% 左右,如果把病人自己支付的那一部分放进去可能到 90% 左右。而中国人民保险集团的健康险筹资一年是 200 亿元,分摊到全国人民身上一人只有 20 元,所以公立医院并不在乎商业医保。但是如果国家调整税收政策,购买健康险可以优惠企业、个人所得税,健康险就能发展得较大。从目前来看,未来 3 年我个人感觉商业健康险还是不会变大。

回到基本的问题,整个医改的关键还是在顶层设计上——支付体系设计与服务体系设计,要明确基本的出发点,从哪里改革,改革成什么样,为了什么? 我们的整个医疗服务体系应该叫健康服务体系,整个保险应该叫健康保障体系,如果这些最基本的东西都从顶层设计上精准定义了,往下才能顺利进行。

医保信息化的国际经验

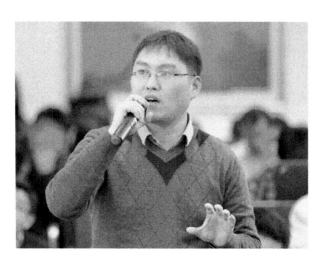

赵永超

上海荣曼咨询公司总
经理、中欧卫生管理
与政策中心兼职研
究员

医保信息化的范围非常广,可以包括信息化闭环操作的所有内容,及参保人信息采集等。现在国外比较火热的是保险电商服务,但在中国还没有。这里更多的是广义上的医保信息化。

医疗体制对医保信息化有较大影响。如果医疗市场是市场化体制的市场,它的 IT 效率会非常高,如新加坡和美国。而管制市场的 IT 效率就较低,如德国和中国。从支付方自身信息化的动力来看,商业机构信息化动力强于非商业化机构。

应该从 4 个方面对整个医保信息化进行架构,包括法律、模型、组织和标准。下面介绍一下美国的做法,这不是说美国医疗体系做得最好,而是它的市场化可以把这四个层面的潜能激发出来,可以看到四个层面很明显的特点。

从美国来看,首先是推动 NHIN(Nationwide Health Information Network,国家卫生信息网络,图 10-3),这一系统是想把美国医疗信息通过硬件绑定在 NHIN 架构上。架构上所有的医院、商业保险都在这上面进行活动。把架构作为一个骨骼,所有的医院是实现功能的器官,里面的信息是血液。美国是通过比较好的契约关系、法律关系让信息这一血液可以很好地滋养所有的活动。

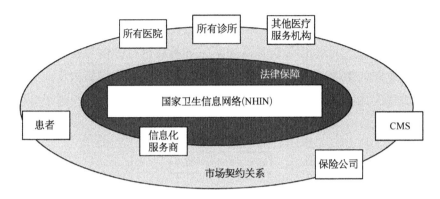

图 10 - 3 美国信息平台架构

经常研究美国医疗的人应该很清楚这三项法案:HIPAA(Health Insurance Portability and Accountability Act),HITECH(The Health Information Technology for Economic and Clinical Health),ACA(Affordable Care Act)(图 10 - 4)。美国通过各种法律推进完善相关医疗信息标准,其医疗信息标准是开放性的。这与其协商机制有关系:以国会为基础,由政府机构部门、半官方机构和民间组织相协调,形成自下向上的体系。把利益团体意见集中到国会讨论,最后形成美国的文件、标准、法律。

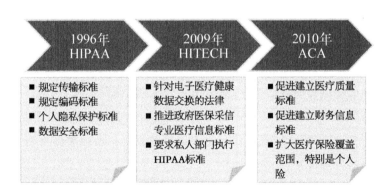

图 10 - 4 美国医疗相关立法历程和内容

美国的商业保险、政府保险主要有两个目标。一个目标是成本约束,另一个目标是医疗质量。通过把这两个目标进行细化,形成美国保险的架构。

实际上,美国所有的保险文本都是由几个部分组成的(图10-5)。最顶层是保险计划所适用的法律,之后拆成两个部分:一个部分是支付模式,包括以什么计费,利用什么资源、仪器;另一部分是医疗质量,也分两部分,一个是跟技术有关系的医疗结果,另一个是质量影响的相关因素,比如说是否做到预防,是否有患者参与。这样的架构如何量化? 这就需要的数据结构和数据库。另外,每一个医疗保险都需要第三方机构进行评估与咨询。这个评估咨询非常重要,如果一些问题解决不了,就需要这些咨询机构反映到相应的组织机构,组织机构再反映到相应管理部门,然后改变法律。整个美国的商业保险和政府保险都使用这么一套标准。

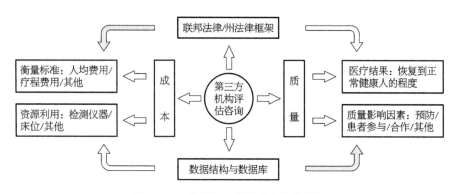

图10-5 美国医疗保险内容结构设计

NQF(National Qualifications Framework,国家资格体系)是一个官方机构,它制定的医疗质量标准评价体系被广泛执行。医疗评价中列举了几个大的指标(图10-6),每个里面都有更细化的指标。比如第一个是医疗结果,包括总死亡率、健康状态、病人评价等。第二是护理体系,包括门诊护理和医患合作。所以美国的体系是通过标准化的文本来量化。着色的部分是美国国家医保推荐的评估指标,它采用4个标准:医疗结果、病人评价、门诊护理、医疗效率。美国在整个的医疗保险设立的时候这些标准都是可以选用的,但每一个医保计划都选几个比较重要的指标。所以整体而言,美国医保控费是打分的体系。

对我国的借鉴意义,总体来说,可以从4个方面考虑,分别是法律、模型、组织、标准。美国是有统一的 NHIN 架构,中国目前没有。虽然中国的政府医保是很强的,但是否可以考虑在政府医保架构上开放一些端口,给商业保险或民营医院,这样慢慢形成基于政府医保 PPT 的模式。

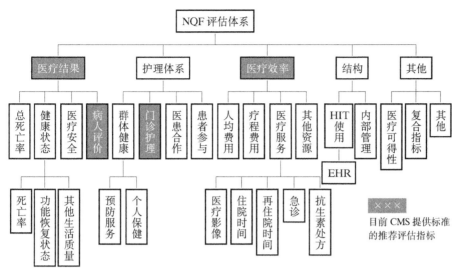

图 10 - 6　美国 NQF 指定的医疗质量标准评价体系

相关政策文件

● 人力资源和社会保障部、财政部、卫生部,《关于开展基本医疗保险付费总额控制的意见》,人社部发〔2012〕70 号。

关于开展基本医疗保险付费总额控制的意见

人社部发〔2012〕70 号

各省、自治区、直辖市及新疆生产建设兵团人力资源和社会保障厅(局)、财政厅(局)、卫生厅(局):

当前,我国覆盖城乡居民的基本医疗保障制度初步建立,参保人数不断增加,保障水平逐步提高,按照国务院《"十二五"期间深化医药卫生体制改革规划暨实施方案》(国发〔2012〕11 号)关于充分发挥全民基本医保基础性作用、重点由扩大范围转向提升质量的要求,应进一步深化医疗保险付费方式改革,结合基本医疗保险基金预算管理的全面施行,开展基本医疗保险付费总额控制(以下简称"总额控制")。为指导各地做好此项工作,现提出以下意见:

一、任务目标

以党中央、国务院深化医药卫生体制改革文件精神为指导,按照"结合基金收支预算管理加强总额控制,并以此为基础,结合门诊统筹的开展探索按人头付费,结合住院、门诊大病的保障探索按病种付费"的改革方向,用两年左右的时间,在所有统筹地区范围内开展总额控制工作。结合医疗保险基金收支预算管理,合理确定统筹地区总额控制目标,并根据分级医疗服务体系功能划分及基层医疗卫生机构与医院双向转诊要求,将总额控制目标细化分解到各级各类定点医疗机构。逐步建立以保证质量、控制成本、规范诊疗为核心的医疗服务评价与监管体系,控制医疗费用过快增长,提升基本医疗保险保障绩效,更好地保障人民群众基本医疗权益,充分发挥基本医疗保险对公立医院改革等工作的支持和促进作用。

二、基本原则

一是保障基本。坚持以收定支、收支平衡、略有结余,保障参保人员基本医疗需求,促进医疗卫生资源合理利用,控制医疗费用过快增长。

二是科学合理。总额控制目标要以定点医疗机构历史费用数据和医疗保险基金预算为基础,考虑医疗成本上涨以及基金和医疗服务变动等情况,科学测算,合理确定。

三是公开透明。总额控制管理程序要公开透明,总额控制管理情况要定期向社会通报。建立医疗保险经办机构与定点医疗机构的协商机制,发挥医务人员以及行业学(协)会等参与管理的作用。

四是激励约束。建立合理适度的"结余留用、超支分担"的激励约束机制,提高定点医疗机构加强管理、控制成本和提高质量的积极性和主动性。

五是强化管理。加强部门配合,运用综合手段,发挥医疗保险监控作用,确保总额控制实施前后医疗服务水平不降低、质量有保障。

三、主要内容

(一)加强和完善基金预算管理。完善基本医疗保险基金收支预算管理制度,在认真编制基本医疗保险收入预算的基础上进一步强化支出预算,并将基金预算管理和费用结算管理相结合,加强预算的执行力度。各统筹地区要根据近年本地区医疗保险基金实际支付情况,结合参保人数、年龄结构和疾病谱变化以及政策调整和待遇水平等因素,科学编制年度基金支出预算。实现市级统筹的地区还要在建立市级基金预算管理制度基础上,根据市、区(县)两级医疗保险经办机构分级管理权限,对基金预算进行细化和分解。

(二)合理确定统筹地区总额控制目标。统筹地区要按照以收定支、收支平衡、略有结余的原则,以基本医疗保险年度基金预算为基础,在扣除参保单位和个人一次性预缴保费、统筹区域外就医、离休人员就医和定点零售药店支出等费用,并综合考虑各类支出风险的情况下,统筹考虑物价水平、参保人员医疗消费水平等因素,确定医疗保险基金向统筹区域内定点医疗机构支付的年度总额控制目标。在开展总额控制的同时,要保障参保人员基本权益,控制参保人员个人负担。

(三)细化分解总额控制指标。以近三年各定点医疗机构服务提供情况和实际医疗费用发生情况为基础,将统筹地区年度总额控制目标按照定点医疗机构不同级别、类别、定点服务范围、有效服务量以及承担的首诊、转诊任务等因素,并区分门诊、住院等费用进一步细化落实到各定点医疗机构。要按照基本医疗保险对不同类别与级别定点医疗机构的差别支付政策,注重向基层倾斜,使定点基层医疗卫生机构的指标占有合理比重,以适应分级医疗服务体系建设和基层医疗卫生机构与医院双向转诊制度的建立,支持合理有序就医格局的形成。

(四)注重沟通与协商。统筹地区要遵循公开透明的原则,制定实施总额控制的程序和方法,并向社会公开。要建立医疗保险经办机构和定点医疗机构之间有效协商的机制,在分解地区总额控制目标时,应广泛征求定点医疗机构、相关行业协会和参保人员代表的意见。有条件的地区可按级别、类别将定点医疗机构分为若干组,通过定点医疗机构推举代表或发挥行业学(协)会作用等方式,进行组间和组内协商,确定各定点医疗机构具体总额控制指标,促进定点医疗机构之间公平竞争。

(五)建立激励约束机制。按照"结余留用、超支分担"的原则,合理确定基本医疗保险基金和定点医疗机构对结余资金与超支费用的分担办法,充分调动定点医疗机构控制医疗费用的积极性。在保证医疗数量、质量和安全并加强考核的基础上,逐步形成费用超支由定点医疗机构合理分担,结余资金由定点医疗机构合理留用的机制。超过总额指标的医疗机构,应分析原因,改进管理,有针对性地提出整改意见。医疗保险经办机构可根据基金预算执行情况,对定点医疗机构因参保人员就医数量大幅增加等形成的合理超支给予补偿。医疗保险经办机构应与定点医疗机构协商相关具体情况,并在定点服务协议中明确。

(六)纳入定点服务协议。要将总额控制管理内容纳入定点服务协议,并根据总额控制管理要求调整完善协议内容。要针对总额控制后可能出现的情况,逐步将次均费用、复诊率、住院率、人次人头比、参保人员负担水平、转诊转院率、手术率、择期手术率、重症病人比例等,纳入定点服务协议考核指标体系,并加强管理。

(七)完善费用结算管理。统筹地区医疗保险经办机构要将总额控制指标与具体付费方式和标准相结合,合理预留一定比例的质量保证金和年终清算资金后,将总额控制指标分解到各结算周期(原则上以月为周期),按照定点服务协议的约定按时足额结算,确保定点医疗机构医疗服务正常运行。对于定点医疗机构结算周期内未超过总额控制指标的医疗费用,医疗保险经办机构应根据协议按时足额拨付;超过总额控制指标部分的医疗费用,可暂缓拨付,到年终清算时再予审核。对于医疗保险经办机构未按照协议按时足额结算医疗费用的,统筹地区政府行政部门要加强监督、责令整改,对违法、违纪的要依法处理。

医疗保险经办机构可以按总额控制指标一定比例设立周转金,按协议约定向定点医疗机构拨付,以缓解其资金运行压力。医疗保险经办机构与定点医疗机构之间应建立定期信息沟通机制,并向社会公布医疗费用动态情况。对在改革过程中医疗机构有效工作量或费用构成等发生较大变动的,统筹地区医疗保险经办机构可根据实际,在年度中期对定点医疗机构总额控制指标进行调整。

(八)强化医疗服务监管。统筹地区卫生、人力资源和社会保障等部门要针对实行总额控制后可能出现的推诿拒收病人、降低服务标准、虚报服务量等行为,加强对定点医疗机构医疗行为的监管。对于医疗服务数量或质量不符合要求的定点医疗机构,应按照协议约定适当扣减质量保证金。要完善医疗保险信息系统,畅通举报投诉渠道,明确监测指标,加强重点风险防范。要建立部门联动工作机制,加强对违约、违规医疗行为的查处力度。

(九)推进付费方式改革。要在开展总额控制的同时,积极推进按人头、按病种等付费方式改革。要因地制宜选择与当地医疗保险和卫生管理现状相匹配的付费方式,不断提高医疗保险付费方式的科学性,提高基金绩效和管理效率。

四、组织实施

(一)加强组织领导。总额控制是深化医疗保险制度改革的一项重要任务,同时对深入推进公立医院改革有重要促进作用,各地要高度重视,加强组织领导,将此项工作作为医疗保险的一项重点工作抓紧、抓实、抓好。各省(区、市)要加强调研和指导,进行总体部署;统筹地区要研究制定具体工作方案,认真做好组织实施。

(二)做好协调配合。加强部门协调,明确部门职责,形成工作合力。财政部门要会同人力资源和社会保障部门做好全面实行基本医疗保险基金预算管理有关工作,共同完善医疗保险基金预算管理的制度和办法,加强对医疗保险经办机构执行预算、费用结算的监督。卫生部门要加强对医疗机构和医务人员行为的监管,以医疗保险付费方式改革为契机,探索公立医院改革的有效途径。要根据区域卫生规划和医疗机构设置规划,严格控制医院数量和规模,严禁公立医院举债建设。要顺应形势加强医疗服务的精细化管理,推进医院全成本核算和规范化诊疗工作。要采取多种措施控制医疗成本,引导医务人员增强成本控制意识,规范诊疗服务行为。各地区要建立由人力资源和社会保障、财政和卫生等部门共同参与的协调工作机制,及时研究解决总额控制工作中的有关重大问题。

(三)注重廉政风险防控。各统筹地区医疗保险经办机构在总额控制管理过程中,要坚持"公开、公平、公正"的原则,加强与定点医疗机构的协商,实现程序的公开透明。医疗保险经办机构与定点医疗机构协商原则上不搞"一院一谈",坚决杜绝暗箱操作,协商确定的总额控制指标要及时向社会公开。总额控制管理全程要主动接受纪检、监察等部门以及社会各方的监督。医疗保险经办机构与定点医疗机构在总额控制管理过程中出现的纠纷,按服务协议及相关法律法规处理。

(四)做好政策宣传。高度重视宣传舆论工作的重要性,切实做好政策宣传和解读,使广大医务人员和参保人员了解总额控制的重要意义,理解配合支持改革。总额控制工作中遇有重大事项或问题,要及时报告,妥善处理。

本意见适用于人力资源和社会保障部门负责的基本医疗保险。

人力资源和社会保障部

财政部

卫生部

2012 年 11 月 14 日

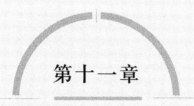

第十一章

远程医疗,如何发展

本章内容摘选自 2015 年 3 月 14 日,第十一期圆桌会议

　　远程医疗是依托现代信息技术,构建网络化信息平台,联通不同地区的医疗机构与患者,进行跨机构、跨地域医疗诊治与医学专业交流等的医疗活动。我国卫生事业发展存在着医疗资源总量不足、资源配置不均衡等问题,优质医疗资源相对集中在发达地区和大城市,中西部和基层农村地区的医疗服务可及性较差、卫生服务效率不高、医疗服务质量参差不齐。远程医疗是整合利用医疗卫生资源、提升基层医疗卫生服务能力、推进城乡医疗卫生服务均等化的有效途径,也是深化医改对人口健康信息化建设提出的重要任务。远程医疗有助于提高医疗服务质量,同时降低医疗费用。

　　2014 年,国家卫生和计划生育委员会(简称国家卫计委)发布了关于远程医疗的两个文件——《关于推进医疗机构远程医疗服务的意见》和《关于印发远程医疗服务信息系统建设技术指南的通知》。多年来国内远程医疗的发展始终处于不温不火、叫好不叫座的状态,在长效发展的机制、服务模式的创新、人才法律等方面都存在着许多问题。

　　本章介绍了来自政府相关机构、行业研究机构和相关医疗机构的资深专家对远程医疗的看法和体会,以及四川和上海两地的知名医疗机构关于远程医疗的探索经验,并对比了国外先进的远程医疗经验。希望通过这种从政策到产业、从国内到国外的全方位介绍,引起读者关于远程医疗的深度思考。

远程医疗与互联网医疗

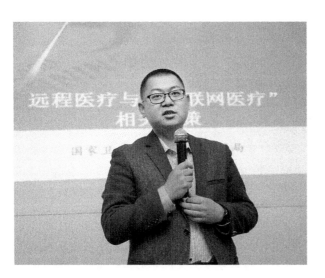

范晶

北大医疗产业集团助理总裁、前国家卫生和计划生育委员会医政医管局医疗资源处主任科员

目前大家对远程医疗非常感兴趣，但未必是法律意义上的远程医疗或者狭义上的远程医疗。远程医疗如何区别于资本热切关注的互联网医疗，在这里我会大致地做一个辨析。本文主要介绍三方面的内容：第一，远程医疗的概述，包括远程医疗是什么；第二，中国远程医疗发展的历程；第三，远程医疗发展的一些鼓励性政策。

· 远程医疗的概念和模式 ·

远程医疗是什么？政府所说的远程医疗，可以用一些相对比较明确的概念和几个关键词来界定。首先，远程医疗是一个医疗行为；第二，既然是医疗行为，医疗行为就应该由医疗机构和具有医疗资质的人员提供，这些是它的主体；第三，远程医疗的媒介，是通信、计算机这些信息化的手段，这是和传统面对面医疗的本质差异。对这三个关键词定义之后，我们发现远程医疗范围是比较窄的，必须是有资质的医疗人员通过信息化手段提供的医疗服务。远程医疗如果按照比较市场化的方式来描述，存在两种模式：一种是 B2B 的模式,就是机构对机构,两个不同的机构通过远程医疗的手段实现医疗活动的合作;第二是 B2C,医疗机构可以直接对医疗机构以外的患者提供远程医疗服务。这两种模式在政策制定的过程中都是认可的。

· 互联网健康模式的简单归纳 ·

远程医疗相关的概念非常多,包括移动医疗、互联网医疗、互联网健康等。这三个概念比较类似,不做具体的解析。除了远程医疗以外,还有一些其他的互联网健康模式,我们可以与远程医疗进行区分。对互联网健康或移动健康的模式做一个简单的归纳,大致可以归纳为五类。第一类是健康的监测指导,这一类的服务大多是和智能硬件相关的。它们用智能硬件来收集和分析用户某一段时间的数据,并提出一些干预的建议,比如康康血压。第二类是非互动的医疗保健信息服务,就是没有人和人之间的互动,没有患者和医务人员的互动,可以简单认为是人与机器的互动。比较典型的应用如丁香园的用药助手(可以帮助医生开处方和提供药品说明书的信息)和丁香医生。第三类是互动的医疗保健咨询服务,包括病人和医生或者医务人员之间的交互。比较典型的是春雨医生、好大夫在线。第四类是医药电子商务,这跟我们所说的远程医疗离得较远。比如说天猫医药馆是一个网上的医药电商;再例如掌上药店,只是起到了一个医药导流的作用。第五类就是医疗服务流程优化,例如大家都很关注的阿里的未来医院计划,目的是改善支付的手段,从而对医院的整个服务进行优化。但这些基本上都不属于刚才定义的远程医疗。

那么远程医疗现在有哪些比较成熟的项目?我们在政策制定过程中对现有的模式进行了一个梳理,大致比较成熟的模式包括远程病理诊断、远程影像诊断、远程监护、远程视频会诊。这些是在临床上应用比较多的远程医疗项目,而且它们都有一个共同的特点:不涉及对人体的直接操作。比如说远程手术或者远程的其他治疗,更多的是医生诊断或者会诊过程中一个辅助。

目前远程医疗的技术并没有普遍推广开来,通过法律规范这一类的先进技术也比较难操作。如果规定太严格可能会阻碍发展,如果规定太松又会导致一些问题,所以需要在监管过程中逐渐出台规范。

· "推进"医疗机构的远程医疗服务发展 ·

在国家卫计委出台的《关于推进医疗机构远程医疗服务的意见》中,大家可以关注一个词,就是"推进"。这个文件主要的态度就是希望把远程医疗作为很重要的领域去推进,而不是作为常规的医疗技术仅仅去管理。

政府要推进远程医疗,主要是远程医疗对我们具有重要的意义。第一,远程医疗可以提高优质医疗资源可及性,中国不同地域之间的医疗资源分布非常不均匀。东部等较发达地区的大医院集中了大量医疗资源,而西部农村的优质资源比较少。通过远程医疗能够打破时间和空间的阻隔,让边远地区和基层老百姓能够享受优质医疗服务,提高了优质医疗资源的可及性。第二是降低医疗成本,不同医疗机构之间的价格差距非常大,除此之外还有间接的医疗成本。一个患者要从基层到大医院就诊,除了医疗费用之外,还有很多间接的医疗成本,而且可能比直接医疗成本更大,所以远程医疗可以很大程度上解决这种间接医疗成本的问题。第三,促进健康管理。远程医疗通过数字化服务,可以对信息进行连续记录,从而推动健康管理,包括推动病人离开医院之后的随诊管理等。第四是带动发展信息产业,远程医疗涉及多种信息化的手段,也需要很多信息化的技术,因此也会带动信息产业的发展。

优秀远程医疗案例 · 从国际来看,远程医疗有接近 50 年的发展历史。最早是在航天和战伤救助方面的应用,逐渐发展的形式也越来越丰富,解决的问题也越来越多,逐渐深入到医疗的内核。中国从 20 世纪 80 年代开始进行了一些远程医疗的探索。20 世纪 90 年代在北京、上海等地进行了一些远程医疗的深入探索和体系建设。2010 年国家做了两个项目,一个是面向西部的基层远程医疗系统;另一个是连接原来 12 所部属管医院和很多其他医院的远程医疗系统。这两个项目有力地推动了远程医疗的发展,也是我们国家第一次大规模地对远程医疗体系进行了投入。

在这些发展的过程中,也积累了一些比较好的远程医疗案例,这里简单介绍几个供大家参考。首先是浙江和新疆这组案例,一个位于东南,一个位于西部。从经济发展来看两者差别非常大,但是他们选择的路径比较类似,都是省级大医院牵头建立"省—地—县"范围内的远程医疗体系,并实现了高效大量的应用。新疆人民医院和新疆医科大学第一附属医院是新疆远程医疗的牵头医院,他们 2014 年的远程医疗会诊的量都达到 1 万次以上,这解决了很大的问题。还有一个案例是云南,云南的远程医疗也尝试得很早,在2004年到2006年,省政府投入了8 700万元,把所有的县级医院全部连接起来。目前云南省的远程医疗在全国来说也是属于体系最完善的之一。

除了前面这些综合性的远程医疗以外,还有很多垂直领域、专科领域的远程医疗做得也比较好,比如说宁波。宁波已经实现所有的乡镇医院和社区服务中心的影像、心电结果全部数字化,基层医院的医生只需要开检查单,做好的这些片子全部由上级医生进行诊断,大大提高了诊断的准确性。

另外一个案例是我们曾经支持过的厦门麦克奥迪公司和卫计委的病例中心做的一个试点。启动的时候是由60家县级医院捐赠了远程病理诊断设备,依托这些县级医院把它们的一些疑难复杂病理的片子上传到服务器,由最顶尖的专家出具病理诊断报告。我们曾经做过统计,在该系统刚刚开始运行的时候,大概有40%病例的诊断结果通过这个系统得到了纠正。如果一个患者的病理诊断结果错了,会直接影响到治疗。这个系统能够纠正40%的诊断,确实起到了非常大的作用。

收费项目的突破是远程医疗的关键·尽管有很多很好的远程医疗发展案例,但是真正接受过远程医疗服务的患者还是少数。从全国范围来说,远程医疗的发展还面临很多的问题。我们大致做了一些归纳,从政策层面来看,第一,远程医疗收费项目的标准现在比较偏低,有的地方甚至没有远程医疗收费标准。这就导致医疗机构如果开展远程医疗服务,收费不能覆盖它的成本。第二,远程医疗很多情况下无法得到保险报销,患者会有一些经济上的顾虑。第三,远程医疗中医疗双方的法律责任和权利义务不清晰,尤其是大医院和基层医院之间如何划分。

先说一下收费情况。我们对全国绝大部分省份的情况进行了梳理,执行的收费标准大多还是1999年的标准(150元/半小时),在当时这个标准确实不低。但是从现在情况看,这个标准无疑不高。第二,新模式下的远程医疗服务已经没有办法按照这个标准来计费。比如说远程病理诊断、远程影像诊断,不再像过去采用会诊讨论的形式,无法计算时间。原来的标准无法适应现在的新形势。

可以发现远程医疗做得比较好的地方,都是在远程医疗的收费项目做了很多突破。比如说浙江远程门诊的费用是280元一次,这样的标准在三级医院也是比较高的。对医生来说,出一个这样的门诊相当于北京的特殊门诊。这样医院有积极性,医生有积极性,患者也有积极性。再例如云南的远程医疗收费的项目就更细,像远程病理读片,阅片一次收400元的费用。很多医院的病理科都是经济收入相对比较低的,像北京的病理科专家看一次片子只收80元。如果通过远程医疗能够获得400元钱的收入,对于发展相对比较薄弱的科室来说,体现了他的劳动价值,所以他有充足的积极性。

· 远程医疗发展的鼓励性政策 ·

关于促进远程医疗发展的政策措施,总体来说有4个方面。

第一是研究制定关于推进远程医疗发展的意见。我们做了两个试点,一个是与国家发改委合作,最早准备在9个省开展院省合作的远程医疗试点。第二个试点是卫计委、发改委和民政部开展了面向养老机构的远程医疗试点,主要是为了促进养老的发展。因为对于养老服务来说,没有健康服务,养老服务是很难实现的,健康是养老服务最大的需求。这个试点很有意思,一个试点串起了国务院的三个发展要求:健康服务业、信息消费和养老服务业。

2014年,国家卫计委发布了《关于推进医疗机构远程医疗服务的意见》(以下简称《意见》)。《意见》的第一部分讲的是如何促进远程医疗服务的发展:要将远程医疗服务纳入整体的医疗服务规划,要协调相关的部门在财政投入、医保报销、收费标准等方面给予扶持性的措施。

第二,明确远程医疗服务的内容。政府在管理过程中要遵守相关的管理规范,远程医疗既然是医疗行为,那么就要按照医疗服务管理的政策进行管理。我们明确了非医疗机构不能开展远程医疗,因为医疗行为只能由医疗机构提供,而且必须由有资质的人提供。

第三,主要是讲远程医疗服务流程上的一些规定。有几点比较重要:① 开展远程医疗服务要具备相应的基本条件。根据《意见》要求,一个合法的医疗机构应具备相应的人员、设施、设备、条件,并且通过协议能够约定彼此之间的权利义务。② 要签订合作协议,要约定合作的内容和方式,以及权利义务的关系。出现了不良事件之后,责任如何分摊,远程医疗服务要做到协议管理。③ 做到患者知情同意。这一点出于两个考虑,首先,远程医疗服务和面对面的医疗服务毕竟不一样,会面临很多技术的问题,甚至是信息网络条件的问题;其次,远程医疗服务收费相对会比较高。④ 组织实施程序。

⑤ 妥善保存资料，这是从医疗行为可追溯性来考虑的，同时在《意见》中第一次指出了可以使用电子签名的电子文件进行存档。⑥ 要简化服务的流程。刚刚讲的流程很多，尤其是"基层检查、上级诊断"的模式，要尽量简化这个过程。基层只要做了检查的结果，就可以提供给远程医院进行诊断。⑦ 规范人员管理。医疗人员提供服务，应该是使用医院的名义，并且是使用医院的系统，而不能自己私自对外提供服务。这一点目前在市场上有一些争论，但是与我们现有医疗的管理法规发展相一致，也不可能从一个行政文件就突破法律法规的限制。

第四，监督管理，这里只强调一点，就是关于出现了安全风险之后，或者出现不良事件之后，责任如何认定的问题。约定权利义务分配的比例，原来远程医疗的责任由远程医疗的发起方来承担责任。为什么我们在新的《意见》里要做出一些调整呢？也是因为原来的远程主要是指远程会诊，就是这个病人可能在一个基层机构请上级医院的医生进行会诊，上级医院的医生给的建议仅是基于一部分的临床资料做出的判断和建议。但是远程医疗发展到现在，远程影像和远程病理诊断已经很先进了。基层医院的医生看到的影像结果和上级医院的医生看到的结果基本一致，所以我们希望可以约束责任分摊的比例。

· **政策的相关解读** ·

首先，很多人讲远程医疗的概念太窄，会不会导致这个行业无法发展。远程医疗和互联网健康差别很大，远程医疗中医疗概念的内涵和外延差别也非常大。如果我们把所有的移动健康类的 APP 全部纳入到远程医疗的范围里面，那这些 APP 百分之百都无法存活下去。因为它们不是由一个医疗机构办的，不能提供医疗服务。政府没有把它纳入到远程医疗的概念中，恰恰是给了更多的发展空间。医疗行为本身的范围很明确，我们不可能把所有的概念都放进去。

第二，非医疗机构不得开展远程医疗服务。如果不是医疗机构，在这个体系也有很多机会。很多公司可以提供远程医疗的平台，如果平台足够好，能够吸引更多的优质医疗资源，也可以发展得很好。比如说淘宝，淘宝其实是不提供任何商品的。它只提供一个平台，因此第三方的公司做了第三方平台，也会有很多的机会。

最后一个是咨询和医疗服务的界定。很多移动健康的 APP 都是以咨询为主，但会不会涉及属于疾病诊断和治疗的行为？这一块的政策我们也在研究，因为这也是新出现的事物，如何界定网上的咨询和信息服务与医疗服务行为之间的界限，对政府来说也是很重要的，也正在组织相关人员进行研究。

圆桌对话

医生利用碎片化时间做远程诊断，服务收费将放开

问：大医院的医生很忙，怎么有时间进行远程医疗？

范晶：我们要转变现在的思路。之前的观念是大医院的医生很忙，并没有时间做诊疗。但是不能总是抱着存量的思维，也要有增量的思维。举个例子，做远程的病理会诊不要求实时在线，不要求双方同时在线，所以医生可以利用很多的碎片化时间进行远程医疗。比如在机场等候飞机的时候可以看两个病人。所以我个人认为，远程医疗除了解决时间和空间的问题以外，很大程度上可以用来匹配医疗资源的增量，把医生的碎片化时间利用起来。

原来我们的远程医疗是一个对讲机模式，就是华西医院对 500 多家县医院，远程医疗双方之间必须有一个很稳定的关系。但是现在的第三方平台就是一个成功的交换机模式，这是进入规模化的关键点：服务的模式必须要变，从单点对单点变成多点对多点。

另外，关于收费的问题，大家已经关注到药品的价格体系已经放开，下一步医疗服务价格的管理方式也会有调整。这个是涉及面非常广、影响非常大的调整。价格是决定供需关系的重要因素，现在很多部门都在研究这个问题。下一步怎么改革，政府也正在做专门的研究。

华西医院远程医疗的探索实践

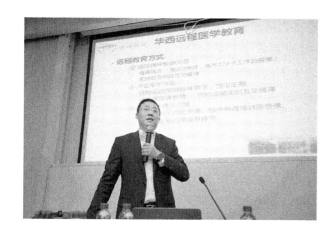

李为民

四川大学华西医院
院长

· 华西远程医学中心的成立背景与发展历程 ·

华西医院位于中国的西部。首先，西部的人口占了全国的 27%，而 GDP 只占到全国的 22%，因此西部的人均 GDP 远低于东部、中部地区；同时西部的卫生费用仅占到全国的 24%，经济落后且人均卫生费用低于全国平均水平。其次，西部医保的情况也不乐观，城镇基本医保占全国的 18%，但是新农合的医保占了全国的 33%，表明西部的医保主要是新农合参保。同时，医保基金的支付金额只占全国的 21%，远低于全国的平均水平。第三是医疗服务的现状，无论是医疗机构的数目还是床位数，西部都远远低于东部、中部。

四川位于西部，农村人口占到全省总人口数的 80%，因此医保主要是新农合参保。总体而言，四川经济不发达、交通不方便、医疗资源匮乏，因此就想到了远程医学。远程医学可以解决时间、空间、距离方面的问题。所以我们组建了华西远程医学中心，中心包括以下几家医院：华西医院、华西二院、华西四院、华西口腔医院、公共卫生学院等。这样既有临床的资源，也有基础医学、预防医学方面的资源。当时建这个中心的目的是通过发挥华西医学中心的医疗资源、教学资源、人才资源带动西部地区的人才培养和医疗卫生发展,使得西部地区的老百姓足不出户,就能够享受到华西远程医学中心专家教授的医疗服务。

我们从2001年开始组建华西远程医学中心,同时也成立了一个公司开始研发远程医学的设备,并于2003年6月正式成立了华西远程医学中心。2004年9月,中心成了中国医师协会华西远程医学教育中心。2007年我们获得了亚洲管理奖,也是中国大陆地区第一个获得亚洲管理人力资源类奖的机构。2008年卫生部正式批准本中心是远程继续医学教育的试点机构。2011年4月,中心正式被批准为国家级远程继续医学教育中心,与复旦大学附属中山医院等共三家医疗机构作为国家级的继续医学教育基地。

· 华西远程医学中心的运作模型 ·

现在中心的网络覆盖了全国18个省、市、自治区,在全国有572家合作医院。在这572家医院当中,地市级医院,也就是三级医院有82家,二级医院有328家,乡镇卫生院等一级医院有162家。覆盖了四川所有县级以上的医院,也包括一些乡镇卫生院。从地域上来分,四川覆盖了521家,全国其他地区覆盖51家医院。

中心主要提供两方面的服务:疑难病例的远程会诊咨询和影像学的诊断咨询;同时也会提供华西的远程继续医学教育。远程医学服务通过三个方式实现:一个是文档影像的传输与共享;一个是在线的音频实时交互;还有课件的点播。我们远程教育的培训内容包括了临床所有的三级学科以及临床的一级科室,也提供医院质量与管理方面的一些课程。

远程教学分三个部分,第一个是临床病种教学讲座,每周星期一和星期五下午3点到5点都提供实时的互动的远程医学教育,每次2个学时,每一学年有220个工作日授课。我们去年年底就把今年所有的课程向所有的远程合作医院公布了出来。第二个是医学讲座,不同医院根据不同需求可以提出自身的课程要求。既可以是我们以前讲过的内容,也可以根据他们医院的发展进行定制课程,这样就可以派我们的医生,或者点名我们的医生进行授课。第三个是远程教学课件点播,根据他们的需要选择。自中心成立以来,我们远程教学的人次数快速增加:2002年刚起步时只有3 120人次接受远程培训,到2013年有340 278人次,2014年有385 757人次,这为西部地区人才培养发挥了很好的作用。

·华西远程医疗中心在实践过程中的主要探索·

远程会诊·远程医疗也包括远程的影像学、病理学、会诊咨询、心理咨询、患者监护、医疗保健服务、应急医疗服务,但是在这些方面我们做得还不够。这也是我们今后改进的方向:怎样通过远程医疗、移动医疗、智慧医疗促进我们的健康管理,优化我们的就医流程,以及协同医疗服务。

我们的远程会诊是所有的二级、三级学科都参与,有普通会诊、急诊会诊、多科会诊几类。普通会诊是 48 小时以内提供,急诊会诊是 2 小时以内提供,多科会诊包括影像、病理、心脏、呼吸、消化,也包括点名会诊。我们的会诊量并不大,比不上新疆、云南每年 1 万多例的会诊量。我们也派人反复去那里学习,最近几年大概都是 3 000 例左右的会诊量。

应对抗震救灾等突发性事件·远程医学在抗震救灾等突发性事件中也发挥了很好的作用。例如 2003 年"非典"疫情期间,我们一周内就培训了 6 万名医务人员。2008 年的汶川大地震,通过远程会诊系统对于一些疑难病例给予了快捷的诊断咨询。同时 2009 年"甲流"时期,中心也培训了 6 000 多人。我们也在抗震救灾中充分利用远程医疗系统与国外一些顶级机构加强交流与合作,比如与美国的马里兰大学休克创伤中心的世界顶级专家合作,请他们给予指导,一起进行讨论。另外,中心还通过远程网络对灾区医院进行康复与心理卫生知识的培训。

基于云技术的信息平台实现协同医疗服务·从 2009 年开始到现在,有 54 家医院在我们云平台上开展协同医疗服务。举个例子,华西医院和成都市金堂县的 20 多家医院建立了协同医疗服务。金堂县的医院和我们的信息云平台联在一起,县里面的乡镇卫生院通过县级医院连接的形式也和我们联在一起。通过这样的平台实现了协同服务:统一的注册、统一专家预约、医生在线查房、会诊、双向转诊、信息共享、协同社保以及数据挖掘和协同管理等。

双向转诊·首先将需要转到华西医院的病人进行远程会诊,会诊之后华西医院给他留床位。不需要到门诊看病,也不需要在我们住院服务中心等候床位,直接从床位到床位,方便病人。华西医院要转回的病人也通过这个平台先会诊,下一个医院做好接诊的准备,实现真正的双向转诊服务。

总的来讲,华西医院通过2001年启动的远程医学,在传统的远程医学方面做了一些工作。但是在智慧医疗、移动医疗以及怎样在远程医疗的基础上进一步促进医院管理和医疗质量的提高、放大医疗资源等方面仍然有很多工作需要去做。这也是我们未来发展的方向。

圆桌对话

远程医疗推行不顺利是三方观念问题

问：远程医疗为什么进展不大,阻力在哪里?

李为民：远程医疗现在推得不太好,关键是三方的观念问题。

第一是患者的观念问题。中国的患者始终认为要见到医生,见到专家才比较保险。所以在推广的过程中,首先遇到的阻力是患者的观念。

第二是下游医院的观念。我们572家远程医院,远程会诊每年只有3 000例,新疆和云南远程会诊每年要超过1万次以上。其中一个很关键的问题就是下游医院不愿意,动力不足：没有额外收费,为什么要做一些额外的工作呢? 治疗不好,送到华西医院就行了,让患者自己去挂号。所以基层医院的院长、管理者以及医生的观念也是影响推广的原因。

第三大医院医生的观念也存在问题。大医院医生理念上认为下级医院的医生漏诊了以后责任是我的。要解决这个问题除了医院的硬性规定之外,还要做出有利于每一方的改变。比如说对华西医院的医生,我们教育说远程医疗除了对病人有利,不断能够享受到好的医疗服务之外,医生本人知名度也会提升,在区域内的影响力会提高。通过当地的政府,我们每一年、每一个区域得去开宣传会,去进行管理方面的培训。对于下级医院的医生而言,远程医学的临床应用不仅仅使当地医生水平提高,更关键的是通过这个会诊的过程,医生可以了解整个病人的诊断治疗和以前自己诊断思维的差异,这样能够提高基层医生的诊断水平和治疗能力。所以我们觉得远程医疗很关键的是观念的转变。其次还要考虑利益,一定是双方的利益都要兼顾,才有积极性。

远程医疗的实践与思考

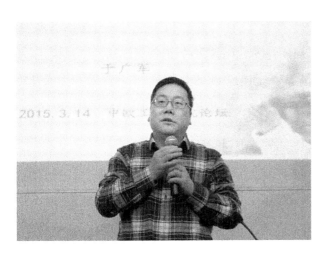

于广军

上海交通大学附属儿童医院院长

我本人2006—2012年在上海申康医院发展中心工作,也组织做了一些远程会诊的事情。2012年来到儿童医院工作,我是从一个实际层面的组织者和研究者的角度来思考远程医疗。

首先还是要讨论远程医疗的概念,因为不同的概念涉及的讨论范畴是不一样的。国家卫计委提出的概念是一个相对比较狭义的概念。我也查过文献,世界卫生组织(WHO)在1997年给过一个远程医疗的定义,是一个相对比较宽泛的定义:通过医疗信息和通信技术,从事远距离的健康服务和活动,都属于远程医疗的范畴。

· **为什么做远程医疗** ·

远程医疗的出发点有三个:一是提高医疗资源可及性;二是要降低医疗成本;三是提高医疗质量。我非常赞赏这句话:Available to Everyone, Anywhere in the World,这是我们搞远程医疗的目标。

远程医疗的范围是不断演进的:20世纪50年代的放射医学,60年代的医疗监护,80年代的医疗咨询与教学,国际上已经覆盖到所有的学科与服务。从远程医疗的模型来讲,有一个是异步模型,另一个是实时模型。在发展阶段,从技术的角度来讲,第一阶段是通过音频视频会议,第二阶段是影像的采集和电子病历的整合,现在第三阶段走向了移动物联网的时代,把移动终端和生命体征监测结合在一起。

从国际上来看,美国比较有名的是乔治亚州教育医学系统(CSAMS)及大型的匹兹堡医疗集团。美国的远程医疗还有一种模式,就是大型超市或者村子里有一个房间,配备一个护士,进行血压、体温等一些基本的检查,医生进行远程诊断之后,可以开一些简单的处方。但这是小病的诊治模式,和疑难疾病的会诊是两种模式。欧洲的发展也比较快,比如芬兰和丹麦在远程急救方面,利用远程系统把心血管急救的信息在院前院内进行联通。

·上海有哪些远程医疗实践·

第一种是单个医院自己来做。主要是专科比较强的医院,自己组织远程会诊和教育培训,按照规定收取一定的会诊费,如上海中山医院在1995年就开展了。

第二种是政府主导的远程医疗中心。2012年在上海市卫生局主导下成立了一个白玉兰远程医学管理中心。这是起源于国家规定的对口支援,上海要对口云南,在对口支援的过程中来对接。这个点在不断发展,目前其实第三方已经介入了,是公司化运作的。

第三种就是医联影像会诊,上海是在2010年10月开始做的。刚开始把放射科主任叫在一起,没有额外收费,更多是从业务会诊及大家互相支持的角度开展工作。这里我们做了一个创新,以前会诊都要搞个会议室,弄很多设备,占用空间资源,而且发起会诊者和接受会诊的都非常不方便。所以就搞一个影像的 MSN,在自己的工作站上就能接受会诊,我起了一个名字叫分布式的影像会诊,影像的免费即时通。

第四种就是结合上海的区域医疗联合体来开展,在医院和社区卫生服务中心之间开展。

第五种是区域影像诊断中心。2009年闵行首先开始尝试,该模式由区域医疗中心,比如上海市第五人民医院和闵行区中心医院,把下属的社区卫生服务中心划片进行服务。社区卫生服务中心拍的 X 线片上传到医疗中心,远程看片费用是由政府补贴。这样首先可以解决基层辅助科室人员缺乏的问题,第二也对提高基层人员的水平起到了一定作用。这种模式的运行证明非常有效。在闵行的基础上,上海长宁、闸北、嘉定、虹口、松江等在建区域卫生信息平台的时候,都把这个功能放上去了,运行还是比较有效的,这种类型的特点是由区县卫生部门主导。

第六种是第三方远程心电,是由上海交通大学医学院与社会力量合办的,要依托上海交通大学医学院附属医院的资源和一些退休专家来展开。模式有两种,一种是面向基层,委托诊断。比如一些社区拍的心电图传到中心去诊断。第二种是面向个人监测,从心电开始逐步到超声,现在已经逐步覆盖了青浦、崇明、嘉定、浦东等地。

第七种模式是第三方远程病理,国家卫计委在发文推动试点,全国会有各种模式来发展。上海有一个复旦大学临床病理诊断中心,依托了复旦大学附属医院的专家资源,建设云病理平台,主要面对外地和郊区的医疗机构。

第八种是远程健康监护,与我们现在推的家庭医生制度和高端服务相结合,上海一些区逐步在试点。

体会和思考·这是上海的八种模式,对此我有几点体会和思考。

首先,从组织模式角度来讲,现在还是以政府主导模式为主,即使有第三方操作,也是借助政府的平台开展服务。这种模式的形式和我们公立服务体系为主导的格局是有关系的。

第二,从服务内容的角度来讲,疑难会诊是相对成熟的,但是大家不能期望疑难会诊越来越多。因为随着我们国家医学教育水平的提升和各地医疗机构水平的提升,医师的规培质量提高以后,疑难会诊应该越来越少才对。影像诊断发展比较快,这和现在医院里医技科室,比如影像、B超、病理等科室的人才缺乏、学科比较薄弱有关系。如果这些学科加强了,这个问题也就不存在了。另外,居家监测和小病诊治咨询刚刚起步,从未来发展的角度来看市场空间比较大,关键是如何去运作,还有相应的政策如何来支撑。

第三,从系统建设的角度,现在普遍采用的还是公网和视频会议系统。但是从发展的角度,要考虑与区域卫生信息平台的结合,与 EMR/PHR 的结合,还有与移动互联网、物联网、云平台等网络结合。

最后一个是运行机制,决定着谁来买单。它的激励机制怎么样,决定了未来的可持续运行。如果我们开展面向个人的服务,价格怎么来定?是按照医院诊疗费来收,还是按照第三方信息费来收,保险支付? 当然也有很多项目是政府购买的,政府如何以合理的价格购买了以后,还要让大家有积极性去推这件事情也是非常重要的。

· 为什么远程会诊利用率高低不一 ·

从目前来看,上海的远程会诊利用率并不全都很高,我觉得有以下几个因素。第一,远程医疗机构双方确实要有一定的距离,利用率高的地方通常幅员辽阔,而且交通不便。第二,发起会诊的医疗机构和接受会诊的医疗机构之间是有级差的,有些二级医院觉得自己水平不错,发起会诊的意愿就不足。另外,还是要有一定经济基础的,比如新疆克拉玛依,经济发展相对比较快,老百姓觉得当地医疗服务水平还不匹配,就愿意付费接受远程医疗。在一些偏远贫穷地区,除非政府补贴,否则远程医疗的需求难以释放。再有就是要方便简单,为什么我们要做分布式的会诊? 因为如果搞一次会诊,就要去请示打报告,一圈下来非常麻烦,以致远程医疗双方都觉得能不做的就不做了。

美国远程医疗现状以及对中国的借鉴

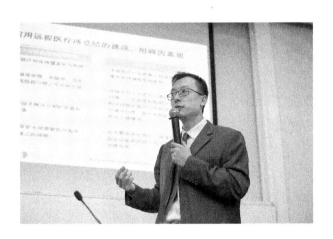

刘晓

泰禾投资集团有限公司医疗板块副总经理、前德睿医疗咨询(上海)有限公司咨询业务董事总经理

目前医改相关文件、医生的推动,还有医保覆盖范围的扩大等医疗领域的变动,都对远程医疗的发展产生了有益的影响。而信息技术和远程医疗的发展还是有很大空间的。在这里我把美国远程医疗的情况、中国实践中看到的问题以及影响未来发展的因素做一个简单的分析。

· 美国远程医疗的状况 ·

美国调查显示,截至 2013 年底,52%的美国医院已经使用了远程医疗,另外 10%正在准备实施。消费者接受度也很高,74%的美国消费者有意愿使用远程医疗服务。远程医疗本身已经成为一个主流。

影响美国医院开展远程医疗的因素·有专门的研究分析了医院开展这项技术有三个主要的影响因素:医院自身因素、市场因素和政策因素,这与我们中国有些类似。就医院自身而言,如果对新技术本身比较热衷,或是归属在一个医疗集团或者一个网络化机构里面,那么自身的建设和输出意愿及能力就比较足。同时,教学医院和私立医院、非营利性医院开展远程医疗也更强。

从市场角度看，不同的医疗系统会有一些差别：大面积的乡村地区积极性较高，像美国西部这样一些人口不多、资源不够的地方更容易采用远程医疗。医院竞争激烈的地区也有积极性，因为这被认为是增加医院名望或是提升服务效率的方法。

在政策上面，各州之间的差异比较大。主要有两点：如果商业保险可以报销，就会有积极影响；如果要求医生，特别是外州医生有特别的远程医疗执照，就会有消极影响。

远程医疗的定义和模式·远程医疗的定义确实很重要。当我们要谈医保报销的时候，要确定远程医疗服务的范围到底是什么，服务的方式是什么，这时定义就会显得很重要。比如说美国宾州要求实时的语音和视频通信，这个必须是固定的一种模式；加州既包括实时通信，也包括非实时的数据储存和诊断；得州范围很宽，甚至不限于给病人的服务，即使是通过远程开展的医生教育，也会得到医保一定的覆盖。

传统的远程医疗模式有三种：实时、储存和转发、远程监护。实时指视频会议通信。储存和转发主要是数字影像、音频和视频等，用于远程皮肤科、影像科、病理科。远程监护主要是病人的传感器数据传送给远程医疗中心。最后一个跟前面两个区别比较大，在远程医疗服务的定价中，前两者可以比较容易地找到，远程监护则较难。远程医疗对医生、病人面对面沟通的传统方式做了一定的调整，不管是实时的还是非实时的，都是可以有一些镜像的比较，可以进行成本分析。但是如果做病人监测，特别是病人在家里的时候，这个时间怎么算，你是按监测天数收费，还是按照其他的收费？这里涉及后面医保的定价和医保的报销，涉及比较复杂的财务和经济模型。

医院远程医疗的实际效果得到过很多验证·美国麻省的 Connected House，他们有一个专门的副总裁负责分析了 6 个项目的直接回报，有远程医疗，也有大范畴的移动医疗。这些项目的服务量比较大，2013 财年有 60 万人参与服务，服务次数达到 180 万人次。他们做的事情跟传统的远程医疗不一样，是用居家的监测，特别关注与体重相关的疾病、与心脏相关的指标。它有很明确的临床表现，重复入院率降低。

我们以前都提过健康小屋，如克利夫兰诊所和美国电信巨头 Cox 通信一起做的健康小屋，可以提供基本的医疗设备。小屋有一个医生或医生的助理接收病人，远端有一个视频，可以由医院的医生来进行简单的体检或者

第十一章　远程医疗，如何发展

小病问诊。它的特点是得到了绝大多数美国商业保险的认同和赔付,赔付率跟病人日常和医生面对面是一样的,但健康小屋成本相对更低,从商业上看会有比较好的发展。

美国加州的凯撒是非常有特点的一个医疗集团。它有 8 000 名医生,21 家医院,覆盖了 340 万例的病人。它通过邮件、电话、视频这样三种方式完成远程医疗。这产生的结果是传统面对面就诊的次数从 2008 年到 2013 年逐年递减,而远程医疗的总数迅速从 2008 年的不到 500 万例增加到 2011 年的 3 000 万例左右。他们认为虚拟就诊的成本比较低,同时医疗质量也有保证,病人的满意度也稳定在合理水平。

但是远程医疗的挑战也需要注意。首先,病人隐私和信息安全与远程会诊的工作量有明显的矛盾。一开始有的医疗机构要求病人到现场做身份认证等一些流程,做完这个认证以后才能上网做远程的医疗服务。这个成本很高,病人也不喜欢,后来就取消了。另外,就是信息平台,初期的投入还是比较高的,不管是平台设备还是培训相关的服务,使用率需要一段时间慢慢才上去。有一个远程医疗的网站,经过 6 年注册率从 20% 增长到 74%,已经不低了。但是这个时间还是很长,第一代投入的设备可能都淘汰了。另外,病人群体的接受度有差异,例如年龄大的慢性病患者对远程医疗接受度更好,需求也更高。

· 中国: 越是医疗资源匮乏的地区,对远程医疗的需求越是刚需 ·

中国的远程医疗,主要是在医疗资源匮乏的地区做得较好,因为他们需求大。例如部队确实有比较多的需要,还有一些像中石油这样的企业,他们的石油、矿井一类的地区,当地的医疗资源很匮乏,因此远程医疗是刚需。这跟新疆做得好的原因有一些类似,是由市场驱动的。中国医院协会信息管理分会 2013 年有一个数据,他们调研的样本医院中,34% 有远程医疗系统,其中远程会诊是使用最高的。

最后,我想很多因素都会影响远程医疗在医疗系统里面的价值,包括一些准入的要求、统筹和试点机制、医保政策、第三方参与机会、临床规范等。美国每个州都有不同的政策,他们的远程医疗实践有好的案例,也有要避免的错误。就市场的参与机会来讲,远程医疗的日常工作流程是有差异的,需要有一定的规范。这种规范需要从更高的层面提出一些指南性的东西,不仅要保证医疗质量,也要降低培训的成本。

圆桌对话

远程医疗是手段,最终要解决健康问题

问:远程医疗究竟对解决病人的需要有多大作用?

刘晓:关于远程医疗,我们讲了很多高端和分级诊疗的问题,但这些都不是目的,只是手段。分级诊疗是为了解决医疗不均匀、不合理的状态,还有成本、可及性、质量等问题,但最终要解决的是健康问题。我们讨论所有问题的范畴都是在传统医疗服务的范围之内,但是一个人的健康影响因素,其实医疗这块只占一个很小的比例。世界卫生组织(WHO)讲得很清楚,在影响人类健康和疾病的因素中,医疗只能解决8%的问题。

其实病人也是医疗资源。有一个数字更容易理解,现在的医疗花费中,70%多是在慢性病上,但是大医院现在做的工作有多少比例是覆盖这70%的慢性病患者?可能等到覆盖了,慢性也已经变成急性了。

另外,一个很重要的点是,一些慢性病的自我管理对患者健康的影响反倒比医院的影响更高。虽然在医院手术室,患者的健康完全交给了医生。但在家里的生活习惯还是由患者自己选择的。然而,我们现有的医疗系统里面,包括大医院,有多少是真正帮助病人让他有这方面的自我管理能力的?我觉得短期内虽然离不开医院,但希望大家能找到新的模式。

移动医疗与数据安全： 先进国家的经验

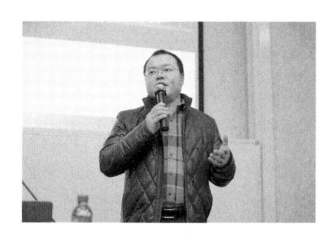

李逸石

思路迪公司公共关系
与战略总监、前百时
美施贵宝制药有限公
司战略产品规划部高
级经理

　　任何一个新技术在运用过程中，一定会有之前预料到和没有预料到的问题，这里主要谈远程医疗中的数据安全和隐私问题。我的主要目的是给大家一个提醒，让大家能够意识到在运用这些新技术的同时，如果可以对这些可能出现的问题有预料，那么在新技术的推广过程中就会少一些磕磕绊绊，让用户、监管方和厂商在施行过程中有一些更好的合作。

· 医疗信息安全的重要性及要素 ·

　　总的来说，医疗信息的安全为什么重要，有两方面原因：第一，只有安全的数据才能提供更好的价值。医院里面有电子病历、健康档案，还有远程医疗过程中的会诊信息，这些都需要保证安全。比如对于制药公司来说，临床研究的数据在存储、使用过程中如果不安全，就不能提供更好的价值。再者，有了安全性的保障，数据才能够高效流通。比如远程医疗中，数据一定有发送方和接收方。如果两者之间没有信任关系，没有一个安全的保障措施，就将导致数据不能有效地流通。

　　我认为医疗信息的安全有三个要素：第一个是实现安全的技术。在实

275

现安全的过程中,这些技术规范就像是战争中的坚固城墙,抵挡黑客的进攻。第二是保证安全的法规,这是今天最主要的内容。第三是实现安全的意识。因为即使有更好的硬件、更好的法律法规,如果使用这些技术和执行这些法规的人安全意识缺失的话,其实是非常不利于安全保护的。

· 国外关于保护个人隐私的法律制定较完善 ·

每次谈到医疗信息安全隐私的时候,绕不过的一个话题,就是1996年美国的HIPAA法案。这个健康保险隐私及责任法案分为两个部分,其中第二个部分里面详细描述了医疗保险的提供方、医疗保险的运营方以及雇员在保护个人健康隐私中的一些责任。2009年的时候出台了HITECH这一新法案,包含了三个主要方面:数据泄露报告与告知义务,还有个人健康信息的共享规定,如哪些场合是能分享,哪些场合是不能分享的界定。美国的HIPAA在实际执行过程中是非常严格的,违反HIPAA的后果非常严重。如果是由于有意且造成严重后果的,对于这个单位的罚款每年可以达到150万美元。如果违法意图是想出卖或是转售这样一些商业信息的话,个人最高罚款可以达到25万美元,10年监禁。

世界上现在大约有80个国家已经通过立法详细规定了个人信息和个人隐私的保护。美国、加拿大、一些拉丁美洲国家和所有的欧洲国家以及一些亚洲国家都有这方面的法律。美国最大的连锁药店2014年在印第安纳州被罚140万美元,得克萨斯州东部一个医生因为不当获取并且透露了患者医疗信息的隐私,导致可能面临最高10年的刑期,所以违反法律的后果是非常严重的。虽然有非常严格的法律界定,但泄漏数据的事件还是非常多。

· 中国在保护个人隐私法律方面需要做更多努力 ·

中国目前还没有专门保护个人信息和个人隐私的法律。虽然在《宪法》中有关于公民的隐私不受侵犯的法律精神,在《民法通则》里规定公民的隐私权,在《侵权责任法》里面也有一些相关规定,但所有的主体是指医疗机构和医务人员,规定是比较窄的。在国家规定方面,我们已经有了远程医疗技术指南,这些技术指南主要还是界定在技术层面。刚才讲的三个要素(技术要素、法规要素和人的意识要素),相对来说,技术要素比较完善一些,所以法律方面可以做的事情还有很多,例如个人信息保护指南这个指导文件,标准就比较难以明确。中国的法律法规与西方发达国家相比,内容比较分散,惩罚机制不足。比如在2009年《宪法修正案》里面规定了非法出售和非法提供公民个人信息罪,但是主体较窄,很难实现。

美国的HIPAA和HITECH规定,只要有500名用户信息泄漏,就有向上报告的义务,有义务报告给每一个可能会受影响的用户。但中国没有任何这样惩罚的机制或者声音。

这里我想讨论一个问题:中国虽然现在从法律法规上对信息安全保护不足,但为什么我们没有听到有医疗信息大规模泄漏的事件?抛砖引玉,我自己有三个看法:第一是医院的HIS/PACS信息主要还是封闭的,虽然上海申康医院发展中心里面PACS的数据医院之间可以共享,但是医疗档案这些公众信息肯定不能在互联网上看到。第二是公共健康的厂商收集到的还是以运动和睡眠的数据为主,比较碎片化,商业价值不大。第三点,目前虽然没有听说过,并不代表没有发生。

· 远程医疗只有同时解决技术、法律、意识三方面的问题才能健康发展 ·

远程医疗指导文件在技术方面有很好的探索和尝试,但三个要素中的另外两个方面还要加强,重点是法律法规方面还有很多不足。总的来说,法律法规需要政府和业界一起合作才能更加有效。现在移动医疗快速普及,我们的数据在云端取,在云端读,甚至计算也在云端,这种情况下只有政府和业界一起合作,才能形成一个比较有执行力的行业共识。

我们的建议是:在技术层面,由以医院为代表的服务提供方,与信息系统建立者和广大的移动医疗、互联网医疗的厂商三方一起合作,在现在技术指南的框架下,形成一定的行业共识。在法规的层面,我们希望国家卫计委和其他有关部门及业界能够在这个共识的框架下形成一些详细的、可执行的强制性标准,保护我们的安全。同时考虑出台能够保护个人隐私的法律法规,比如说个人信息保护法、个人隐私保护法等。我们希望加大推进力度,能够有一些类似于HIPAA的法案。

相关政策文件

- 国家卫生计生委,《关于推进医疗机构远程医疗服务的意见》,国卫医发〔2014〕51号。
- 国家卫生计生委,《关于印发远程医疗服务信息系统建设技术指南的通知》,国卫办规划发〔2014〕69号。

国家卫生计生委关于推进医疗机构远程医疗服务的意见
国卫医发〔2014〕51号

各省、自治区、直辖市卫生厅局(卫生计生委),新疆生产建设兵团卫生局:

为推动远程医疗服务持续健康发展,优化医疗资源配置,实现优质医疗资源下沉,提高医疗服务能力和水平,进一步贯彻落实《中共中央、国务院关于深化医药卫生体制改革的意见》,现就推进医疗机构远程医疗服务提出以下意见:

一、加强统筹协调,积极推动远程医疗服务发展

地方各级卫生计生行政部门要将发展远程医疗服务作为优化医疗资源配置、实现优质医疗资源下沉、建立分级诊疗制度和解决群众看病就医问题的重要手段积极推进。将远程医疗服务体系建设纳入区域卫生规划和医疗机构设置规划,积极协调同级财政部门为远程医疗服务的发展提供相应的资金支持和经费保障,协调发展改革、物价、人力资源和社会保障等相关部门,为远程医疗服务的发展营造适宜的政策环境。鼓励各地探索建立基于区域人口健康信息平台的远程医疗服务平台。

二、明确服务内容,确保远程医疗服务质量安全

(一)远程医疗服务内容。远程医疗服务是一方医疗机构(以下简称邀请方)邀请其他医疗机构(以下简称受邀方),运用通讯、计算机及网络技术(以下简称信息化技术),为本医疗机构诊疗患者提供技术支持的医疗活动。医疗机构运用信息化技术,向医疗机构外的患者直接提供的诊疗服务,属于远程医疗服务。远程医疗服务项目包括:远程病理诊断、远程医学影像(含影像、超声、核医学、心电图、肌电图、脑电图等)诊断、远程监护、远程会诊、远程门诊、远程病例讨论及省级以上卫生计生行政部门规定的其他项目。

(二)遵守相关管理规范。医疗机构在开展远程医疗服务过程中应当严格遵守相关法律、法规、信息标准和技术规范,建立健全远程医疗服务相关的管理制度,完善医疗质量与医疗安全保障措施,确保医疗质量安全,保护患者隐私,维护患者合法权益。非医疗机构不得开展远程医疗服务。

三、完善服务流程,保障远程医疗服务优质高效

(一)具备基本条件。医疗机构具备与所开展远程医疗服务相适应的诊疗科目及相应的人员、技术、设备、设施条件,可以开展远程医疗服务,并指定专门部门或者人员负责远程医疗服务仪器、设备、设施、信息系统的定期检测、登记、维护、改造、升级,确保远程医疗服务系统(硬件和软件)处于正常运行状态,符合远程医疗相关卫生信息标准和信息安全的规定,满足医疗机构开展远程医疗服务的需要。

(二)签订合作协议。医疗机构之间开展远程医疗服务的,要签订远程医疗合作协议,约定合作目的、合作条件、合作内容、远程医疗流程、双方权利义务、医疗损害风险和责任分担等事项。

(三)患者知情同意。邀请方应当向患者充分告知并征得其书面同意,不宜向患者说明的,须征得其监护人或者近亲属书面同意。

(四)认真组织实施。邀请方需要与受邀方通过远程医疗服务开展个案病例讨论的,需向受邀方提出邀请,邀请至少应当包括邀请事由、目的、时间安排,患者相关病历摘要及拟邀请医师的专业和技术职务任职资格等。受邀方接到远程医疗服务邀请后,要及时作出是否接受邀请的决定。接受邀请的,须告知邀请方,并做好相关准备工作;不接受邀请的,及时告知邀请方并说明理由。

受邀方应当认真负责地安排具备相应资质和技术能力的医务人员,按照相关法律、法规和诊疗规范的要求,提供远程医疗服务,及时将诊疗意见告知邀请方,并出具由相关医师签名的诊疗意见报告。邀请方具有患者医学处置权,根据患者临床资料,参考受邀方的诊疗意见作出诊断与治疗决定。

(五)妥善保存资料。邀请方和受邀方要按照病历书写及保管有关规定共同完成病历资料,原件由邀请方和受邀方分别归档保存。远程医疗服务相关文书可通过传真、扫描文件及电子签名的电子文件等方式发送。

(六)简化服务流程。邀请方和受邀方建立对口支援或者其他合作关系,由邀请方实施辅助检查,受邀方出具相应辅助检查报告的,远程医疗服务流程由邀请方和受邀方在远程医疗合作协议中约定。

(七)规范人员管理。医务人员向本医疗机构外的患者直接提供远程医疗服务的,应当经其执业注册的医疗机构同意,并使用医疗机构统一建立的信息平台为患者提供诊疗服务。

四、加强监督管理,保证医患双方合法权益

(一)规范机构名称。各级地方卫生计生行政部门要加强对远程医疗服务的监督管理。未经我委核准,任何开展远程医疗服务的医疗机构,不得冠以"中国"、"中华"、"全国"及其他指代、暗含全国或者跨省(自治区、直辖市)含义的名称。

(二)控制安全风险。医疗机构在开展远程医疗服务过程中,主要专业技术人员或者关键设备、设施及其他辅助条件发生变化,不能满足远程医疗服务需要,或者存在医疗质量和医疗安全隐患,以及出现与远程医疗服务直接相关严重不良后果时,须立即停止远程医疗服务，并按照《医疗质量安全事件报告暂行规定》的要求，向核发其《医疗机构执业许可证》的卫生计生行政部门报告。

（三）加强日常监管。地方各级卫生计生行政部门在监督检查过程中发现存在远程医疗服务相关的医疗质量安全隐患或者接到相关报告时，要及时组织对医疗机构远程医疗服务条件的论证，经论证不具备远程医疗服务条件的，要提出整改措施，在整改措施落实前不得继续开展远程医疗服务。

（四）依法依规处理。在远程医疗服务过程中发生医疗争议时，由邀请方和受邀方按照相关法律、法规和双方达成的协议进行处理，并承担相应的责任。医务人员直接向患者提供远程医疗服务的，由其所在医疗机构按照相关法律、法规规定，承担相应责任。医疗机构和医务人员在开展远程医疗服务过程中，有违反《执业医师法》、《医疗机构管理条例》、《医疗事故处理条例》和《护士条例》等法律、法规行为的，由卫生计生行政部门按照有关法律、法规规定处理。

医疗机构之间运用信息化技术，在一方医疗机构使用相关设备，精确控制另一方医疗机构的仪器设备（如手术机器人）直接为患者进行实时操作性的检查、诊断、治疗、手术、监护等医疗活动，其管理办法和相关标准规范由我委另行制定。医疗机构与境外医疗机构之间开展远程医疗服务的，参照本意见执行。执行过程中有关问题，请及时与我委医政医管局联系。

国家卫生和计划生育委员会

2014 年 8 月 21 日

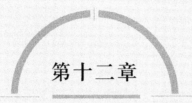

第十二章

网上药店，如何起步

本章内容摘选自 2015 年 6 月 27 日，第十二期圆桌会议

　　2014 年，国家食品药品监督管理总局（CFDA）发布了医药电商领域内的一个重要文件：《互联网食品药品经营监督管理办法（征求意见稿）》。文件的四大亮点震惊业界：① 首次放开处方药在电商渠道的销售；② "网上卖药"主体或放宽，可实行备案制；③ 允许医药电商选择第三方物流配送；④ 第三方交易平台审批权将下放至省级。征求意见稿的发布在业界引起了许多争论，支持者认为：征求意见稿如能落地实施，对中国医药行业和医疗体制都是一次意义深远的革命。反对者疾呼：现在已经到了我们生死存废的境地。CFDA 表示：政府不会因噎废食。大家都期待这个文件的完成稿在不久的将来能够正式发布。

　　互联网给许多传统行业带来了很大冲击，互联网与药品流通的结合也将给相关利益方带来重大影响。为了使网上药店能够满足各相关利益方的需要，特别是给广大老百姓带来方便和实惠，还有许多问题需要解决。如何保证用药安全是网上药店最需要解决的问题。

　　本章介绍了政府相关机构、行业研究机构和国内外药企的资深专家，围绕网上药店展开的讨论和交流，解析了目前医药电子商务的发展策略、网上药店的困局以及国内外药企对医药电商的思考与战略。

医药电子商务发展及其监管政策的构建

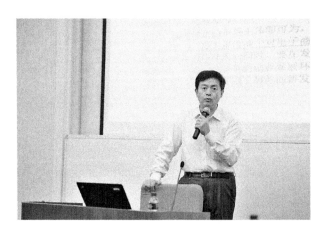

唐民皓

上海市食品药品安全
研究会会长

电子商务方兴未艾，医药电商蓄势待发，这是目前宏观政策下的大趋势。自2014年5月28日《互联网食品药品经营监督管理办法（征求意见稿)》发布以来，监管政策还未出台。在2015年的"两会"上，政府工作报告中提出了"互联网＋"的行动计划，推动移动互联网、云计算、大数据、物联网等与现代制造业结合，促进电子商务、工业互联网和互联网金融的发展，拓展国际市场。可以说大方向上的宏观政策态势非常好。

· 政府简政放权，支持电子商务市场发展 ·

2015年5月4日国务院发布了24号文件，标题是《关于大力发展电子商务加快培育经济新动力的意见》。这是政府关于"互联网＋"的一个更加细化的政策文件，其基本原则是：积极推进、主动作为、支持发展、逐步规范、简政放权、放管结合、把握趋势、因势利导，最大限度减少政府对电子商务市场的行政干预。中央多次讲到简政放权，讲到减少政府对市场的干预和市场配置资源，这是一个大的思路。

同时24号文件里明确：制定完善互联网食品药品经营监督管理办法，规范食品、保健品、药品、化妆品、医疗器械网络经营行为，加强互联网食品药品市场监测监管体系建设,推动医药电子商务发展。责成落实部门为国家食品药品监督管理总局、卫计委和商务部。这是整个宏观的政策背景,要大力支持电子商务市场发展。

· 对中国电子商务未来发展趋势的判断 ·

中国电子商务市场规模在快速扩大,2014 年中国电子商务网络购物交易总规模是 2.8 万亿元,增长 48.7%,增长的速度超过任何行业。网购的渗透率去年年度突破 10%,这比美国的比例高得多。总的判断,中国电子商务未来的发展趋势有三个。

第一是渠道下沉。电商和物流渠道将持续向三、四线城市及乡镇区域渗透。支付宝报告称,2012 年到 2013 年,广西网购额增长 156%,是全国增速最快的省份。第二位是河南省。而网购增速最快的省份中有 70% 是欠发达地区,原因之一是智能手机的普及。2013 年,支付宝手机客户端的人均集中度最高的是青海,支付宝普及率达到 38.3%。渠道下沉可以解决可及性的问题:很多药品在医院药店买不到,通过电子商务可能就买到了。但是电子商务的面还很窄,将来拓宽了,可能会更多地解决可及性的问题,这也是电子商务给欠发达地区带来的益处。

第二,行业渗透。现在电商偏服务、偏体验的产品不断提升,医药电商蓄势待发,在未来几年有很好的势头。

第三是跨境电商。

刚才提到,医药电商可能通过互联网的网上药店或者互联网的第三方平台在一定程度上解决可及性问题。互联网可能是一个好的解决办法。

· 法规要覆盖电子商务 ·

如果电子商务、网络平台这些领域法律不去规制,就意味着百分之百让给了非法市场,所以我们一定要去占领它并纳入管理。像无证摊贩,管起来总比不管好,网络同样也是如此。现在输入"网上购药",百度搜索能出来 390 个网页,最高的时候有 550 个,其中已经有很多正规的网站。但几年前搜索出来的网页中有很多是乱七八糟的。对我们来说,医药电子商务是大势所趋,我们不可能逆潮流。所以我们要考虑的是如何对医药电商行业进行法律规制。

·如何对医药电商行业进行法律规制·

当前的医药电商业态，无非是三种。第一种是网上药店，现在很多人都在做。第二种是第三方平台，但目前法律上没有清晰的定义，也没有明确的法律地位。虽然之前征求意见稿上有，但是还没有变成正式的法律文件。实际上第三方平台是提供药品信息服务，相比电子商务，其实有两种形式：一种直接提供产品，比如电影、音像；另一种则是信息的传递。第三方平台扮演撮合或居间的角色，真正的药品交易在线下进行。但是现在整体还处于失控状态，需要一个过渡时期。第三种就是地下违法网店。

中国医药电商面临的问题之一，就是正规渠道的销售比例非常低，国内的消费者很难在网络上买到低价的放心药。现在处方药的经营范围非常窄，网上药店的经营也是举步维艰。第三方平台到现在还没有法律依据，它是一种法律没有明确的业态。由于这些情况，在医药电商板块里并没有出现领头羊企业，也没有很好的品牌。现在做得最好的品牌是天猫医药馆，但这并不是独立的品牌。所以我认为药品应该有自己的独立品牌，就像旅游业的携程。因为没有品牌，所以缺乏集中度，老百姓不知道哪里可以买到，也给地下经营者提供了一个空间。

·监管政策的重点·

下一步监管政策可能会讨论的，也是 2014 年 5 月 28 日的征求意见稿中提到的几个方面：资质管理、销售行为管理、处方药管理、药品配送管理，还有就是查处问题。这里重点讨论四个方面。

第一是准入问题。谁可以做网上药店，谁可以做第三方平台？首先，现行办法中的网上药店准入门槛太高，有一大串的法律要求。其次，第三方平台没有法律地位，主体地位不明确。需要立法制定规则来明确其规范、法律属性等。要明确它应该接受谁的管理，到底是食药监局管还是工商局管？第三方平台没有卖药，只是在传递信息，到底该不该食药监局管？对此，监管部门内部也有些困惑，去年的办法还是食药监局在审批。现在大家有一条共识，要降低门槛，并让第三方平台成为一个法律主体。更关键的是后面处方药的问题。如果处方药不开放，没有引领模式，那么网上药店是开不下去的。

处方药如何有条件开放呢？目前主要担忧几个问题：第一必须通过处

方销售,线下怎么做线上也怎么做,这个不存在问题。但是也有部门提出医院的处方根本出不来的问题。第二流通的假处方怎么来识别？如果放开处方药比实体店的假处方情形更加严重的话,我们要打个问号；如果不会比实体药店现象严重,甚至放开了情况转好,就应该放开处方药并推行下去。目前很多实体药店甚至都不要处方,相比之下,网上药店还有监管,所以我认为网上药店的问题不会甚于实体药店。

第二,负面清单或正面清单的选择。前年我们做过一个课题,提过一个负面清单。现在据我所知,监管部门认为应该出一个正面清单。这都可以,不管正面还是负面清单,总之要开出去。还有涉及宏观政策层面的衔接、医院改革的问题、执业药师处方权的问题,我们的执业医师是依附于医院的。还有医保支付的问题,目前我国网上药店不同步医保支付,但美国和欧洲都开通了。东欧国家,即使是很不发达的国家,一个病人拿着处方到药店配药,医保会自动把钱扣走。中国目前做不到,这是宏观政策的协调问题,网上药店只能解决局部的问题。还有是执业药师怎么配备？思路如何创新,我们是不是需要那么多执业药师？比如说是不是可以通过电子化的办法、网络的办法解决这些问题。总的来说,处方药要积极试点,探索经验,逐步放开。

第三,网上药店的配送行为如何规制和疏导？以前要求开药店必须自己配物流,这是不现实的,怎么能自己配物流？现在允许委托了,我们下一步要讨论三个问题。① 谁会调包药品,谁敢吃我的药？实际上这种被换的可能性到底有多大呢,真正在网上销售的药有多少是吃错了会致命的？这个问题可能还要再讨论。② 要做物流的话,是不是应该有一些准入准则,或者物流要有一些规制？③ 派送过程中的安全措施。物流企业已经在想一些办法,比如特殊的包装、特殊的封条,只要破了就可以拒收。网上药店有很多办法来防止这种被调包的可能性,所以综合考虑,我认为调包概率是非常低的。

第四,食和药是否要分开管理？我极力主张要分开,食品、药品和医疗器械,要分开几个规则来管理。药品和食品是不一样的平台特点,监管也完全不一样。它们在一个平台中,既卖大枣,又卖香烟,还卖医疗器械,管理起来太乱,因此我建议不纳入到一个法律中。

最后一点,国家本次立法还会制定一些规范监控的措施。在国务院的

24号文件之后，我相信决策部门会启动立法的修改。我希望通过卫生政策上海圆桌会议这个平台，希望通过业内的呼吁，使这次出台的成果尽可能与实践、规则和需求相适应。

圆桌对话

等待政策放开，顺势而为

问：网上药店如何保证病人用药安全和质量？

唐民皓：我原来一直是研究法律的，讲法律关系。医疗和药品有着非常密切的关系，但是法律属性是不一样的，医疗我们定位在政府公共服务的组成部分。10年前我在立法部门，当时讨论到底医疗服务是不是消费关系，讨论了半年最后否定了。医疗服务不是消费关系，是政府为公众提供服务。但是药品不一样，药品是消费关系、买卖关系、商业关系。它的法律属性也与医疗服务不同。所以我们今天讨论的网上药店是商业关系，只是和医疗关系太密切了。

第二，政府审核，我长期在政府和相关部门工作，刚才说的电子监管码，我也知道非常难。不只是难在电子监管码的设计问题，还难在各个部门的配合问题。还有职业药师，我国的职业药师和医院是两套体系，按道理应该是一套体系。卫生和药监本来是一个部门的，但现在也走不通，现在职业药师是食药监局来管，医院归属卫计委体系。

所以今天讨论的问题是在这个体制如果不做大的改动的前提下进行的。我们国家做过一个方案，其中有一条，鼓励网上药店和医保合作。怎么样把网上药店做得更好一点？不是做不成，我们能做成，但是做不大。我们想尽可能把它做得好一点，尽可能在目前这个空间把它做大，一旦政策放开了，我们顺势而为就可以上去。去年我们想把上海的医保药店和网络联系起来，当时选了两家企业，原来想把24小时药店和网上药店整合起来，但还是没做成功。如果想有更好的成就，还是要有大的政策的配套，我们希望中国的行政体制改革还是能走到这一天的，全心全意站在老百姓的立场上，让公众利益最大化。

"互联网＋"背景下，网上药店的
困局与出路

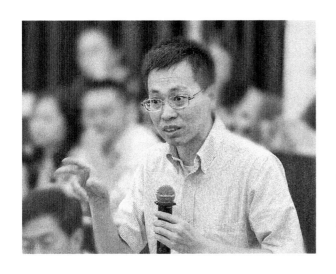

牛正乾
中国医药企业管理协
会副会长、中国医药
企业家协会副会长

九州通做网上药店的时间相对比较长，有 3 年的时间。我们最近碰到的很多问题可能也是其他网上药店碰到的相似问题，在这里做个分享。

· 网上药店碰到的问题 ·

首先，最大的障碍还是政策。如果没有政策的话，什么都不能干，这个障碍太大。但是不是真的没人干呢？只能说守法的企业没法干，不守法的企业却在干。正规军如果不去占领和规范，游击队就会遍地开花。而游击队的遍地开花又带来了很多问题，进一步限制了正规军进入的可能性。现有的民营医院存在许多问题，但正规的民营资本，类似于我国台湾地区长庚医院的正规军就进不来，这与网上药店情况很相似。

其次是企业自身经营方面的问题，企业的产品结构、定位、人员配置、资源配置可能也跟不上，这也是现实情况。

正因为这两个方面的障碍，现在有 300 个 B2C 的网上药店证，其中赚钱的有，但是不多，大部分都是亏的。包括我们九州通、好药师在内，很多名头叫得响、规模很大、销售规模过亿的网上药店都没赚钱。不赚钱就是困局，长期不赚钱就做不下去。虽然不明朗也不赚钱，但医药电商和网上药店依旧在 2014 年和 2015 年被炒得很热。这种热度又让很多企业非常迷茫，觉得不干就要被互联网颠覆，以后就被淘汰了。这是很多中型连锁药店的担忧，也是我们要思考的事情。

· 药店或者药品零售行业的本质是什么 ·

互联网带来了医药电商、网上药店等一些商业模式，是不是一定会颠覆我们传统的药品零售行业？要回答这个问题，我认为要先思考一个关键问题：药店或者药品零售行业的本质是什么？我们很多时候会把目标忘记了，为了手段而手段，网上药店现在就有些陷入了这个状态。目前的网上药店有点像 2000 年和 2001 年前后线下零售药店的状态：非常乱，不规范，价格战。

2001 年，湖南"老百姓"作为第一家平价药店揭开线下零售药店的序幕。那段时间"老百姓"很有名，但每一家药店开业的前一天晚上，药店的玻璃一定被其他药店打破，行业很乱。现在的网上药店，无论是在京东还是天猫上开的店，基本上都陷入了价格竞争。而消费者，特别是中低端消费者又对价格特别敏感，所以药店就跟着这个需求陷入了价格竞争。在这种情况下，我们不知道应该怎么办：开网上药店也不赚钱，不开又担心在未来发展过程中被颠覆。我认为互联网、大数据、O2O、B2B、B2C 等都是一个手段。而商业的本质、零售行业的本质是为消费者提供价值，减少他们的成本。价格战只是减少成本的一个方式，但不是全部。

这种情况下，什么样的人才能做网上药店？传统的药店是不是非常担忧呢？我认为对传统行业有深刻理解，同时也懂互联网的人，才能把网上药店做好。现在很多企业的老板都被搞电商的人忽悠了：认为互联网就是免费，"羊毛出在猪身上，狗来买单"。所以第一步要先烧钱，但钱烧完了，企业没搞起来，还把行业烧坏了。现在医药电商的人才稀少，薪酬也高。我们传统企业是从电商里挖人来做网上药店。

· 医药电商成功的关键点 ·

第一点，互联网、网上药店等只是手段，如果我们坚守商业的本质，它是无法颠覆传统行业的。它可能会让一些企业无法生存,但是一定不可能颠覆整个行业。网上药店的市场份额会快速增长,但也是有极限的。而且不可能 80% 的药都在网上销售,所以线下的机会还是很大的。这种情况下,它不会颠覆传统的零售行业。想要把医药电商做好,首先要做到对传统医药行业深刻理解,然后再理解互联网,不能搞反。现在有误解认为找一个懂点电商的人,虽然他对传统行业不太懂,但一定会把"互联网 +"做好。但他要了高价,到位之后发现什么都做不好,就是这个道理,这是我强调的第一个观点。

第二点,互联网对传统行业和药品零售行业的改变,要关注具体体现在哪些方面。我认为有四个方面。① 营销的互联网化。② 渠道的互联网化。③ 产品的互联网化。④ 运营的互联网化。这四个互联网化如果理解透了,加上对传统行业的理解,就能在营销、渠道、产品、运营这四个方面做好,这就是网上药店做到成功的关键点。其中最重要的是第四点——运营的互联网化。如果开了网上药店,还采取原来的线下经营思路,网上药店是经营不好的。

第三点是商圈,包括地面商圈、互联网商圈、人脉商圈。地面商圈是自然的、传统意义上的商圈,一个药店开在这里,覆盖方圆一两公里之内的商圈,是传统的商圈范围。一旦上到互联网,互联网的商圈无限扩大,但在互联网这个大商圈范围内,要找哪些客户才能聚集成你的黄金商圈,这是第二个商圈。第三个人脉商圈,因为互联网技术的进步带来人脉的变化。原来的人脉商圈是非常小的,只有你的朋友、亲戚、邻居。现在基于移动互联的发展,特别是微信在内的众多 APP 的无线互联,扩大了人际商圈的范围。比如原来手机里面存几百个手机号,多的几千个,已经很多了。而微信圈里人脉就更不得了,微信是基于人与人之间的交流,而其他的 APP 无外乎是聚人的。基于移动互联带来的人际商圈的变化,这个变化也带来了运营互联网化的变化。

运营互联网化的第一阶段,以搜狐、新浪、网易为代表。他们把信息发出去就可以了。第二阶段是淘宝、天猫,既要货配得快,还要有好评,这时候互动就来了。第三阶段则需要大家都进入移动互联网的圈子。目前的网上药店仍然停留在第一个阶段或者第二个阶段,很多企业的产品都在天猫上搞旗舰店,有的能卖起来,但是少数,还是停留在 2.0 时代。

·怎么把圈子融合在网上药店经营中·

怎么来融合？这就是我的主题内容：云渠道和云终端。如果你用地面商圈的做法运营网店显然是行不通的，因为地面就两公里范围，网店可能是两千公里的范围。两公里的范围这个产品的毛利3～5元钱可以了，但是两千公里的时候，5元钱连包装费和配送费都不够，这就涉及品种结构。

云渠道和云终端是什么意思呢？进入了互联网的3.0，到了聚人的过程以后，带来了另外一个变化，就是去中心化。以前纸媒就是一个中心，网络就是一个中心，商超就是一个中心，现在变了。现在一个微信的大V是一个中心，他就是一个人，也可能是一个公司。一个活跃的人，善于互动，善于交流，他的影响力可能就很大。如果去卖某一个产品，代言某一个产品，或者在朋友圈里推荐某一个产品，其效果远远超过你开了很多店带来的营收。因此，在当前的大环境下，我们怎么去寻找中心，原来的中心可能不再成为中心，我们要寻找新的中心，有可能是个人，也有可能是店，还可能是一些渠道，有的可能就是产品。

·去中心化的时候怎么寻找中心·

在人人都去中心化寻找中心的时候，原来的广告策略要改变，要变"广告"为"窄告"，精准推送。比如百洋的迪巧，只对那些家庭主妇、有孩子的家庭做广告，它利用互联网的Cookie追踪，一旦在网上搜索了补钙相关的信息之后就推送过去。这就是互联网技术，作为一个手段应用好了，几千万的投入就能产生十几个亿的销售，这就是"窄告"的效果。

云渠道和云终端是什么概念？我们传统的药品流通企业上药、国药做的是传统内容，我们理解为B2B的范畴。但是如果把药店放在天猫、京东上，就变成了B2B2C，从公司到平台再到个人。目前传统的渠道方式工业、商业和销售都认同了，一个药从生产厂家出来，到国药、上药，再到药店。但是20年前并不是这样，那时候厂家的产品除了给国药、上药，也给医院，还给药店，总之非常乱。药厂的价格体系很乱，药店的价格竞争很乱，最后大家都不挣钱。经过了差不多10年的混乱之后，2005年发生变化了，很多企业开始向传统的渠道归拢，结果在整个流通环节当中价格有序了，经销商有积极性了，经销商分销这个产品有动力了，最后成就了不少很好的品牌产品。

网上药店现在是最原始的情况。药厂把货给线下药店、批发商、网店，同时自己也在天猫和京东开店。形成了自己跟自己竞争,打价格战。京东降价,我也降价,最后大家都没有利润了,都没有积极性了。而且谁都不愿意做宣传,我宣传是给他人做嫁衣,这是现在网上药店的一个现状。在这种混乱的格局下,我们工业、企业如果不主动扭转思路,一旦陷入价格竞争就很难有突破。马云讲,不赚钱是不道德的,不赚钱就没有可持续性;没有可持续性,就无法可持续地为消费者提供更好的服务,所以不道德。

· 网上药店应扮演云渠道渠道商的角色 ·

我们做网上药店,是扮演云渠道渠道商的角色,还是扮演云终端的终端点的角色? 我的理解是,如果做网上药店就应该扮演一个云渠道渠道商的角色,做到覆盖京东、天猫和所有的第三方平台,同时也有自己的官网旗舰店,这就是品牌。如同唐民皓会长所讲,医药电商就应该像携程那样,根本不需要依靠第三方平台,自己就能做得很好。但是你起步的时候在它上面开个店也未尝不可。我们到上海线下某一个大商场、百货中心去,你到店中间去看到某个品牌很认可,但是为什么到了淘宝上就不是这样呢? 这是一样的道理,第三方平台就是一个大店,在平台上店中店和推出自己的官网,显然是不矛盾的,但要明白最该扶持的是自己的官网。当然天猫这些平台是不同意的,希望你不要有官网。然而,这个官网一定是我们真正要做网上药店绕不过去的一步,而且要下工夫去做。因为它才能够让你提供你希望为消费者提供的服务,仅仅靠天猫上的店是一种投机心态。所以最后要专心地做自己,就是以消费者为中心,用最高的价值和最低的成本,把店中店和官网当做手段获得用户。

· 处方药在网上药店可追溯性更强 ·

网上药店就算卖了处方药就一定比线下药店安全性低吗? 我认为完全不是这样。在一次座谈会上,我问各位领导,你们到药店去买药,如果买一个处方药是不是需要处方? 现在很多药店都不需要处方,也没有登记购买信息,出问题也找不到负责人,不具备可追溯性。第二,如果吃了之后出了问题,没有开发票,也不能去找这个药店。网上药店就能解决这些问题,一旦出现问题,网上随时追究,反过来,你在这里买的药万一出了问题,就可以找到药店,所以网上药店追溯性、责任界定更清晰,更强。

网上药店一定不要想单店的概念，而是扮演云渠道的角色，要广覆盖。如果扮演了这样的角色，剩下的就是产品结构。不能像线下那样，3 000 个品种、5 000 个品种，那都是大店。像九州通在线上有 2 万个品种，将来可能要有 16 万种，但并不是都要卖得好。这 16 万个品种是为了满足所有人潜在的需求，也许某种药的需求一年就三盒，但供应这个品种就满足了需求。其他的品牌产品、畅销产品、毛利率高的产品，足以能够支撑这类药的运营费用。目前我们有 2 万个在线品种，我如果确保了 100 个畅销品种，每个品种销售 1 000 万元就有 10 亿元营业额。对电商来讲，有 100 个每个保证 1 000 万元销售额的品种就很可观了，所以品种结构的调整比较重要。

圆桌对话

药品有特殊属性，但更是商品

问：如何保证药品的安全配送？

牛正乾：药首先是一个商品，它有很特殊的治病救人功能，但是在商品属性上与其他的商品区别不太大。药品的保存和生产都有严格规范，这些体现了它的特殊性。

而在销售市场这个层面，我感觉它完全符合其他商品的通用属性。虽然药品的技术含量高而且信息不对称，消费者无法了解一个药究竟怎么样，但在这个信息不对称方面与其他商品没有太大区别，你买一个手机，对它的指标性能也是不熟悉的，只是知道它能够打电话等功能。买药也是这样，我知道它能治感冒，是医师或者药师推荐的，你并不需要知道这个分子结构是什么样。所以药品功能上特殊，但商品属性上与其他商品是相似的。

既然它在商品属性上与其他是相似的，在市场规律方面很多也是相似的，因为功能的不同，因为储藏条件的不同，我们用不同的法律法规对它进行规制管理，这个是不一样的，我也不赞成广告诱导消费等。

杨金宇：任何商品都有不同的属性，对于医疗服务而言，主要是内部市场。内部市场一般来讲它的价格是协商价格，通过协商机制来确定，不是越便宜越好，因为没法衡量它的成本，这是一个很重要的属性。仿制药和新药是完全不一样的,但如果按照一般的市场属性来讲,那就越便宜越好。美国能做网上药店,因为它的线下药店安全性特别好,有这样一个基础在。

在目前整体还是很乱的情况下,安全性总是第一的。另外,我们忽视了我们国家是一个社会化医疗体系,我们讲究效果公平,这使我们内部市场的属性产生了变化,有很多地方不同于其他内部商品的市场。刚才讲到药品的输送、药品的流通不仅仅是安全包装的问题,还有很多如污染、湿度、温度等问题。如果我们没有相应规定的话很危险。如果单纯考虑它的通用属性,而没有考虑到它内部市场的属性,就会出问题。

所以医疗服务市场是一个内部市场,不同于一般的消费品。大家强调的是通用性,没错,但是人们关注的恰恰是它的特别属性。

牛正乾:我认同杨顾问刚才讲的观点,但是也有一些不同。安全性的问题当然是存在的,包括刚才唐民皓会长讲得很清楚,我们不能因为这个问题而不放开。而且目前放开的趋势应该是明确的,但是怎么放开需要我们考虑。我们不能因噎废食。

上海医药电商的发展策略

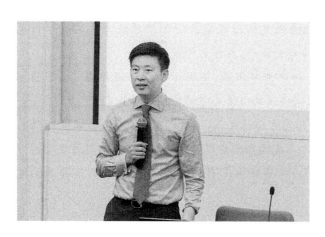

刘大伟

上海医药集团股份有限公司副总裁

我在这里分享两个内容，第一是上药在这一轮医药电商大潮中是怎么考虑的；第二，2015年5月15日我们跟京东签了处方药电商的合作协议，我作为上药的负责人，想谈谈我们的合作和现状。

首先介绍一下上药，上药是中国首家A＋H的上市公司。但目前股权已经高度市场化了，A股和H股的股东分别占了30％的股权。上药在研发、化药、中药、分销和零售全部都有涉及。跟其他产业集团不同的是，上药跟外资企业（最早进入中国的集团）建立了股份关系。

上药去年的收入是924亿元，归属于上市公司股东的有26亿元。国内医药集团的排名，上药是第二位，中国财富500强中大概在67位。全球500强里中国药企比较弱，只有4家能够进去：第一是国药，第二是上药，第三是白药，第四是康美。药企的市场空间很大，市值和业务规模还有很大的增长空间。上药目前有24个工业产品，其中3个产品超过1亿元销售，在中国的21个省有分销网点，与15 188家医院合作。上药的愿景非常简单：希望成为一家受人尊敬的、拥有行业美誉度的领先品牌药品制造商和健康领域服务商。这就决定了我们在工、商业两块都会有比较大的布局。

· 上药的医药电商布局 ·

接下来讲一下我们在电商战略的考虑。上药并不是跟风仓促入局,我们的电商发展已经酝酿了很长时间。之前内部讨论的时候,各种声音都在,大家也广泛做了一些调研。我们看到了苏宁转型的痛苦和问题:传统线下的强者做转型,对时间节点的拿捏很重要。我们也看到像健一网这样做垂直的平台型公司现在所遇到的困局。我们也跟上汽做过战略研讨,很多大国企都在做"十三五"规划,他们反思"十二五"和"十一五"规划的时候举了一个例子:趋势看对了,但是当前的时点是不是适合进?踩准点是非常重要的,有一批人就是因为踩错点倒下了。上药目前已经觉得医药电商条件成熟了,所以现在开始大举进入。

我们从四点来考虑要不要进入一个业态,产生一个新的模式。第一,技术是不是成熟,面对的客户消费习惯是不是已经养成了。第二,任何业态的发展离不开资本的支持,资本的活跃度到底怎么样。第三,政策在这个点上是不是可以预期,会不会有相关利好政策很快出来。第四,如果所有的商业模式大家都能看得懂,关键适不适合自己去做,自己到底有什么优势和缺点可以在这个点切进去。

基于这四点,上药选择了在 2014 年下半年开始正式地介入。目前"互联网+"已经上升到国家战略,这不仅仅是技术成熟的表现,更多地会影响民众的消费观念。资本对医疗领域也十分热情:2014 年,中国互联网医疗领域的融资是前三年总和的 2 倍多;在美国也是类似的情况,2014 年大概共融资 50 亿美元,也是前三年总和的 1 倍多,所以资本条件已经成熟。

影响网上药店销售处方药最核心的政策,我个人觉得会慢慢开放。但是如果不开放,我们也要做战略布局,选择性地绕开一些环节。比如说网上医保现在不开放,就绕开这块,再比如说现在医院对自己的医保处方药保护很严,就绕过它做自费药。如果等所有政策放开才做,肯定来不及了。但是我们应该能够看到短期会不断有可喜的一些局面出现,国家再次重申破除以药养医的情况,肯定会加速公立医院改革,包括促使处方药的流出。

从技术、资本到政策,接下来就是趋势。首先药品分销渠道一定会发生一些变化,现在是从药厂到分销商再到医院,最后 80% 在医院药房销售掉。如果说网售药店发展,加上处方药政策放开,这个渠道肯定会下移。线下的零售药店结合互联网的技术,肯定会承接从医院药房出来的一大批业务。

最终会是什么样的状态不好说,但是目前零售药店20%、医院80%的结构未来肯定会发生比较大的变化,这是一个趋势。

· 选择自身优势点切入互联网 ·

在这个趋势下,我们怎么样切入整个的移动医疗领域?如果把就医流程这样分,教育、预防、自诊、导诊、治疗、购药,这是一个完整的业务链。所有的东西一交叉,各种商业模式又都会出来。前段时间BCG咨询公司帮我们统计了一下,目前跟移动医疗有关的活跃APP有2 000多个,但是每年会新增接近1 000个,每年死亡也有800多个。我们觉得在整个布局中,只能挑最有优势和最可能做的,所以上药从购药这里切入。

首先,我们本身是传统的医药公司。第二我们在自费药领域里已经积累了相关经验,从这一块往下走,肯定会有积累优势。未来数据成为重要价值点的时候,药品部分能够积累的信息是最多的。可以做处方药或者网上药之后,药品信息有了,病人信息肯定也有了。如果是处方药,医院和医生的信息肯定也会有。如果在这点做布局,未来完全可以向上向下做数据的延伸和布局。基于这样的考虑,上药决定在这方面进行大规模布局。

上药做的还是牢牢围绕以医院为主体的医疗机构流出的处方,而不是患者自己选择的处方流到网上药店。因为中国国情决定了这个处方流到药店的一定不是患者。阿里试了一年多,结果并不好。因为在信息不对称的情况下,患者几乎没有对处方的决定权。如果说医药分家是大趋势,我们首先靠近医院。医院取消药品加成之后,我们为医院提供药品供应链解决方案,让医院回到医疗服务本身当中去,去追求医疗的效率、安全和质量。药品这块所有后期上药都可以包掉,包括药品、器械、耗材,甚至办公用品。

· 上药与京东的合作打算及目前进展 ·

京东是第一大自营的B2C电商。我们也对比了其他几家电商,为什么要选择与京东合作?这与业务模式的契合点高度相关:未来无论互联网技术怎么发达,O2O怎么发展,线下的布局一定很重要。信息可以解决渠道的问题,解决效率的问题,但是一定要有服务提供方。所以美国网上药店占据了网售的绝大部分,而不是亚马逊。因为药店真正意义上本身是做这个的,它的药店能够覆盖全美的所有地方。京东在自营电商中是最大的,因为所有的配送是自己做的，服务质量有保证。

上药和京东合作，我们的战略协议有三点：第一在处方药领域，我们是相互独家的。所谓的"独家"是，上药不会再选腾讯和阿里做处方药的业务，京东也不会选择第二家商业公司，京东所有接到的处方都是交给上药的公司来销售。这是相互的独家，我们双方相互开放处方药所有平台上的信息。第二，在非处方药领域，我们不是独家，但是全面的战略合作。第三，在资本层面合作，我们双方会共同投资上药之前成立的云商公司——上药云健康，这个公司会成为未来我们双方共同打造的载体。

同时在这一轮的投资中，我们公告在3个月之内完成交易。交易包括几部分：第一，上药会把自己目前在DTP领域里最有价值的公司——上海医药众协药业有限公司（以下简称众协），装到云健康药业里来。众协在自费处方药中是全国最大的。第二，上药未来考虑把医院门口的合作药房也装到这个公司里去。京东是现金投资这个公司，同时也为云健康的后台技术提供技术解决方案。京东有强大的订单处理能力，这是它的优势所在，也是一般传统的公司没办法解决的。第三，京东上任何的处方由云健康来独家销售。我们说互联网总在"烧钱"，有一批人真的不计成本地往里烧。由于我们是比较保守的国有企业，绝对不干这种白白"烧钱"的事，所以这个公司肯定在3年内是要求盈利的。

这个合作到底做什么事情，就是建线上的三个平台和线下三个网。线上三个平台就是希望基于处方导流的电子处方平台，接到处方转化为订单，转化到管理平台上去。这与阿里又有不同的地方：我们接到订单之后，一定是主动送这个订单到指定的合作伙伴那里销售，而不是让大家去抢。因为抢最大的问题在于价格会乱。还有一个重大的问题，线下的药店一定不会为那些不确定性的订单备足够多的库存，所以这里一定要有自营自建的药品的数据管理平台，这是第二个平台。最后是患者的数据平台。

线下三层网络。第一层核心网络，短期还是以专业药房为主。中国十二大核心城市的300家医院，就是我们接下来要做专业药房的核心对象。第二层是牢牢依靠我们现在做的医院合作药房和已经托管的医院药房。医药分开后，通过医院的合作药房和医院的托管药房能够很好地解决成本问题，拿到业务量。第三层是我们上海医药的2 000家药房和部分开放的一些社会药房。为了建三大平台和三层网络，上药短期先从自费的处方药做切入，开始布局。

对于和京东的合作也是三层。第一是前端合作，重点是接处方，这里政策虽然没放开，有了布局之后一旦放开是很大的市场。我们也不排除跟战略合作伙伴做处方对接，因为有些人是专门提供医院系统的解决方案。第二是大数据平台，由上药和京东共建。第三，最后一公里配送，我们对的是 B 端，C 端还没有直送的，未来我们的合作一定是两个加起来，有患者的取药点自提，也有线下药房自配，还有京东最后一公里配送。目前京东在中国 1 800 多个县可以配送得到，有 30 多个县可以 6 小时内送达，这对我们实现这项业务有很大帮助。

两家合作各有各的优势，上药作为传统的医药企业，一定是我们来主导这件事，我们把线下零售资源、医院的资源拿出来；第二，上药的一体化供应方案做得很好，上海市第一人民医院南院的器械、药品、耗材全部是我们的一体化方案。另外，我们切入点是自费药，我们有中国最大的众协公司，京东有很大的用户量，一年活跃用户量接近 1 亿，有 1 800 个行政县的最后一公里的配送体系，还有强大的数据系统研发能力。

圆桌对话

不要把网上药店和实体药品的经营对立

问：网上药店的发展是否会对实体药店造成很大冲击？

刘大伟：社会上为什么存在组织？因为组织的分工不同。首先，商业公司可以协助药厂开户、招标、信息统计、流向查询。因为大家会有这种需求，商业公司有这样的价值，所以才会存在。第二，千万不要把网上药店和企业对立起来，网上药店跟实体药品的经营企业本身就是一体的，不能说有了网上药店就不能有实体药店。第三，我模拟一个现实的场景，现在有一个 DTP 药房，老年人得了重病，他的家人让我买这个药，每 3 个月一次，每次 2.5 万元。这个肯定是处方药了，我会把这个信息转给我们众协公司的老总，他会安排专业的配送人员冷链包装好，药品送到，POS 机刷卡拿药。这是病人最大的便捷，不需要拿着处方到处跑。

接下来我们会升级到什么程度，8 月份我们 APP 就上线了。可以想象一个形式，你把 APP 下载好，手机号、身份证号登记好。到了要买药的时候，先上传处方，信息到了以后，线下的物流人员配送过去。我可能通过视频让药师审处方，因为现在没有办法在处方上做电子标识，所以只能靠物理的方法。另外，也许我到社会药房拿也很方便，但是有没有想过一个问题，这个社会资源是有浪费的。因为你的需求本身是有一些不确定性，假设处方药以后在医院药房大面积放开的时候，医院如果大面积的储备，每个药店都储备处方药，这个资源是浪费的。网上如果有订单过来的时候，我可以通过中心仓配，收到订单以后，可以提前有信息量，可以降低社会库存，这个就是网上药店的价值了。

跨国药企对医药电子商务的思考

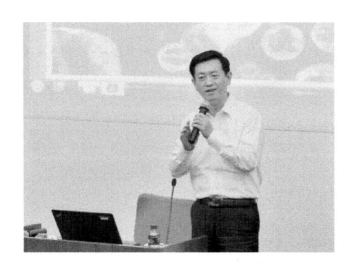

倪向阳

阿斯利康战略合
作与业务发展副
总裁

　　阿斯利康花了很多时间去研究在互联网领域里发生了什么，从阿里进军健康产业开始，整个大健康领域的投资是风起云涌。可以看到很多大佬们都参与其中，如果在这个领域里进行细分，医药电商的投资是很重要的一块。

·中美医药电商的差异·

　　这里提出两个悖论：第一，我们研究中国医药电商和欧美医药电商的时候，侧重点完全不一样。中国的投资点、关注点和做的事情基本上集中在平台类的东西，而欧美基本上集中在提供真正的医疗和健康解决方案，包含了真正有技术的解决方案。平台的进入门槛不是很高，所以我非常欣赏上药的战略：选中了自己真正有竞争实力的点去进入，而不是只要我原来做电商，在这个领域里有经验就觉得什么都能干。

　　讲个故事，去年8月我们开始与阿里健康打交道，对于他们的模式，我有两个不理解。第一，为什么一定要绕开医院，因为处方是离不开医院的。第二,如果低价格是最大的吸引力,怎样才能维持? 当时给出的答案是有庞大的预算可以"烧钱"。后来他们的张总说了一句话,"少些颠覆,多做加法"。这句话讲得非常好,是他在经历痛苦之后发自肺腑的感受。我们这个行业有很深层次的东西和技术,不是不需要颠覆,但一定要找到最有效的途径。

2014 年,阿里开始做阿里健康的时候来找我们,希望我们加入。天猫医药馆也希望我们在上面开个店。为此,我们先对比了美国的医药电商布局。美国一共 67 000 家药房,中国有 40 万家以上。但美国的 6 万多家药房中(表 12-1),集中度非常高,Walgreens、CVS 半壁江山就去掉了,加上沃尔玛、Target 等超市的药房,前十个基本上 60% 去掉了。不管是 Walgreens 还是 CVS 都没有把电商当回事,浏览它们的年报和战略宣布可以发现,对它们来说线下搬到线上只是一个自然的业务升级,我为病人提供了一个更为方便的订药取药途径。而且最后他们线上销售额占的比例也没有很高,大致 30%。

表 12-1　美国前十名连锁药店的药店数和药师数

排 位	连 锁 药 店	业 务	药剂师数	商店数
1	Walgreens	药品零售	10 578	8 232
2	CVS	零售药房	10 151	6 288
3	Walmart Stores	低价百货连锁	6 358	3 646
4	Rite Aid Corporation	药店连锁	5 523	4 608
5	Kroger Company	超级市场连锁	1 866	1 156
6	Target Corporation	低价零售	1 436	1 672
7	Kaiser Permanente（HMO）	整合管理医疗	1 298	290
8	Sears Holdings Corporation	整合零售（Sears, Kmart）	1 169	1 002
9	Medicine Shoppe International	流通（Cardinal Health）	943	564
10	Dominick's Fine Foods	食品店连锁	888	719

当时天猫医药馆的康总跟我说,我们的业务是 B2B2C,而不是直接 2C。因为用药的人有两种,一种是拉肚子、感冒等常见病;另一种是慢性病。急性病用药在乎的是怎么样尽快地拿到药,而不是方便和价格。如果去看天猫医药馆的药店采取的模式,基本上都是把自己原来线下的内容搬到线上去。但对比 Walgreens 的业务模式,它的线下药店变成了一个小小的健康中心,这就高了一个层次。因为政策的壁垒和传统的观念,目前很多事情在

中国没办法做。但我相信这些都会改变,因为政府已经拿出了很明确的决心要改变这些东西,目前的障碍只是利益团体的阻碍。但这只是时间问题,都会解决。要理解的核心是你为病人到底创造了什么,而不是你为自己创造了什么,上药在这一部分做得很好。对我们药企来说,在现有的价值体系内,原来的业务模式变成了一个新的业务模式,产品能够更加高效地到达病人手里,这是就我们的价值,也是我们欢迎和支持的。

· 药店:未来药品和病人面对面的终端 ·

病人的治疗分用药前、用药中、用药后,其中有两个地方与药房是非常相关的:他在用药前期可以通过药房得到信息,完成治疗之后还可以得到很多售后服务和随访,所以药房在未来业务中一定是非常重要的组成部分。因为在阿斯利康,我们高精尖的产品只在全国最大的 500 家医院给最重的病人使用。其他一些慢性病的药物和很多的老产品,它们的市场结构和销售份额现在挺有意思的:前 1 500 家大医院只有 30% 份额,剩下的二级医院和一级社区卫生中心只有 20%,剩余的 50% 都在村医和药店层面,两个比例差不多各一半。村医永远不会把他们的生意让给药店,这是他们的生活本源。但随着医药分家和医药体系的成熟,至少二级和一级医院的 20% 会很容易流给药店。因此最后药店变成一个药品和病人可以直接面对面的终端,只不过因为政策的原因今天还没有走到这一步。

· 药企与流通企业合作的标准 ·

最后我提两个药企与流通企业和医药电商合作的思考点。第一是信息的透明,目前对药企来说,销售药品最大的一个挑战是不知道卖到哪里了,卖给谁了。我刚才说这些成熟药品,50% 的销售发生在医院市场之外,药企完全不知道卖给了谁,所以我们没有办法有效地控制这些药品的使用,也没有办法去分析病人的使用习惯。但所有这些恰恰是我们非常需要的东西。如果订单是网上完成的,这些信息就自然存在并可知了,所以从监控的角度,网上销售其实比线下的销售更好。如果有任何一个流通的厂家与我们合作,信息是第一个要谈的事。第二,可以把渠道缩到多短?之前网上的电商与我们沟通,三句话之内一定会谈到"脱光",认为必须把价格脱光。如果真的发现系统当中不合理的地方,我是非常支持"脱光"。但是如果靠短期的"烧钱",追求短期的商业利益,就会把价格体系打乱,这点我们绝对不干。如果我们要与流通企业合作,一定要保护价格,而不是为脱光而脱光。这两点是我们对第三方流通企业非常严格的要求。

圆桌对话

网上药店想解决医疗行业的一些痼疾

问:网上药店究竟可以解决什么问题?

倪向阳:国外只是想把线下药店放到线上,本身系统是合理有效的,网上只是一个锦上添花的东西,并不是一种颠覆。所以最后网上处方药的销售不过是30%。而中国大家藏着不太肯说,表面上说是改善效率,本身是通过网上药店想解决以前的一些痼疾。但是真正讲出来之后,真正了解这些问题是多年的积累,不是一天就可以改变的。

相关政策文件

● 国家食品药品监督管理总局,《互联网食品药品经营监督管理办法(征求意见稿)》,2014 年 5 月 28 日。

互联网食品药品经营监督管理办法
(征求意见稿)

第一章 总 则

第一条 为加强互联网食品药品经营监督管理,保障食品药品安全,根据《中华人民共和国食品安全法》、《中华人民共和国药品管理法》、《化妆品卫生监督条例》、《医疗器械监督管理条例》等,制定本办法。

第二条 在中华人民共和国境内从事互联网食品药品经营活动、提供互联网药品信息服务、提供第三方交易平台服务等,应当遵守中华人民共和国法律、法规和本办法的规定。

第三条 本办法所称互联网食品药品经营,是指通过互联网向个人消费者销售食品(含食用农产品、食品添加剂)、保健食品、药品、化妆品和医疗器械的行为。

第四条 国家食品药品监督管理总局主管全国互联网食品药品监督管理工作。县级以上食品药品监督管理部门负责本行政区域内的互联网食品药品监督管理工作。

第五条 从事互联网食品药品经营活动,应当依法诚信经营,遵守商业道德,加强规范管理,与实体经营相一致,确保食品药品安全。

第六条 互联网食品药品经营,应当充分发挥行业协会、消费者协会等机构的作用,推进诚信体系建设,推动部门共同协作,鼓励举报违法行为,促进社会共治。

第二章 互联网食品药品经营者

第七条 除法律法规规定不需要办理相关证照的经营主体外,互联网食品药品经营者应当取得食品药品经营许可或者备案凭证;取得食品、保健食品、化妆品、医疗器械生产许可或者备案凭证的企业,可以通过互联网销售本企业生产的产品。

药品生产企业、药品批发企业不得通过互联网向个人消费者销售药品。

互联网食品药品经营者不得委托他人从事互联网食品药品经营。

第八条 互联网经营食品、保健食品、化妆品的范围应当与其经营许可或者备案范围一致。

互联网药品经营者应当按照药品分类管理规定的要求,凭处方销售处方药;处方的标准、格式、有效期等,应当符合处方管理的有关规定。

互联网药品、医疗器械经营者不得销售国家禁止互联网经营的药品、医疗器械。《禁止互联网经营的药品、医疗器械目录》由国家食品药品监督管理总局制定发布。

第九条 从事互联网食品药品经营的网站,除符合食品药品监督管理法律、法规、规章要求外,还应当具备下列条件:

(一)取得互联网增值电信业务经营许可证;

(二)具有网上查询、生成订单、电子合同、网上支付等交易服务功能;

(三)建立交易安全管理制度和保障措施,能够实现可追溯;

(四)建立保障食品药品安全的储存和运输管理制度;

(五)建立投诉举报处理、消费者权益保护等制度。

第十条 从事互联网药品、医疗器械经营的,除符合第九条规定条件外,还应当具备下列条件:

(一)开展网上咨询服务;

(二)销售处方药、甲类非处方药的,建立执业药师在线药事服务制度,由执业药师负责处方的审核及监督调配,指导合理用药;

(三)建立药品不良反应报告,不合格药品召回制度;

(四)建立医疗器械不良事件监测、不合格医疗器械召回制度。

第十一条 互联网食品药品经营者应当将网址、IP 地址等信息备案至原颁发经营许可或者备案凭证的食品药品监督管理部门,同时应当在其网站首页醒目位置公开其营业执照、经营许可证件或者备案信息,公示其执业药师信息,并提供与食品药品监督管理部门官方网站的电子链接。经营许可、备案信息发生变更的,互联网食品药品经营者应当及时更新。

第十二条 互联网食品药品经营者发布的食品药品信息应当真实准确、合法有效;按照标签标识和说明书管理规定,标注企业名称、联系方式、生产地址、生产日期、有效期、批准证明文件及有特殊要求的标识。

互联网食品药品经营者发布的食品药品信息不得含有虚假、夸大的内容;发布的食品、保健食品信息不得涉及疾病预防和治疗功能,未经注册或者备案不得声称具有特定保健功能;不得发布麻醉药品、精神药品、医疗用毒性药品、放射性药品、戒毒药品和医疗机构制剂等药品信息。

第十三条 互联网食品药品经营者应当按照《中华人民共和国广告法》、《保健食品广告审查暂行规定》、《药品广告审查发布标准》、《药品广告审查办法》、《医疗器械广告审查办法》等规定发布食品药品广告,并注明广告审查批准文号。

第十四条 互联网食品药品经营者应当按照经营质量管理规范的要求,履行进货查验和出库复核义务,建立购销电子台账,如实记录食品药品的名称、规格、数量、生产批号、保质期、供货(购买)者名称及联系方式、进(销)货日期等内容。

第十五条 互联网食品药品经营者应当按照法律、法规、规章规定的条件储存和运输,保证食品药品安全。

经营需要保鲜、冷藏或者冰冻食品的,应当按照相应的条件储存和运输。经营药品、医疗器械的,应当按照标签和说明书标明的条件储存和运输。

互联网食品药品经营者可以委托物流配送企业储存和运输,物流配送企业应当具备食品药品质量管理规范所要求的储存和运输条件,保证食品药品安全。

第十六条 互联网食品药品经营者应当按照国家有关规定向消费者出具发票等销售凭证;征得消费者同意的,可以以电子化形式出具。电子化的销售凭证,可以作为处理消费投诉的依据。

第十七条 互联网食品药品经营者应当保证食品药品来源合法、质量合格,并留存完整有效的供货企业资质证明、购销凭证及电子台账记录等不得少于 5 年。

第三章 互联网信息服务备案

第十八条 本办法所称互联网药品信息服务,是指不直接从事互联网药品经营,通过互联网向公众提供药品信息的活动。

互联网药品信息服务网站发布药品广告,应当遵守《中华人民共和国广告法》、《药品广告审查发布标准》、《药品广告审查办法》等规定。

第十九条 从事互联网药品信息服务的,应当向网站主办单位所在地的省级食品药品监督管理部门备案。办理备案时,应当提交以下材料:

(一)企业营业执照;

(二)网站负责人身份证;

(三)药品相关专业技术人员学历证明或者其专业技术资格证书;

(四)网站域名注册的相关证书或者证明文件;

(五)项目服务说明书;

(六)网络与信息安全保障措施。

食品药品监督管理部门对备案材料齐全的,应当予以备案。

第二十条 互联网药品信息服务网站发布药品信息必须科学准确,符合国家法律、法规、规章和规范性文件的规定。

不得发布麻醉药品、精神药品、医疗用毒性药品、放射性药品、戒毒药品和医疗机构制剂的药品信息。

第二十一条 从事互联网药品信息服务的,应当在其网站主页醒目位置公示互联网药品信息服务备案信息。

第二十二条 备案事项发生变更的,应当在事项变更发生后十日内,到原备案机关办理变更手续。

第四章　第三方交易平台经营者

第二十三条　本办法所称第三方交易平台经营者是指领取工商营业执照并提供食品药品经营第三方交易平台服务的企业法人。

第三方交易平台是指在互联网食品药品经营活动中为双方或多方提供网页空间、虚拟经营场所、交易规则、交易撮合、电子订单等服务，供交易双方或多方开展交易活动的信息网络系统。

第二十四条　第三方交易平台经营者自身从事互联网食品药品经营的，应当遵守第二章互联网食品药品经营者的规定。

第三方交易平台经营者应当根据保证食品药品安全的需要，建立并执行经营主体审查登记、产品信息发布审核、平台内交易管理规则、交易安全保障、应急事件处理、消费者权益保护等管理措施。

第二十五条　第三方交易平台经营者应当对申请进入平台的食品药品经营者资质进行审查，建立登记档案并及时核实更新经营者公开营业执照、经营许可证件或者备案信息等内容。

个人通过互联网销售自产食用农产品的，应当通过第三方交易平台开展经营活动。第三方交易平台经营者应当对其真实身份信息进行审查和登记，建立登记档案并及时核实更新。

第二十六条　第三方交易平台经营者应当建立巡查制度，设置专门的管理机构或者指定专职管理人员，对发布的信息以及经营的食品药品进行检查，对发布虚假信息、夸大宣传、超范围经营等违法行为以及发现食品药品质量问题或者其他安全隐患，应当及时采取措施制止，并向食品药品监督管理部门报告，必要时可以停止提供第三方交易平台服务。

第二十七条　从事互联网药品交易服务的第三方交易平台经营者，应当由执业药师开展网上咨询服务；销售处方药应当建立执业药师在线药事服务制度，由执业药师负责处方的审核及监督调配，指导合理用药。

第二十八条　第三方交易平台经营者应当保存平台上的食品药品经营信息数据，保存时间应当至经营活动结束之日起不少于5年。

第三方交易平台经营者应当保证原始数据的真实性，并应当采取电子签名、数据备份、故障恢复等技术手段，确保互联网食品药品经营数据和资料的完整性和安全性。

第二十九条　第三方交易平台经营者对涉及互联网食品药品经营的相关企业、单位的商业秘密，负有保密义务。

第三十条　第三方交易平台经营者对食品药品监督管理部门公布的问题食品药品，应当及时采取停止销售、协助召回等措施。

第三十一条　食品药品监督管理部门进行监督检查时，第三方交易平台经营者应当积极配合,在信息查询、数据提取、违法信息屏蔽、停止服务等方面提供必要的技术支持。

第三十二条 第三方交易平台经营者应当采取措施,建立并执行消费纠纷解决和消费权益保护制度。鼓励第三方交易平台经营者建立消费者权益保证金与先行赔付制度。

第三十三条 从事互联网药品交易服务的第三方交易平台经营者,应当向所在地省级食品药品监督管理部门提出申请。省级食品药品监督管理部门对申请材料进行审查,符合条件的,颁发互联网药品交易服务资格证书。

第三方交易平台经营者应当按照互联网药品交易服务资格证书核准的内容依法经营。未取得互联网药品交易服务资格证书的,不得从事互联网药品交易服务。

第三十四条 申请互联网药品交易服务的第三方交易平台经营者,应当具备下列条件:

(一)取得互联网增值电信业务经营许可证;

(二)具有网上查询、生成订单、电子合同、网上支付等交易服务功能;

(三)建立交易安全管理制度和保障措施,能够实现可追溯;

(四)具有药品质量管理机构或者专职药品质量管理人员;

(五)具有两名以上执业药师,并建立执业药师在线药事服务制度,由执业药师负责处方的审核及监督调配,指导合理用药;

(六)建立药品经营主体资格审查、药品信息发布审核、储存和运输管理等制度;

(七)建立药品不良反应报告、药品协助召回、应急处理等制度;

(八)建立投诉举报处理、消费者权益保护等制度;

(九)其他保证药品质量安全的制度和措施。

从事互联网药品交易服务的第三方交易平台经营者的设置条件、申报程序和资料等要求由国家食品药品监督管理总局制定。

第三十五条 从事互联网药品交易服务的第三方交易平台经营者变更许可事项的,应当向原发证机关提出申请;符合法定条件、标准的,原发证机关应当依法办理变更手续。

第三十六条 互联网药品交易服务资格证书有效期为五年。需要继续提供互联网药品交易服务的,应当在有效期届满三十日前,向原发证机关提出延续申请。

原发证机关应当在互联网药品交易服务资格证书有效期届满前作出是否准予延续的决定。逾期未作出决定的,视为准予延续。

第五章 监 督 管 理

第三十七条 食品药品监督管理部门按照法律、法规和规章的规定,依职权对互联网食品药品经营行为实施监督检查。

第三十八条 第三方交易平台经营者的经营行为,由其所在地的省级食品药品监督管理部门或者指定的设区的市级食品药品监督管理部门管辖。

互联网食品药品经营者经营食品、保健食品、化妆品的，由其经营许可所在地或者工商营业执照登记所在地的县级食品药品监督管理部门管辖；互联网食品药品经营者经营药品、医疗器械的，由其经营许可或者备案所在地的设区的市级以上食品药品监督管理部门管辖。

第三方交易平台上的互联网食品药品经营者违反本办法规定，不能确定管辖地的，由第三方交易平台经营者所在地的省级食品药品监督管理部门或者由指定的设区的市级食品药品监督管理部门管辖；经调查后能够确定管辖地的，应当及时移送有管辖权的食品药品监督管理部门。

对当事人的同一违法行为，两个以上食品药品监督管理部门都有管辖权的，由最先立案的食品药品监督管理部门管辖；两个以上食品药品监督管理部门因管辖权发生争议的，报请共同的上一级食品药品监督管理部门指定管辖。

第三十九条 国家及省级食品药品监督管理部门应当设置专门的机构或者配备专业技术人员，开展互联网食品药品经营活动日常监督管理工作。

食品药品监督管理部门应当建立统一的互联网食品药品经营监测体系，对监测发现的违法行为，按照属地管理原则，依法分级处理；查证属实的，依法向社会公布。

食品药品监督管理部门应当加强与通信管理部门、邮政部门以及物流配送管理部门的合作，实现监管数据对接，加强对食品药品的监督检查。

第四十条 食品药品监督管理部门对涉嫌违法的互联网食品药品经营行为进行查处时，可以行使下列职权：

（一）进入互联网食品药品经营行为的经营活动场所实施现场检查与抽验；

（二）询问当事人，调查了解互联网食品药品经营活动的相关情况；

（三）查阅、复制当事人的交易数据、合同、票据、账簿以及其他相关数据资料；

（四）依法对互联网食品药品经营活动场所、设施等采取查封、扣押等措施；

（五）法律、法规规定可以采取的其他措施。

食品药品监督管理部门依法行使前款规定的职权时，当事人应当予以协助、配合，不得拒绝、阻挠。

第四十一条 食品药品监督管理部门对互联网食品药品经营活动的技术监测记录、信息追溯资料等，经查实后，可以作为对互联网食品药品经营违法行为实施行政处罚或者采取行政措施的电子数据证据。

第四十二条 互联网食品药品经营者存在食品药品安全隐患未及时采取措施消除的，或者第三方交易平台经营者未尽到管理义务的，食品药品监督管理部门应当对其进行责任约谈。

第四十三条 需要关闭网站的，食品药品监督管理部门应当依法移送网站许可或者备案所在地的通信管理部门处理。

第四十四条　国家食品药品监督管理总局对省级食品药品监督管理部门违反本办法发放互联网药品交易服务资格证书的,责令限期改正;逾期不改正的,有权予以改变或者撤销。

第六章　法　律　责　任

第四十五条　违反食品药品安全法律、法规、规章有关规定,无证生产、经营,超范围经营,生产销售假劣食品、保健食品、药品、化妆品,生产销售不合格医疗器械等食品药品违法行为,法律、法规、规章已有规定的,从其规定;构成犯罪的,移送公安机关,依法追究刑事责任。

第四十六条　第三方交易平台经营者、互联网食品药品经营者、提供互联网药品信息服务的网站企业法人及其直接负责的主管人员和其他直接责任人员,违反食品药品法律、法规、规章,受到食品药品监督管理部门行政处罚情节严重的,或者通信管理部门停止接入服务、关闭违法网站的,应当列入食品药品安全"黑名单",予以公布,接受社会监督。

第四十七条　违反本办法第七条规定,未取得食品药品经营许可或者备案凭证,从事互联网食品药品经营活动的,按照法律、法规、规章的相关规定依法取缔并作出行政处罚,移送通信管理部门停止其接入服务或者关闭违法网站。对直接负责的主管人员和其他直接责任人员可以依照《食品安全法》、《药品管理法》等相关规定,依法作出不得从事食品药品生产经营活动的处理。

违反本办法第三十三条规定,未取得互联网药品交易服务许可,从事互联网药品交易服务活动的,依法予以取缔,并处以三万元罚款,移送通信管理部门停止其接入服务或者关闭违法网站。

第四十八条　违反本办法第八条规定的,销售《禁止互联网经营的药品、医疗器械目录》中药品、医疗器械的,或者未凭处方销售处方药的,责令改正,并处以一万元以上三万元以下罚款;在限定期限内拒不改正、情节严重的,依法移送通信管理部门停止其接入服务或者关闭违法网站。

第四十九条　违反本办法第十一条、第十二条规定的,责令改正,并处以五千元以上三万元以下罚款;在限定期限内拒不改正、情节严重的,依法移送通信管理部门停止其接入服务或者关闭违法网站。

第五十条　违反第十三条规定的,违法发布食品药品广告的,由食品药品监督管理部门依职权予以处罚,或者依法移送工商行政管理部门处理。

第五十一条　违反本办法第十六条规定的,未向消费者出具销售凭证或者发票的,责令改正,并处以一千元以上一万元以下罚款;在限定期限内拒不改正、情节严重的,依法移送通信管理部门停止其接入服务或者关闭违法网站。

第五十二条　违反本办法第十七条规定的,未按规定留存有效、完整的企业资质证明和产品购销记录的，按照法律、法规、规章的相关规定处理；未按规定留存电子台账记录的，责令改正，并处以一千元以上一万元以下罚款，在限定期限内拒不改正、情节严重的，依法移送通信管理部门停止其接入服务或者关闭违法网站。

第五十三条　违反本办法第十九条至第二十二条的，责令改正，并处以一万元以上三万元以下罚款；在限定期限内拒不改正、情节严重的，依法移送通信管理部门停止其接入服务或者关闭违法网站。

第五十四条　违反本办法第二十四条至第三十条的，责令改正，并处以一万元以上三万元以下罚款；在限定期限内拒不改正、情节严重的，依法撤销互联网药品交易服务资格证书，移送通信管理部门停止其接入服务或者关闭违法网站。

第五十五条　违反本办法第三十一条的，对食品药品监督管理部门监督检查不予配合的，给予警告，责令改正，并处以一万元以上三万元以下罚款；在限定期限内拒不改正、情节严重的，依法撤销互联网药品交易服务资格证书，依法移送通信管理部门停止其接入服务或者关闭违法网站。

第五十六条　违反本办法第三十五条的，许可事项发生变更时未及时申请变更的，责令改正，并处以五千元以上三万元以下罚款；在限定期限内拒不改正、情节严重的，依法移送通信管理部门停止其接入服务或者关闭违法网站。

第五十七条　食品药品监督管理部门人员不履行职责或者滥用职权、玩忽职守、徇私舞弊的，依法追究其行政责任；构成犯罪的，移送司法机关，依法追究其刑事责任。

第七章　附　则

第五十八条　本办法由国家食品药品监督管理总局负责解释。

此前发布的关于互联网食品药品经营的有关规定与本办法不一致的，以本办法为准。

第五十九条　本办法自 2014 年　月　日起施行。《互联网药品信息服务管理办法》（国家食品药品监督管理局局令第 9 号）、《互联网药品交易服务审批暂行规定》（国食药监市〔2005〕480 号）同时废止。

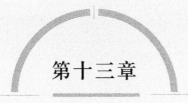

第十三章

医生诊所,如何成长

本章内容摘选自 2015 年 9 月 5 日,第十三期圆桌会议

　　医生是国家医疗资源中最为重要的一个资源。我国的医生资源非常短缺,随着人们对于医疗需求的增长,这种短缺状况愈发凸显。医生资源作为医院的附属物,无法自由流动,医生只能固定在一家医疗机构中合法行医,这使得本来就稀缺的医生资源无法得到有效利用。长期以来,医疗服务价格较低,低于医疗服务的合理补偿水平,造成了优秀人才不愿意学医和不愿意从事临床医疗工作,大量医学院毕业生离开临床第一线或转行。因此,我国医生短缺和医疗人才浪费的矛盾愈演愈烈。

　　从世界各国的经验来看,大量临床医生是在基层诊所中行医,而不是集中在三级医院。我国极度缺乏基层医生诊所,已有的社区基层医疗机构中缺乏合格的医生。随着政府鼓励医生多点执业的政策出台,已经出现了一些医生建立医生诊所和医生集团,这包括医生离开原有的公立医院,也包括医生不离开公立医院的体制内医生集团。这方面的创新实践正在全国各地如雨后春笋般涌现。

　　本章围绕医生诊所的话题,介绍了四个代表不同探索实践方向的医生诊所(集团)的案例,包括最早的张强医生集团、于莺医生在中美宜和内部成立的全科医生诊所、"丁香园"马上要开办的O2O的丁香诊所、李健华按照美国"一分钟诊所"模式准备建立的邻家连锁诊所模式。通过这四个案例作为引子,也介绍了其他医疗行业人士的观点。

医生创业的机遇和挑战

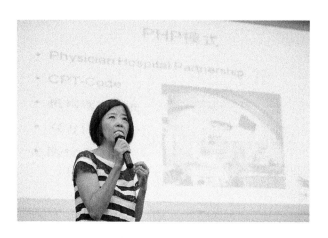

童维楠

张强医生集团行政总监

· 从"铁饭碗"到"医生集团" ·

我本人也是一名医生，当年医科大学毕业后国家包分配。很多人在一家单位工作直到退休，生老病死都在这个单位。医生这个职业有特殊性，市场化程度比较低。全职的医生跟一个医院有了劳动关系基本上在那里干一辈子，我们当时叫做"铁饭碗"。随着医疗资源不均衡发展，很多好的医生只在大城市工作，三、四线城市的医疗资源匮乏。有了医生"走穴"的现象后，虽然缓解了医疗资源不均衡的情况，但这种行为也有医疗、法律、财务等风险。

近两年来，国家政策有了松动，进一步解放医生的潜能，希望更有效地利用医生资源，所以就有了自由执业。中央和很多省市颁布了医生的多点执业尝试，希望可以大幅解放医生的生产力，补充到医生资源不足的地方。但目前多点执业存在一定的问题，推行不太顺利，我们也研究了一下原因：首先医生跟第一执业点是雇佣的关系，有劳动合同，因此没有一家单位愿意自己的员工在工作的时间去打第二份工。医生想去第二、第三执业点，也面临很多的问题，包括财务上的问题、契约精神等。

有一批比较有理想和勇气的人，比如像张强医生、于莺医生等，走出了体制,实现了自由执业,根据市场的定价发挥自己最大的价值和潜能。但是自由执业其实也碰到很多困难和挑战,因为一个人的力量很单薄,很多医生担心走出体制能否存活下来。所以张强医生组建了医生集团,用团队的力量抵御风险,提高成功的可能性。

· 医生创业：这是一个最坏的时代，也是一个最好的时代 ·

我们今天谈医生创业的机会,这是一个最坏的时代,也是一个最好的时代。说最坏的时代是因为：首先,对于医疗服务,政府不满意,医保支出每年增长。其次,病人也不满意,看病很难,找到专家很难,医患沟通不够,经常看到"医闹"的现象。第三,医护人员也不满意,他们的劳动没有得到合理的阳光回报,心情也不舒畅。我们也经常接到一些医生来电讲到体制内的困扰,希望探讨更好的发展方向。

不满意的地方就是有需求的地方,有需求的地方就是机会所在的地方,所以医生创业现在也是最好的时机。医疗的社会投资越来越多,新建的诊所、医院在不同的城市层出不穷。它们需要硬件和软件的补充,让这个医院运作起来,这也给很多的医生提供了机会。目前大量的民营医院、外资医院都需要优秀的医生。

另外,我们也可以看到医生个人也在慢慢觉醒。他们长期被体制捆绑,但逐渐地他们看到了可能性,看到了像张强、于莺等走在前面的人的示范作用。他们会去探索在体制外或者是体制内的一些可能性,发掘创业机会。所以我们说这是医生创业的一个最好的时代。

· 医生创业挑战多 ·

医生出来创业也面临着巨大的风险和挑战。我们以前说病人看病是看医院,医生个人很难有品牌,主要是医院的品牌吸引了大量的病人。一个专家在一家知名医院每天要看很多病人,如果他去到一家新成立的医院,病人数量立刻减少。其实医生出来面临的第一个巨大的挑战是要建立自己的品牌,张强也是这样。他在公立医院是知名的血管外科专家,他的号很难挂到。但当他走出体制第一个月只有 3 个病人,有很大的落差。所以说医生走出体制第一步要面临患者数量的巨大落差,在公立医院门庭若市,到了体制外要重新开始。

另外,医生出来可能需要与一些诊所或是医疗机构谈判和合作。其实对于大部分医生来说，他们大部分时间都专注在临床和科研方面，所以对这些不擅长的事情要重新学习、了解，包括养老、行政管理、法律、财务、税务等问题。这些都是巨大的挑战，对于医生个人而言是非常困难和陌生的，很多的医生想处理好，但是心有余力不足。

· 张强医生集团的硬实力 ·

张强医生于 2012 年走出体制，建立了自己的血管团队，签约沃德医疗中心。但觉得个人的力量单薄，所以在 2014 年 7 月建立了张强医生集团。张强医生集团是一个跨学科的、以外科为主的医生集团。共有 7 个专科团队，采用的是 PHP(Physician Hospital Partnership)的模式。

加盟张强医生集团的门槛非常高，医生要辞职，离开原来的公立医院，所以他们首先对自己的技术要有很强的信心，在操作能力上要非常强。其次要有很强的学习能力，走出体制并不意味着可以中断学习了。我们的外科专家，原来是上海三甲医院的专家，加入张强医生集团以后仍旧不断地研究国际文献，今年也去了国际顶尖的医院了解这个医院建设情况，并与他们进行学习交流，并将他们的经验带给中国的患者，杜绝过度医疗的情况。第三，要有社会责任感，第一批出来的医生是想为所有中国的医生做一个探索，并不是为了物质所求。所以他们会碰到很多的不理解，也会碰到一些市场的考验，要有强大的内心去应对。

· 张强医生集团与医院的 PHP 合作模式 ·

张强医生集团目前采用的是与医院合作的 PHP 模式，采用 CPT-code (Current Procedural Terminology，通用医疗程序编码)模式作为收费系统，透明化规定了医生的薪酬、检查的费用，每一种疾病的收费是透明的。通过这样的模式让医生收入合理化，不需要过度使用医疗器材，并且可以站在患者的角度上考虑治疗。同时，我们与医院的合作为双方都带来了提升，合作方可以很快开展专科的手术或者是医疗项目。

现在包括上海、北京、广州和其他一些地区的医院邀请我们与他们合作，我们也有自己的选择标准，会通过筛选并进行实地考察，考察后符合标准会与他们谈判，然后签约入驻。

在 PHP 模式(图 13-1)的合作中，张强医生集团负责品牌建设、诊前的咨询、手术门诊的预约、提供专家医疗团队和专科器械、术后随访等。与我们合作的平台提供合法合规的门诊、手术室、麻醉、护理人员等一系列配套人员和措施。

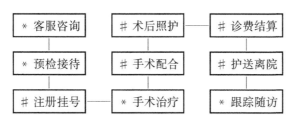

注：＊医生集团；♯平台医院

图 13－1　张强医生集团 PHP 模式职责分工

·法律、政策瓶颈·

　　张强医生集团一年多的发展经历和探索过程也碰到了非常多的困难。中国目前还没有一个自由执业法，只有多点执业法，所有的自由执业医生都无法可依。自由执业医生不与任何医院签订劳动合同，不是雇佣制的，他们是自由执业的。多点执业法限制医生只能有 3 个执业点，先要征得第一执业点的同意，所以跨地区的自由执业是一个非常麻烦的事情。张强医生在北京要给每一个病人写一个会诊单，一天看 15 个病人，对方医院与这里的医院来回沟通 15 次。如果尽快出台自由执业法的话，很多医生在这方面会更容易。我们也希望公立医院开放平台，让医生可以根据需要去不同的医院执业，推动人才的流动。

　　在医疗机构的审批上，我们也遇到了非常大的困难。北京开诊所很不容易，我们在上海也想申请诊所，同样遇到了很多的政策瓶颈和限制。我本人去过上海某区的卫计委申请办诊所，回答是没有规划。现在医疗市场仍停留于计划经济的时代，不是市场经济。如果在这个方面政府有更多的政策松绑，会有更多医生愿意迈开步子。

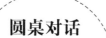

圆桌对话

CPT-code 规范下的收费标准

　　问：你们是如何收费的？

童维楠：我们的计费方式与公立医院是完全不同的。张强医生集团采用的收费标准是根据CPT-code，对所有的诊断、手术类型都有收费标准，我们只能收取医生服务费，一份给医生，一份是寄到医院的。我们按照国际的标准进行透明收费，不需要以药养医，也不需要过度使用器材。所有手术所用的器材是按成本价给病人的：一个骨片是3000元，我们一分钱都不可以加。每个手术的费用不一样，例如静脉曲张有两种手术方式，一种是激光治疗，费用是3.8万元，一次性的器材、护理没有任何其他的费用。而最新的腔内射频治疗，疮口更小，治疗静脉曲张手术的时间更短，恢复更快，定价是4.2万元。我们没有增加其他的费用，只是在3.8万元的基础上加了一个4000元的导管费用。这个导管费用在市场要卖到8000元，我们向病人只收4000元。很多人认为我们与私立医院合作，我们是为有钱人服务的，实际上我们的患者是来自全国各地的，而真正有钱人并不找我们，他会找关系到公立医院。我们提供的是没有负担的优质医疗。

全科诊所的未来发展之路

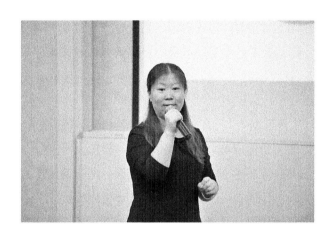

于莺

美中宜和综合门诊中心 CEO

· 为什么要建诊所 ·

我们很多人抱怨看病难，到底难在什么地方？作为医生我觉得看病不难，但当自己的身份转变为患者时，发现在中国看病太难了，难道比我到卫生部门申办一个诊所还要难。

看病难，首先难在病人不知道去哪看病。第一，当你生病的时候，你首先想到的是哪家医院最好。例如普遍认为北京协和医院最好，但是很多的病种协和医院也看不了，比如说手关节的外伤等。第二，病人也不了解应该找哪个医生。没有人能够引导老百姓到正确的医院找正确的医生。

然而，还有一个更麻烦的问题。很多外地病人要去北京、上海、广州看病，不全是不相信当地的医疗水平，但我们在协和医院也确实发现很多患者经过当地的不正规治疗，最后来到协和医院。接下来最严肃的问题来了，挂号怎么办？

虽然有好大夫、114挂号网、国家的网络和微信挂号平台，但对农村一个老太太来说都没用，她还是要到门口找"黄牛"。这也是"黄牛"存在而且颇有市场的原因之一。这些问题解决了，看病不难了吗？还难，看完第一个专家,化验检查开了,结果出来以后怎么办,再找谁,病人在北京怎么办? 这些都是问题。

· 医生的烦恼 ·

中国看病贵吗? 我觉得不贵,即使考虑现在所谓的不合理用药,这个价格也不贵,跟西方国家比更不贵。作为一个工作10多年的急诊科医生,我的挂号费是5元。一个病人感冒发烧来看病,我诊断她不需要查血常规也不需要用药,只需要回家喝水。病人说你把5元钱退我吧。因为我不愿意跟他吵架,也不愿意跟他多费口舌,就直接退了。所以我觉得看病的费用区间在中国简直是不可理喻。

之前我的孩子得了鼻炎、慢性咽炎,我带他去某个著名的儿童医院。当时开了500多元的药,其中90%是中成药,10%是喷鼻器,只有这个还能用。所以我宁愿把这400多元变成一个医生的诊费,让他真正开一些关键的能治病的药,而不是说靠药去养医。归根结底,这样的一系列问题导致了医生人才梯队在中国有一个非常奇怪的场面,比如说儿科,在大医院的儿科,基本上是儿科主任加上刚毕业的研究生,中间的层面流失了。

· 理想的医疗环境: 就近性、便利性、可及性 ·

理想的医疗环境是什么样的? 有学者总结了9个医疗服务的特性,我认为对老百姓来说就基础的3个:就近性、便利性、可及性。我有普通疾病,楼下有一个小诊所可以看,去的时候不用排很长时间的队,不会过度医疗,不会开一些不合理的用药,也不会在不需要输液的时候为了多挣钱而让我输液。需要转诊的时候可以找到相应的专科医生,享受社会医疗保险,我可以接受排队。如果我觉得病比较重,也不想排队,我可以用商业医疗保险,找特需或者更好的医疗服务机构的专科去看病。这对老百姓来说是一个理想的医疗环境。

图13-2是我国台湾地区一家医院的老年看护材料,可以看到社会上完整的医疗服务不仅仅是公立医院。这个体系中最根本的是卫生所,还有基层的医疗服务机构,也就是我们现在所谓的全科诊所。上面是地区医院、区域的医院、医学中心。跟这个并列的两大靠山,包括居家的看护、院前的紧急救护服务、保健医促进等。下面是行政当局的职能机构,包括公共卫生、

预防保健、各项保健计划和制定一些政策的福利体系等。这才是一个完整的多元照护。

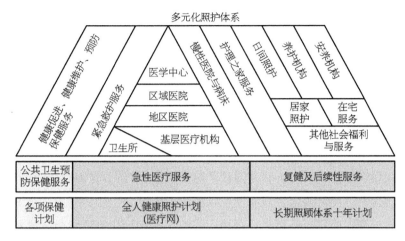

图 13 - 2 我国台湾地区老年看护的多元化照护体系

再看看他们的老人照护体系(图 13 - 3)。从急诊开始,有急性医疗,到了慢性病有慢性病管理的医院。长期照护是重点,因为我们知道在中国,社会老龄化日益严重,长期照护绝对是一项空白。公立医院不愿意做,真正公立的全科诊所、社区保健医院也不愿意做,因为不挣钱。长期照护应该包括专业护理、日间照顾、居家照顾、护理之家,也包括一些非专业性的生活照顾,比如日间托老、吃饭问题、上门服务等。这是一个完整的服务链,只有这样才能保证我们社会进入老龄化以后老有所养,老有所依,后面才是安养服务和临终关怀等。

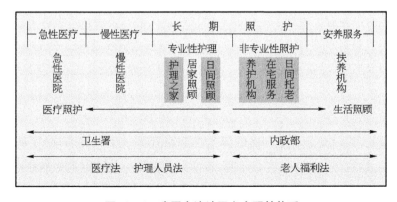

图 13 - 3 我国台湾地区老人照护体系

·行政审批是开诊所的桎梏·

开诊所之前我去我国台湾地区考察了 3 个月,觉得开诊所太容易了,只要找一个志同道合的护士,找一个收银员就行。药剂科不需要,因为常用的药就那么几种,我和护士懂就够了。化验科也不需要,因为血常规仪器很简单,花 5 分钟学一学,每天开业的时候做一个自我的流程比对,内部检测就可以。

诊所的服务对象就是社区的居民,我想主要针对城乡接合部没有医疗保险的去大医院看病不方便的人。价格很便宜,看一个病 100 元左右,完全能够涵盖支出。这个定价是我估算了小区内居民的年龄层次、他们家庭的基础疾病、婴儿出生率、上幼儿园孩子的情况、入学是不是困难、入托是不是困难等因素。我觉得这么做完全可以养活小诊所。

然而现实障碍还是很大。理由是,第一不符合卫生区域行政规划。第二,作为一个小诊所得有检验科和药剂科,要专门招一个检验师和一个药剂师。如果要上门诊疗,必须要申请全科,同时还得申请巡诊资质。所以 3 个人的队伍壮大成 30 个人的队伍了,那么一个小诊所是养不活的。最后我跟美中宜和合作开了一个比较大的诊所,可以做成一个小的一级医院了。

·建诊所过程中遇到的阻力·

除了政策外,个人诊所成本太高。像我这个诊所在北京是在四环以外、五环以内,每天房租是一平方米 7.3 元,一年接近 600 万元左右。还有社会舆论成本,你在这个地方设置一个医疗机构必须有一个告示书,贴在小区告示栏里:这里要开医院,大家有没有反对意见,有反对意见一周之内赶紧提,一周之内没有意见就开了。但是居民往往会在第二天就开始集体上访。

还有患者的就医习惯。小诊所、个人诊所为什么在二、三线城市很好开?因为那里,在哪看病都一样,农村医疗保险都不怎么支付,但凡服务稍微好一些的,这个医生跟自己私交关系好一点的,就会吸引病人过去,所以个人诊所能开得下去。

因此,我们综合了多方面的因素在北京开了一个大诊所,除了麻醉科、药剂科、检验科这些小的专科不算,诊所经营范围一共涵盖了 9 个专科,还有心理科,但是心理科设置第一天开始到现在我们就没有开,为什么?因为目前在中国心理科没有市场,而且也很难找到一个特别好的心理医生,所以这也是一个困境。

· 最大的困境：医生 ·

最大的困境还是医生的问题。首先是医生的思维模式，有的医生说我只负责看病，有的医生一来，说是来跟你创业。所以医生的思维模式一定要有一个转换。

我们开诊所的时候，医生都会有一个思绪的波动、内心的动荡。他会觉得原来我在公立医院时病人很多，为什么这里一天只有一个病人。我们现在诊所开业 2 个月，礼拜六最多的一天日门诊量 48 个，平时 40 个左右。

还有医生的继续教育问题。现在我们诊所招了 14 位全职的医生，这些医生来的时候教育资历都不浅，是公立三甲医院工作满 5 年的主治医生。但是这些医生向我提出了一个很严峻的问题，他们的继续教育怎么办？他们要有学分，有的医生提出来要出去学习。但是对于小诊所来说一个专科只有一个医生，他要脱产去学习两个礼拜，专科就得停办，对我来说经济损失很大。也有医生提出能不能请三甲医院的专科教授给我们讲课。但是专科教授的讲座往往是疑难杂症和高精尖的东西，不适用于日常诊所的诊断。学习要有，但是我们要循序渐进，先要满足客户的第一需求，再去看看自己怎么提高。当然话是这么说，最后还是给他们申请了很多机会，利用老东家协和医院开放的课程、会议的资源，让他们自己安排时间去听。

· 确定诊所的定位和服务标准 ·

做诊所像创业开公司一样，市场宣传、推广、产品都要自己亲手做，只有这样，才能根据市场给你的反馈，知道这个产品是不是受欢迎。早期投资方要求我们在诊所营业的早期直接出 20 个套餐，做完以后怎么办呢？我们用事实证明客户真正感兴趣的是 2～3 个产品，其他都不感兴趣。但问题是我们的自主权在哪里？我们要用事实讲道理，不是用经验讲道理。这个也是现在很多诊所存在的根本问题。

诊所要有一个标准化的流程。诊疗的标准化是我们想要做的，也是非常难的。这正是李健华老师要做的美国"1 分钟诊所"的模式，其精髓就是标准化。哪怕扩展到几十家、几百家诊所，诊所对基础疾病的诊疗都是标准化的，这才是品质所在。

服务模式也要创新，要让一些公立医院出来的医生意识到医疗是一个服务行业，要满足客户的医疗需求和服务需求。这也是我们诊所一直面临的非常大的困难。尤其是我们前台没有用客服，刚开始用的是护士。当初我们为了显示诊所的专业分诊，前台用的是资深的急诊科护士，现在事实证明这么做是错的。

· 诊所做成连锁的核心是什么 ·

第一，诊所的特点决定了它就是为你周边的社区、家庭会员服务的，甚至为你集团的大客户量身定制的健康服务方案，包括还没有生病之前的一些健康干预手段。

第二是互联网平台。现在的互联网平台要构建成基于患者隐私保护的医疗资源共享平台。但是我们很多公立医院的病人资料是拿不出来的，患者的资料应该属于谁？我觉得应该属于患者本人，不属于任何平台。

第三是基于知识体系的临床决策系统。这也是为了我们将来能够顺利地与保险对接的要求。保险的概念是说与医疗双向合作，合理控费，保证患者得到最大收益。商业保险应该有自己的职能，但目前中国商业医疗保险远远没有被开发和规范。

第四是基于保险支付的医疗控费策略。

这四点的共同核心是工业流程化和拆分医疗模块，共性的部分是流程化、网络化，加上很好的协同办公系统。要让年轻的医生出来以后可以完全独立接受一个诊所，我们就需要给他们一套体系，让他们更好地工作，这才是一个可复制诊所的根本。

圆桌对话

诊所怎么防御医疗风险

问：请问于医生两个问题，您雇了不少医生，但行医的保险怎么做？因为在公立医院出问题，政府会出面解决，现在你们怎么防御风险？

于莺：医疗责任险国家法律法规非常明确，所以就按照国家的政策法规来办，注册在我们诊所的第一、第二执业的医生全部购买。护士也是一样。

据我所知，我们在协和医院的时候也不是政府保单，是医院自己去买一些医疗责任险。因为公立医院，比如协和医院，它也有一个所谓的律师顾问团，一旦出现问题我们也会去区分。能内部通过一些赔偿机制来解决问题，医院也不会走医疗保险，医疗责任险真的履行起来非常复杂。对私立医疗机构，尤其是个人诊所来说这也是一种尝试。

如果遇到一些需要免单，甚至是没有上升到医疗事故或者医疗责任，但是需要有一些内部解决方案怎么办？诊所其实很难，因为一旦遇到闹事的，我们也会去区分责任，多多少少也会进行一些补偿，但私立医疗机构遇到这种情况远远低于公立医院。我们现在一方面是去购买集体的医疗责任险，另一方面会把营业额总额的一部分拿出来做一个基金池，去应付一些医疗意外。

关于责任险的保额问题，体制内的医生集团越来越多了。我们跟他们有一些业务上的往来，也经常讨论这一问题。中国的医疗责任险是不卖给个人的，但医生集团作为一个主体没有自己的医疗机构，没有办法给自己的会员买医疗责任险，因此医生集团跟我们诊所签约以第二执业点的方式购买医疗责任险。我们希望越来越多的医生独立做个人品牌，作为个人的代言人，我们也希望这方面的政策法规有松动，获利越多承担的风险越多。这是我们医疗没有接受法律政策影响的原因，这方面有待改进，越快越好。

移得动的诊所

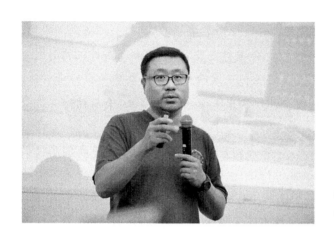

李天天
"丁香园"创始人

"丁香园"是一个互联网公司,2000 年进入 PC 互联网领域,2011 年第一次看到了移动 APP 在中国的可能性,于是做了第一款移动医疗领域的 APP。现在移动医疗已经成为资本市场关注的热点。我们做诊所的角度跟于莺、张强医生非常像,觉得医疗体制有很大的改进空间,希望做一些事情满足职业的情怀,改变医疗行业。

· 移不动的中国移动医疗 ·

中国的移动医疗大大落后于国外,现在我们在国外看到的是 APP 和可穿戴设备与医院的流程结合,它变成是前端收集数据的入口。3 年前我们在美国开移动医疗大会,大家做一个 APP 就可以上台去做演讲者了。现在你去美国开会的话,大家也会讲 APP,但只占一场 20 分钟讲座当中的 2 分钟,主要内容是 APP 与波士顿儿童医院里的系统怎么对接,通过这个 APP 怎么监控儿童的哮喘,之后医生和护士怎么样通过 APP 干预儿童哮喘患者。而国内仍旧停留在 APP 或设备的阶段,没有跟医院、保险打通。当国外已经从 M-Health(Mobile-Health)变成 C-Health(Connect-Health)的时候,中国还停留在 M-Health 这个阶段。

我们一直认为医疗有时移不动,主要是医生和患者的交流很难移动化。在中国有一个特点,很多的患者希望线上的医生直接把问题解决。我自己也是神经科医生,有患者提问说头晕怎么办?我需要先问很多问题判断是什么原因,也可能这个头晕与神经科一点关系没有,是低血糖引起的头晕。结果发现回来的时候问题被抢单了,有医生诊断"头晕是肾虚,吃六味地黄丸"。作为我们正规培训过的医生绝对不敢在网上下这样有安全隐患的诊断。

有些外部环节,我们认为有可能可以很好地移动化,包括院内的支付、挂号、电商、慢性病管理、化验单查询。例如今天做完化验,明天还要去拿化验单,现在可以直接在手机上查看化验单了。外部这些东西很容易移动化,但是核心的医生与患者的互动,特别是首诊的患者,医生在没见到过患者的情况下很难互动起来。

但有些外部内容也没移动起来,比如说支付。浙江的邵逸夫医院,自称是离互联网最近的医院,手机的支付率也只有 2.8%。原因很简单,不支持医保,患者在手机上支付要自费。患者拿着医保卡马上去医院排队了,手机支付再方便也不在手机上支付。问医保局为什么不能开通手机支付,医保局说怕盗刷,怕医保欺诈,用别人的手机直接刷医保了,这个也有道理。

再看其他的环节,如药品电商也进展很慢。慢性病管理也是没有找到支付方。在这种情况下,我们认为其背后的原因是一个巨大的制度成本抵消了资本、现场、技术带来的利好。

· 移不动背后的制度成本 ·

制度成本是什么呢?在移动医疗领域主要的制度成本包括政策的矛盾、模糊、空白,还有商业保险的尴尬。

政策矛盾·2015 年出台了《促进大数据发展行动纲要》推进开放医疗数据,然而 2005 年的《中华人民共和国执业医师法》规定,"医师在执业活动中,泄露患者隐私,造成严重后果的,由县级以上人民政府卫生行政部门给予警告或者责令暂停 6 个月至 1 年执业活动;情节严重的,吊销其执业证书;构成犯罪的,依法追究刑事责任"。泄露患者隐私的责任,可以从警告到暂停到吊销执照一直到刑责。医生怎么去把握中间这个度?而且什么叫严重后果?并没有一个量化的标准或具体的定性标准。

政策模糊·2009 年《互联网医疗保健信息服务管理办法》规定互联网医疗服务商"不得从事网上诊断和治疗活动。非医疗机构不得在互联网上储存和处理电子病历和健康档案信息"。但实际并没有执行,大量的公司目前在做网上的诊断和治疗。政府没有出来叫停这个事情,也没有说可以。这种政策模糊对创业公司不公平也很不利,因为他们难以回头了。

政策空白·美国的 HIPAA 法案,英国的 NHS Data Policy 把各种各样的数据政策规定得很清楚。已经上市的 Health Tab,是一个在美国从事远程咨询的公司,它的服务是得到了 NCQA(National Committee for Quality Assurance)认证。有这样一个认证机构和一套清楚的认证流程,网上咨询哪些问题可以回答、哪些问题不可以、怎么保证质量等都有明确的要求。而我们国内没有这样的政策或机构,所以经常出现医生越界的问题。

商业保险的尴尬·商业保险的尴尬也是一个问题,目前中国的商业保险公司缺乏基本的数据,对大型的医疗机构没有约束力,起不到像美国商业保险的作用。

·为什么建诊所:体制内机构移不动医疗·

大型的医疗机构做 HMO 模式(Health Maintenance Organization,健康维护组织,是一种发达国家普及的管理式健康护理)和健康管理并不现实,它们没有动力和可操作性。因为它们主要看疑难病、复杂病、罕见病,想进行标准化非常难。例如小细胞肺癌很难出标准化的诊断流程,因为病人会有各种各样的基因突变,有的基因是阳性的,治疗之后变成阴性了。在这种情况下,我们觉得在互联网上用技术手段、资本手段去满足市场的需求,让医疗更好地移动起来,这个挑战非常大,面对着巨大的成本。

我们是一家小公司,没有能力应对巨大的制度成本。所以我们想自己单干,在体制外干,没有一个东西是在体制内改良出来的,所以我想去建诊所。

·丁香诊所想做什么·

我们想做三件事,第一,想做适合诊所用的 HIS(Healthcare Information System,医疗信息电子管理系统)和 EMR(Electronic Medical Record,电子病例系统)。之前我们也看了很多厂商的 HIS,但做过互联网的人都觉得不满意，所以决定自己做。

第二是医生教育和患者教育。做诊所并不是把医生拉出来就可以，医生要经过培训。医生在公立医院习惯了 3 分钟搞定一个病人的流程，让他跟患者聊 20 分钟，很多医生不知道聊什么。患者也需要教育，否则患者拿着搜索来的错误结果跟医生争辩。虽然大多数时候患者是错的，但我们的流程告诉医生不能轻易否认患者。

第三是数据为中心，做到疾病管控型服务（Managed Care）。这要求控制好两个因素，一个是质量，一个是费用。我们的诊所定位是全科，全科很难去做和睦家那种模式。那种模式是面向高端的客户，诊费在千元左右，全科诊所基本上诊费就在二三百元。这样的话，全科诊所就要扩大客户量，要连锁、复制，从一家到十家、几十家、上百家。当诊所扩展到这种规模的时候就需要质量控制，两个地方的诊所服务要一致。所以要有标准化流程，第一控制质量，第二控制费用。控制质量保证医疗安全，控制费用跟商业保险对接。

· 系统的标准化流程 ·

我们的诊所系统总体来讲是跟微信高度打通，包括诊前和诊后。患者可以通过微信诊前预约，诊后可以通过微信管理。我们召开过一次患者体验大会，有讲者提到"永不出院"的观点。"永不出院"的意思是患者出院了，但是我们的随访管理是不断的，要连续服务。这一块是公立医院目前缺乏的，这也是诊所的机会：公立医院做不到、做不好，诊所可以做到连续提供优质的服务。

我们设计了许多的诊所模块。常规的模块有：医生电子病例、患者健康与慢性病管理档案、诊所临床路径、诊所药物助手与合理用药、诊所人员质量考核体统。还有我们花大量时间构建的平台：诊所患者信息库与患者随访平台、医护人员的 CME 内容库、患者教育的科普知识库、保持支持系统（跟第三方的可穿戴设备打通的平台，包括药品、设备、耗材采购等）。

· 充分跟第三方合作 ·

首先诊所里面有基本的用药，有一个非常小的药房和几种常用药。我们的药品处方系统跟第三方药房是打通的，通过第三方药房的配送系统、订货系统去开药。诊所的电子处方是给到我们的合作伙伴。公立医院不愿意把处方给出去，我愿意给，因为我没有能力去建立和管理大的药房，存贮和物流太复杂。我们希望把这些东西拆零交给第三方药店完成。

在远程心电方面，我们有心电仪，但是数据会传给上海的一家公司。这家公司跟新华医院和仁济医院都有合作协议，所以我们会拿到新华医院、仁济医院出的报告，并不是这家公司的报告。根据医院排班，由医院的医生30分钟内出结果报告。影像我们买的是数字化胶片，比传统的贵得多。但是这种数字化胶片可以让你一站式把信息传给第三方的影像服务公司，可在2个小时之内出结果。

诊所有检验科的要求，我们会准备血尿常规检查。但是一些特殊的检查，比如说乙肝五项、心肌酶等通过第三方完成。杭州有很好的第三方公司，可以上门取样品，第二天出结果，用远程方式传过来结构化的结果。

· 管理系统的配套软硬件 ·

同时我们完善了诊所内实时任务提醒系统。我们用现有手环做了二次开发，一旦有采血需求的患者等待超过3分钟，护士的手环会振动。护士会在手环上看到一些提醒和代码，例如"03"是去3号诊室采血。我们非常重视用户体验，不能告诉患者去采血。患者在位置上不动，护士、药师、检验医师进来给他做服务。

诊所不能搞定所有的事情，有时要往大医院转诊。我们希望把人转过去的同时，把数据一起转过去。跟公立医院谈非常难，我们在杭州跟树兰医疗探索，希望用同一套的标准：不管诊所内是什么标准，出来的信息是一个符合标准的信息，可以被医院和诊所读取，形成数据的流转，构建信息的闭环。

创新的智能硬件可以促进"永不出院"。例如智能听诊器，直接接到手机上可以采集录音，呼吸也可以录音，并通过蓝牙传到手机让远程医生听到。如果远程干预治疗无效，不能用可穿戴设备，怎么办？这需要护士探访，我们在杭州的第一家诊所有15名医生，20名护士，可以安排护士上门去探访。但是这里存在一个法律上的模糊地带，护士上门探访到底算不算非法行医？

· 做好医生培训和患者教育 ·

医生的培训很重要,我们非常认同这一点。我们招的医生是 5～8 年的主治医师,开始想要做全科,但是发现中国没有全科医生的群体,很多全科医生在基层干两年全都考研考走了。所以我们招的是专科医生再培训,主要是儿科、老年病、普内、急诊等容易转化成全科医生的科室。我们对医生进行培训,请中外的专家讲课,也会把课件内容录下来,内容放在网上让更多的医生接受培训。不仅有专业培训,还有很多伦理、礼仪、沟通技巧的培训。

除了医生教育,患者教育我们也准备做好。主要是通过微信的方式发送科普文章和疾病问答等,还有一些药品可以在微信中实现查询。以后患者的知识库会通过微信在患者完成诊疗后推送给他。我们在福州做了第一家儿科诊所,已经运营了一年多,我们做了一些视频推给患者,内容包括体外心肺复苏、海姆立克手法等。

我们希望把我们的所有工具和内容通过微信、APP、PC 串联起来,做成一个开源的平台。医生愿意出来创业的,不管你是愿意自己干,还是跟别人干,都可以用这个系统管理自己的病人和业务流程,这样能够做到线上和线下的结合。

圆桌对话

医生合伙人如何建立

问:有一个很重要的话题叫做医生合伙人,怎么建?对于诊所,你们有考虑过医生合伙人吗?你们搭这个平台跟医生是怎么一个关系?

李天天:合伙人制度在中国的公司法里面有比较多的限制,政策上的不方便造成了医生合伙人的可行性较低。我们也在考虑这种方式,会在优秀的医生中选拔一些人。靠薪酬、培训的吸引力是有限的,所以合伙人制可以吸引优秀的医生。他们享有的权益第一是成为股东,第二是成为业务的决策人,管理并决定诊所未来的发展。第三,医生有义务承担诊所发展的工作,诊所发展得好,那么他的利益也是有提升的,这是我理解的医生合伙人。

O2O 连锁邻家诊所之机遇与挑战

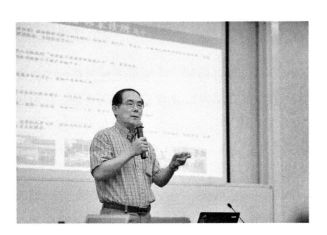

李健华

美国佰健势医疗集团
驻华总裁、邻家诊所
创始人

· 国内诊所的沿革、现状和趋势 ·

中国大部分诊所建立在新中国成立以后，20 世纪五六十年代之间。当时设立和投放了大量的社区医疗、赤脚医生在农村、学校和工厂，很多地方都有小诊所。20 世纪 80 年代开始医疗改革，要做医改的顶层设计，但换一个领导搞一个顶层设计，医改并不连贯。2010 年进入互联网时代，诊所原来在线下，现在变成了线上的 O2O 的诊所。但是中国从"文革"以后就缺失线下诊所的基础，突然做到线上就会出现一系列的问题。

现在中国诊所有几个特点，第一个是布局散，规范散。虽然中国政府有大量的尝试和努力，最近政府又在做医联体，就是把三甲医院、二甲医院和社区医院联合在一块，但这还是内部体系的循环。同时医联体没有完成真正的整合：三级医院是高校负责，二级医院归市属卫计委，诊所归区属卫计委，财权、物权、人权都没有在一块。所以虽然医联体做了一些试点，但成效不大，对医院、医生、老百姓的好处也不多。第二个特点是乱。现在私立诊所数量已经超过公立了，但是检查、收费、治疗的标准还是比较随意，没有统一。这就造成了中介、"黄牛"、地下黑医盛行。卫生部门则人力不足，顾此失彼,也没有办法管理。第三个特点是差,基层的诊所装备比较落伍,环境、卫生条件不好,医生水平比较薄弱。除了一线城市以外,很多地区的基层诊所的设备投入很低,整体设备和设施与欧美、中国台湾等地的诊所差距较大。第四个特点是少,医生少、护士人手少、点位少、诊所的收入也比较少。医护人员工资待遇一年只有几万元,所以积极性不高。而做到标准化、现代化的连锁诊所更是凤毛麟角。

· 国外诊所的沿革、现状和趋势 ·

以美国为例,介绍一下国外诊所的情况。美国诊所有聚、序、优、广这几个特点。

首先是聚,是说美国的家庭医生可以将患者聚集起来,家庭医生的黏性很强,而且没有家庭医生也没办法到医院去看病。我于 1990 年前往美国,到了美国以后家里有 4 位家庭医生,一个是全科、一个是儿科,还有妇科和牙科,我离不开这四位医生。

第二个是序,美国的各级诊所布局分工井然有序。美国 70% 的医疗是由社区卫生诊所和家庭医生完成的,只有 30% 的病在大医院里解决。他们的诊所条件温馨,就医流程合理,一般没有排队拥挤。美国多年前发明了一个全科诊疗仪,是每一个诊所里的标配。病人到了以后,自己坐在椅子上不用动,护士会先让你坐在那里,帮你把体温、血压、眼睛、耳朵都处理好。中国不一样,发烧到发烧门诊,耳朵发炎到五官科。看病流程也长,门诊挂号、排队、缴费等。

第三个是优。以欧美为主,也包括日本、新加坡和中国台湾等地,他们的设备是世界一流的。美国诊所有标准配置,而且标准配置的诊所覆盖欧美市场的 96% 左右。医生的素质也比较高,同时一个医生配一个医疗护理,外边再配一个行政护理,以提高效率。美国对医院的监管也比较到位,但他们主要是医生自发组织形成行业协会进行自我监管,并不靠政府。中国的政府有些抓得太紧了,管得太多反而管不好,可以尝试放权自治。

第四个是广,就是美国的各类诊所遍布城乡,而且没有什么太大的差别。乡村诊所、小城市的诊所和大城市的诊所差不多。现在的诊所是线下线上联为一体,医生、医院、保险公司、企业、供应商广泛参与互动。

· 沃尔玛也开诊所 ·

十几年来美国出现了很多新模式,很多的家庭医生也忙了,看病也要排队。而大医院只开急诊,只做手术。所以小的诊所数量上涨很快,风起云涌。其中,沃尔玛也扮演了很重要的角色。

互联网的冲击使沃尔玛的营收迅速下降。沃尔玛有8 000多家店,一年4 750亿美元收入,连续5年为世界大佬,500强第一名。但是亚马逊、eBay、阿里巴巴带来的互联网冲击,使沃尔玛的收入下降了3%。不过他们看到了新商机,觉得现在老百姓健康意识加强了,所以沃尔玛也开始投资并购,腾出商场位置的10%~20%开诊所,带来了20%~30%的利润增加。沃尔玛可能在今后的3~5年内开1 000家到2 000家诊所。目前沃尔玛超市诊所已经服务1 400多万人口,今年到明年覆盖3 000万到5 000万人口,他们的诊所做得越来越好。

· 邻家医疗在做什么 ·

国内我们要做"邻家医疗",主要服务定位是用PPP混合所有制建诊所,建立连锁化、标准化、现代化、家庭化、互联网化的社区医疗机构。其中诊所包括三种类型:第一个是全科便捷诊室,大概需要20~40平方米。我们与卫生部门经过2年的协商,最后确定了这个面积,以前动辄100、200平方米的诊所太大了。第二个是康复护理驿站,需要100~200平方米,主要完成病人手术、透析、输液、理疗等常见的医疗保健服务。第三种是专科特色中心,类似于于莺医生和李天天他们做的。

我们邻家团队的组建,基本上是把国内外一些做过这个行业,像我这样做过全科医生、培训、CEO、康复的专家组成邻家投资管理公司。我们希望把诊所统一运营,做成开放式的健康产业的平台、医生多点执业的平台。

我们诊所的服务对象主要是白领、中层、打工者、老百姓,同时兼顾一些少量的高端人群。前几年我们国内有一些误区,其中我也要负一些责任。因为我看到十几年前医疗收费差别太大,诊疗收费十几元钱,只能靠药品赚钱。所以那个时候我开始做特需医疗,帮国内做国民医疗中心。十几年前到上海去建,后来到和睦家去建,包括很多三甲医院的特需病房、特需医疗都是我策划的。后来觉得不行,这样下去老百姓就看不到优质专家了。

· 邻家医疗的经营策略 ·

如果邻家诊所我们自己经营，单枪匹马确实很难做好：缺医生，缺品牌。因此我们需要和三甲医院、社区卫生中心做 PPP（Public － Private Partnership，公私合营伙伴关系）合作，把他们的医生和我们联系在一块，做到互通。同时，要合作经营、错时经营、错位经营，完成互补，相辅相成。我们的选址是选在连锁药店、社区卫生站、商场，甚至包括一些体检中心，他们上午 8～11 点体检，下午中心空着没用，我们就设置成诊所。还包括高档小区、地铁、车站、码头等流动人口比较多的地方，我们也设计了一些诊所。我们接受医保、商保、自费、义诊四种付费模式。在就诊方式上，预约诊疗和临时就诊都可以。同时也提供上门服务、远程会诊、私人会诊、双向转诊、健康管理等，还包括一些医疗产品、好的穿戴式产品的租赁和销售等。

· 邻家医疗的特色和优势 ·

邻家医疗的特色和优势有四点：熟、新、便、全。

首先，熟是商业模式已经成熟，在国外成熟，在国内试点，十几年中有些诊所模式已经成熟在做了。另外，真正把诊所做好了以后让医生和患者都有似曾相识的感觉：过去的社区诊所、赤脚医生回来了。把海外的诊所在中国普及，我们在建设方面也是驾轻就熟：我们在国外已经建了上千家、上万家这样的诊所，我们的团队也做了几百家的诊所，所以我们对运营管理建设比较熟。第二个是新，诊所理念是新的，而且我们要创造新的诊所文化，包括新的规划、设计、装备、流程、体验、地点、风貌、机制等，这些都要做到耳目一新的感觉。第三个是便，时间地点方便、挂号缴费方便、拿药检查方便、远程会诊方便、互动照顾方便。强调方便是最大的核心。第四个就是全，诊所虽然小，但"五脏俱全"。这种体系的全，并不是代表每一个诊所什么设备都要配。它是几种类型的器械互相搭配之后"小而全"，而且是"小而精"。我们的诊所要接地气，确保在社区一两公里方位内能找到诊所。

· 投资邻家诊所的比较优势 ·

作为投资方，相对于投资综合的大型医院或者是门诊部，投资邻家诊所有 12 点优势：中外合璧、公私联营、线下线上、方便百姓、标准规范、政府放心、总费减控、医保欢迎、规模虽小、环境温馨、易于复制、上市共赢。这里有几点想强调一下。在总费减控方面，我们的全科诊所所有的费用，确保与康复诊所和特色诊所拉开距离，邻家做到最便宜的服务 9.9 元，甚至免费。我们准备把诊所收入的 5%～10% 拿出来做公益：医疗不光是要有收益，我们要有公益的成分在里面。我们和上海医保局也进行了沟通，他们已经同意给我们医保支付，方式可以看后续怎么做。

· 邻家诊所的项目背景和市场前景 ·

总的来看，邻家诊所的项目背景主要是中国医改存在的 5 个痛点和难点，这也是我们要做诊所的目的和原因：第一，大医院人满为患，小医院门可罗雀。医疗体验差，医患纠纷多。第二，医疗优质资源分配失调，财政托底不够，投入收效不彰，招致各方不满。第三，医护尊严价值无法阳光化体现，以药养医、过度医疗、走穴回扣屡禁不止。第四，多点执业、分级诊疗、医联体都遭遇利益集团阻挠。最后，医改顶层设计轮番过场，同时遭遇基层政策老化不配套。

邻家诊所的市场前景：如果把中国现在各级医院的门诊收入拿出来，或者是把医院总收入的 1/5、1/10 拿出来，中国诊所的市场规模是 1.7 万亿元人民币。若增加康复看护诊所、专科特色诊所等增值服务，收入增加约 2 倍以上，市场容量将超过 3 万亿元。我们希望在美国经验的基础上进行中西合璧，把中国元素加进去。我们可以看到在欧美市场 10 年前成功的模式，只要能结合中国自己的特点进行学习复制，在中国未来一定能成功。

我们做了财务预测，在 2015 年要开 100 家诊所，服务 100 万人次，收入 1.3 亿元左右，平均每家诊所 200 万元收入。希望在 2016 年到 2017 年再开 100 家，营业额翻番。到 2015 年底和 2016 年初开几十家，从北京、上海、广州开始，在全国进行复制。希望 10 年、20 年以后我们可以建成像美国 HCA、CUS 这样的连锁医疗集团。

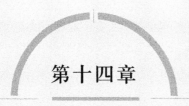

第十四章

医疗定价，如何改革

本章内容摘选自 2015 年 12 月 5 日，第十四期圆桌会议

　　医疗改革已经到了深水区，医疗服务价格则是其中一项绕不开的改革重点和难点。作为中央层面的直接回应，2015 年 10 月 12 日中共中央、国务院印发了《关于推进价格机制改革的若干意见》，其中第七条明确提出要"理顺医疗服务价格。围绕深化医药卫生体制改革目标，按照'总量控制、结构调整、有升有降、逐步到位'原则，积极稳妥推进医疗服务价格改革，合理调整医疗服务价格，同步强化价格、医保等相关政策衔接，确保医疗机构发展可持续、医保基金可承受、群众负担不增加。建立以成本和收入结构变化为基础的价格动态调整机制，到 2020 年基本理顺医疗服务比价关系"。

　　目前，落后的医疗服务定价机制已经成为我国医改和健康产业发展的主要障碍。医疗服务长期以来亏本运营，造成医务人员的劳动无法得到合理补偿。为补充医疗服务亏损，过度用药和检查屡禁不止，这又徒增医患矛盾，给医疗领域的不规范行为和腐败埋下隐患。我国医疗卫生领域的一系列问题最终都可以追溯到不合理的医疗服务价格上。医疗服务定价制度改革已经迫在眉睫。

　　本章内容来自 2015 年 12 月 5 日召开的第十四期卫生政策上海圆桌会议。会议邀请了来自我国北京、上海、浙江和陕西的医改专家，他们在医疗服务价格改革上有多年的思考和探索。同时，国家卫计委医政医管局张宗久局长从国家宏观政策上也对医疗服务定价进行了解读。

医疗服务价格改革的重要性

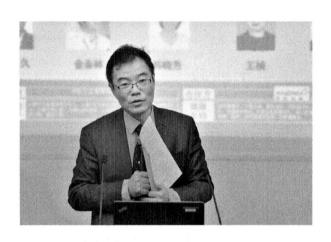

张宗久

国家卫生和计划生育
委员会医政医管局
局长

医疗服务的价格问题是要在改革中长时间才能解决的问题，各个地方都在不断地进行试点改革。北京、上海、浙江都进行了很好的尝试。

· 改革重点：药物耗材价格调整和总量控制结构调整 ·

2015 年有一批关键的文件出台。10 月 12 号出台的《关于推进价格机制改革的若干意见》规定了价格改革的基本原则、目标、要达成的方向和下一步工作的安排。六个重点领域之一就是医疗服务价格的改革。改革就像"腾笼换鸟"，总量保持稳定，结构做调整。结构调整目标主要是把医疗服务的价值体现出来。同时，"腾笼换鸟"的笼子还需要改造，一些耗材、药品的不合理价格空间要做调整。所以说今年医疗服务价格改革主要有两个方面：药物耗材方面的价格调整和总量控制下的费用结构调整。

· 改革的基础支撑：支付方式 ·

北京用平移支付的方式，上海做了很多品种的调整，浙江取消以药养医，重构各方分担。总的来看，医疗服务价格改革要有一个很好的基础作为支撑——支付方式。《关于推进价格机制改革的若干意见》中强调：要利用社保支付方式的杠杆、诊断相关群组付费、打包付费等一系列方式，让医疗成本回归到正常水平。

很多国家的支出部分、耗材、药品价格都是按照成本定的，但是它的价值取向又是以健康和诊疗结果来付费的，所以医生必须要达到治疗效果和花费的良好平衡，才能拿到这部分费用。药用得不好，关键材料用得不好，健康产出不达标就拿不到费用，这也牵扯到临床路径等方面的改革。

怎么降低成本？怎么能够利用系统的服务链使打包付费达到费用低、健康效果好、系统报酬好的效果？美国糖尿病门诊付费组是一个好的案例。医保会计算患者一年的医疗费用，预付一部分给医生，如果最终血糖管理效果是好的，医保就支付完整的费用。最终管理者会得到一个最优健康产出和最低成本的方案。对医生来说，医生希望病人一直健康，没有并发症，这样他才会得到较高的报酬；对病人来说，他能够有一个优秀的健康产出。

在这方面，很多国家有很好的成功经验，比如说按诊断相关群组来付费。在一个诊断相关群组下，不同层级的医疗机构和人员相互配合。在彼此配合好的时候，优秀的群组会发生最大的费用效率。其实诊断相关群组在北京、上海、广州、浙江等 15 个省市也开展了，稳定性比较好，有一个数据系统可以看到各个医疗机构医务人员的表现。

· 解决分级诊疗的五把钥匙 ·

解决分级诊疗有五把钥匙，在各个国家中发挥着作用。

第一，预约诊疗，病人的全程管理，病人的识别和连续管理。

第二，缩短平均住院率，长住院日不连续支付，要求大型机构缩短住院日。

第三，日间手术。

第四，慢性病管理，还是以糖尿病门诊付费组为例，医生要连续管理患者才能够拿到这个组的付费。

第五，支付方向改革，是否能够对康复期诊疗签约医生的诊疗服务进行打包等一系列的管理。

北京医改的探索和思考

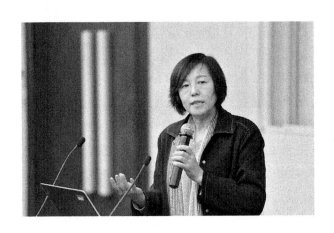

韩晓芳

原北京市发展和改革
委员会委员、北京市
医改办主任

大家都说医改难。难在哪？我个人认为难在：问题复杂、敏感、积重难返。矛盾时间太长，牵涉的利益面太广，不改肯定不行。新医改从 2009 年开始到现在，价格改革是滞后的。然而价格改革是核心改革，很多改革离不开价格改革，包括人才队伍建设、分级诊疗体系建设等。

· 北京的探索 ·

2012 年以医药分开为突破口的公立医院改革试点，就是以价改为主。当时是在 5 家大型公立医院进行试点，2014 年又推进到县级公立医院。

我们改革的核心内容是取消药品加成、建立医事服务费。目标一方面是破除以药补医，让医疗机构从卖药转向卖服务，促进规范诊疗行为；另一方面，发挥价格杠杆作用，引导患者理性就医，提高优质资源利用效率。

三项原则：患者负担不增加、医院收入不减少、医保资金能承受。中央提出医改的出发点和落脚点一定是人民群众得实惠，所以我们必须考虑患者的承受能力，患者的负担不能增加。为什么提出医院收入不减少？我们反复分析，也研究了其他国家的情况，实际上我们总体费用水平高，价格的最大问题是结构问题。由于结构不合理，形成了以药补医，造成了三个过度：过度用药，过度医疗，过度检查；也造成了很多不应该发生的花费。我们要在保证医院和医生利益的前提下把机制扭转过来。另外，医保还要能承担，不能承受也是不行的。

三个方法：打包定价、平移改革、综合配套·国务院提出取消药品加成，我们觉得文件精神是一定不要靠药物养机构，换句话讲，要靠医疗服务和跟药有联系的服务机制。怎么能够让医生在给患者治病的时候不去考虑用药挣钱，而去考虑把服务做好？应该把药算到服务成本当中，而不是单独收费。我们提出取消挂号费、诊疗费、药品加成，改成医事服务费，与医疗服务相关的所有费用都包含在里面。

平移改革的原则是总量控制、结构调整、转换机制。要在各方能接受的前提下把改革完成，所以我们搞的是平移改革。我们用全市的医疗机构数据做了一个测算，按分级定价的原则，把费用转成医师服务费。我们分了四个级别，即普通门诊、副主任医师、主任医师和知名专家，医师的级别越高价格越高。因为知名专家是稀缺资源，用了稀缺资源就应该多付一点费用，这也是一个经济杠杆，大家可以理性就医。

这个改革说到底，是价格改革，更是以价格、医保、财政这三者构成的补偿机制改革。这个补偿机制能不能发挥作用还与医疗的管理体制、运行机制、用人制度等密切相关。医药分改只是一个突破口，于是我们提出了综合改革、政策联动的策略。医保实施总额预付加按病种付费；财政上落实六项投入，改革补偿机制；六大改革任务协调推进，建立以公益性为核心的绩效考核机制，改革用人和薪酬制度，改革药品采购配送制度。

成效：两升两降三平五变·改革的结果是试点医院医务人员积极性、医院管理水平明显提升。医保患者负担、医院药占比明显下降。医事服务费平移转换、医院运行平稳、社会反应平稳。利益机制、医院管理、医生行为、就医行为、药事服务发生了良性变化。

存在的问题·改革取得了很好的成效，但也有一些问题。我们这个改革是5家试点医院孤军深入，没有放在大的医疗服务体系当中，只是从公立医院的角度来考虑。所以在分级诊疗上、与基层之间的关系上，并没有完全很好地去考虑。

还有一个很大的问题是其他配套改革没有推进，我们当时提出来很多改革的内容，如人事薪酬制度改革、采购制度改革等，但是确实有一些改革没有推进。

·思考：政府定价的依据是什么·

价格最主要的作用是反映价值、调节供求。政府定价除了反映价值和供求之外，最主要是促进社会公平，优化资源配置。政府定价依据是什么？从《价格法》《价格管理条例》中可以看出来，除了要考虑成本、供求之外，更多的要考虑我们的政策、整体宏观调控的需要和社会公平的需要。

·改革的思路·

放、改、调并重·价改非常重要，但是这个改革又很复杂，怎么办？我赞同一点，一定要放开，要盯得住。现在大家很关注调价，价格有升有降。把服务价值提上去，这只是价格改革的一个方面，实际上这个改革一定少不了三个方面，就是放、改、调。

"放"就是政府到底该管什么，能管什么。不该政府管、政府不能管的就放掉，让市场机制发挥作用。党的十八大的精神要求让市场机制在资源配置中起决定性作用。我们政府不该管的，如高端医疗可以放给市场做。放的重点就是要素价格市场化（如药材、耗材、劳动力等）和服务价格分类管理（管住基本服务，放开非基本服务）。

"调"是理顺价格体系。破除以药、耗材、检查补医，合理体现技术劳务价值。医疗是一项很重要的服务，在医疗中许多要素应该作为成本支出，而不应该作为利润，或者作为医疗的盈利点。过去最大的弊病在于本末倒置：大家都赚药钱、设备钱、耗材钱。应该让医院和医生回归公立性，他们不应该再考虑用什么药、用什么设备能赚多少钱。政府应该把控制成本、合理用药、合理诊治的权利交给医院和医生。这就完成了要素价格市场化。

"改"就是把按项目定价改变为按病种、按服务单元、按人头、按效果等定价。这样才能把机制转为让医生关注疾病本身，关注病能不能治好，把利益杠杆撬在这个着力点上。我们应该建立一个合理的、动态的价格调节机制，过去我们油价一次一批，现在油价就是动态调整机制，随着国际市场随行就市，老百姓的接受度也高。另外，政府既然承担基本医疗服务的管理、监管责任，一定要把工作重点放在监管上，我们监管机制原来重审批、重前端、重定量，现在应该要改进。

平移改革,处理好各方利益关系·价格的问题怎么理顺? 在北京的探索中,我个人观点还是要坚持平移改革,控总量、调结构、转机制、可持续,这是我们调价的原则,要处理好各方面的利益。我不太赞同让医疗机构来承担,而是应该调动医疗机构的积极性。通过这种改革让患者得到实惠,医疗机构发展有活力,医生技术劳务价值得到社会认可和肯定,在价格上也能够反馈出来。

综合改革、政策联动·改革绝对不能单兵突进,要考虑综合改革、政策配套。最核心的资源是什么? 是人。这个改革要放在医改大局中考虑,不要单独就价格说改革,而是要放在分级诊疗这样一个大的体系建设目标下来考虑价格,形成一个真正促进分级诊疗的利益补偿机制。

圆桌对话

打包支付:给患者提供更好的服务

问:听您讲后有一些疑惑和担心,药品、耗材这些作为医院的利润来源可能是不对的,但现在变成医院的成本是不是对呢? 从生产力来考虑,医院包括医生,还有物耗,都是生产要素,怎么样的机制能带动这些生产要素的组合,最终达到一个最大的生产力,这可能是正向机制。

韩晓芳:赞成你说生产要素的概念。举个例子,虽然这两者不完全类比,但是可以说明一定的问题。我们到餐馆吃饭,点了一个菜,支付的费用是龙井虾仁的钱。但是你要知道它背后有很多费用,虾仁要钱,龙井茶要钱,厨师、煤气及油盐酱醋都要钱,少了一样这个东西都出不来。如果把定价机制改一下,所有要素都单收钱,我们试想一下会是什么样的龙井虾仁? 一般做龙井虾仁肯定把费用控制在最低,采购最便宜,性价比最好。我请了最好的厨师,厨师花钱,其他的费用尽量控制。如果单独一项一项算钱,哪样都算钱,哪样都得多加,这个东西越贵越好,虾仁一定是 15% 加成,买最贵的加成率才最高,挣的钱才最多。盐也是如此,其他的都是如此。

所以大家想一下,是不是这个道理,我们医疗服务也是一样,为什么讲打包? 像买龙井虾仁一样,把炒菜成本的控制和质量交给厨师,让他给你最好的服务,要关注物化成本及人力价值,有好厨师才能炒出好菜,有好医师才能给患者提供更好的服务,这是人力价值,这就是利益机制的建立。

国家医疗服务价格改革新进展与上海设想

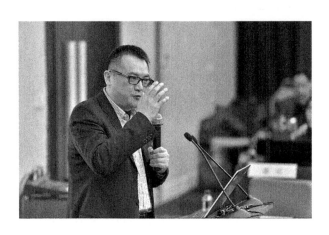

金春林

上海市医学科学技术情报研究所所长兼上海市卫生发展研究中心常务副主任

· 国家价格改革政策新进展 ·

2015 年 10 月 12 日,《关于推进价格机制改革的若干意见》出台。要求医疗服务价格改革必须和其他相关的医保政策相衔接。建立以成本和收入结构变化为基础的价格动态调整机制,而不是为了调价而调价。实行分类管理,对市场竞争比较充分、个性化需求比较强的医疗服务项目价格实行市场调节价。

2015 年 10 月 21 日国务院新闻办公室发布《开展医疗服务价格形成机制改革试点的指导意见》征求意见稿。新闻发布会上提到三个结合:医保费用控费作用和价格改革相结合,科学补偿机制要结合,与患者减轻负担要结合。通过三个结合,确保医疗机构良性运行,医保资金可承受,群众负担不增加。

2015 年 10 月 27 日,《关于控制公立医院医疗费用不合理增长的若干意见》中要求破除以药补医机制,理顺医疗服务价格。降低大型医用设备检查治疗价格,合理调整提升体现人员技术劳务价值的医疗服务价格。通过降低药品、耗材费用和加强成本控制。留出空间用于调整医疗服务价格。

2015 年连续出台了这么多和医疗价格有关的文件,说明价格改革确实是今后一段时间医改的重点。价格、医保、医疗和药品改革必须要联动。降低药品、医用耗材费用和取消药品加成;降低大型医用设备检查治疗价格,提升技术劳务价格;分类管理,部分项目放开。这是我们课题组对国家政策的总结。

· 上海改革的设想 ·

表 14 - 1 主要是对 2010 年以来上海医疗服务价格改革的回顾。期间共有 4 次价格调整。其中,2010 年调整 1 次,2012 年调整 1 次,2014 年调整 2 次。总的特点是不停步,小步走。

表 14 - 1 上海 2010 年以来医疗服务价格调整情况

年份	调整数量	调整类别				
		综合医疗	医技诊疗	临床诊疗	中医诊疗	其 他
2010	110	2	0	100	0	8
2012	57	13	17	3	22	2
2014	187	14	89	74	9	1
2014	43	43	0	0	0	0

设想目标 · ① 形成系统、科学、适宜的医疗服务价格形成机制和动态调整机制;② 筛选及确定优先调整项目及调价幅度;③ 逐步理顺医疗服务价格水平及比价关系,规范医疗行为和秩序。

四个原则 · 一是突出导向性,对诱导需求项目降价,有成本效益项目提价。二是体现技术劳务价值,拉开高技术含量、高难度风险项目同一般项目的价格差距,体现技术价值。三是优先调整价格水平及比价关系偏离度大的项目。四是影响评估和利益平衡,充分考虑价格调整对患者、医保及医院的影响。

策略支撑 · 一是探索优化上海医疗服务定价和调整机制,稳慎、有序推进。我们优化医疗服务定价和调整机制,配合薪酬制度改革,首先要做好成本测算。成本测算有一个前提,要知道医生的工资是多少。同时整合上海薪酬改革方案及国家 2012 版项目规范价值框架,构建以标化价值的主比价参考模型,形成 SPEED 多维度价格调整框架(下文会具体阐述)。二是强化政策协同,加强医保支付方式改革,控制费用不合理增长。强化市卫计委、市物价局、市医保办、市财政局、申康中心、卫生发展研究中心、卫计委信息中心、医学会的责任和功能,将医疗服务价格改革纳入支付方式总框架,形成成本约束激励机制。这方面上海做的比较好,各部门必须在一起形成工作小组才能推进工作进行。同时应该充分考虑信息中心和医学会的作用,例如分类的时候没有医学会的专家,工作是没办法开展的。

理论支持·一般来讲,定价有三种理论:劳动价值论、效用价值论、供求价值论。由于医疗信息不对称,所以不适合用供求价值论去定价。用效用价值论去定价很难操作,同样的服务,不同人之间对效用的看法是不一样的,富人觉得这个效用是 100 万元,穷人觉得是 1 万元。相对而言,我个人认为用劳动价值论来制定医疗服务价格比较合适,可以根据社会必要劳动时间来确定劳动力价值。

定价支付方式·表 14-2 分析了部分国家医疗服务的价格制定方法。不同国家的医生收费和医院收费,主要是对住院收费方式进行比较。从定价方法来看,不管是按门诊项目付费,还是按病种付费,基于资源的相对评价系统(RBRVS)是主流的方法。2012 年国家卫计委发布了 9 360 项医疗服务项目规范,包括价值要素,项目编码、项目名称、项目内涵、内容、人力消耗、技术难度、风险系数等。国家定项目规范,地方定具体价格。按照国家的要求,具体价值要素考虑到时间、技术难度、风险系数以及项目的内涵。

表 14-2 部分国家医疗服务价格制定方法

国 家	医 生	医 院	项目付费方法	制定权限
韩 国	按项目付费	按项目付费		中央政府协商制定
澳大利亚	按项目付费	按病种付费(DRGs)	其他	中央政府协商制定
希 腊	按项目付费	按病种付费(DRGs)	RBRVS	中央政府协商制定
英 国	工资,按人头付费和按项目付费	按病种付费(DRGs)	RBRVS	中央政府协商制定
日 本	按项目付费	按病种付费(DRGs)	其他	中央政府协商制定
加拿大	工资,按人头付费和按项目付费	总额预算	其他	地方政府协商制定
德 国	按项目付费	按病种付费(DRGs)	RBRVS	中央政府协商制定
法 国	按项目付费	按病种付费(DRGs)	其他	中央政府协商制定
美 国	工资,按人头付费和按项目付费	按病种付费(DRGs)	RBRVS	中央政府协商制定
中 国	按项目付费	总额预算	其他	地方政府协商制定

· 上海医疗服务定价——方法体系 ·

图 14-1 是上海医改尝试的关键点——上海怎么定价? 前面讲这么多理论,最后形成这么一张图。上海把所有医疗服务价格体系,通过主参照比价体系确定构建每个项目的价值。主要参照 2003 版医疗服务价格,有 4 600多项医疗服务项目,把这么多医疗服务项目所有的价格除以总的价格数量,形成一个价格比。同时,4 600 多个项目算出每个项目的标化价值,标化价值包括技术劳务价值和直接物耗价值两方面。再计算每个项目标化价值占总的标化价值的比例,这样就形成了两个比例,一个是价格比,一个是价值比。

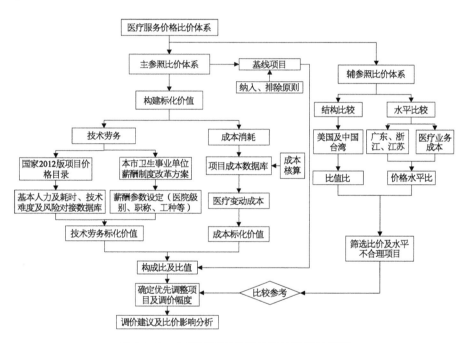

图 14-1 上海医疗服务定价方法体系示意图

每一个项目都同时有价值比和价值比。把价格比除以价值比,得出一个比值。如果这个比值小于 1,我们就确认它要列入优先调整范围,数值越小越要优先调整。我们通过这样的方法,找出理论上应该优先调整哪个项目。如表 14-3,I 级护理的比值最低,为 0.22,因此需要优先调整。

与其他国家和地区综合类比价 · 我们还有两个辅助的比价关系: 与美国和我国台湾地区比值比的比较,与我国台湾地区医疗服务项目比较,比如说诊疗费上海 10 元,台湾地区 40 元是合理的。如果价格比值比少于 4 倍,说明上海价格是低的；如果高于 4 倍，上海价格则偏高。这样又找出一个优先调整的名单。与美国也可以用同样的方法进行比较，找出可以优先调整的项目（表14 - 4）。

表 14 - 3　上海三级医院部分综合类服务比价关系

项目名称	现行价格（元）	现行价格构成比（%）	标化价值	标化价值构成比（%）	构成比比值
Ⅰ级护理	14	0.58	769	2.66	0.22
Ⅲ级护理	10	0.42	543	1.87	0.22
静脉输液（静脉输血）	5	0.21	267	0.92	0.23
静脉输液（加压快速输血）	5	0.21	267	0.92	0.23
造瘘护理	3	0.13	154	0.53	0.24
Ⅱ级护理	12	0.50	613	2.12	0.24
特级护理	36	1.50	1 692	5.85	0.26
特大换药	30	1.25	1 357	4.69	0.27
新生儿护理	14	0.58	616	2.13	0.27
引流管冲洗（更换）	2	0.08	72	0.25	0.34
大换药	20	0.83	683	2.36	0.35
肌内注射	1	0.04	30	0.10	0.41
肌内注射（皮下注射）	1	0.04	29	0.10	0.42
肌内注射（皮内注射）	1	0.04	28	0.10	0.42
一般物理降温（冰帽降温）	3	0.13	77	0.27	0.47
静脉注射	2.5	0.10	64	0.22	0.47
冷热湿敷（热湿敷法）	3	0.13	74	0.26	0.49
冷热湿敷（冷湿敷法）	3	0.13	73	0.25	0.49
坐浴	3	0.13	68	0.23	0.53
一般物理降温（擦浴降温）	3	0.13	65	0.23	0.56
一般物理降温（贴敷降温）	3	0.13	65	0.23	0.56
合计	2 396.5	100	28 951	100	—

表 14 - 4　上海与台湾地区部分综合类比价关系

项目名称	上海价格（元）	台湾价格（元）	上海与台湾价格比	上海与台湾比值比
门诊诊疗费二级医院	10	44	0.2	0.4
门诊诊疗费三级医院	14	44	0.3	0.6

项目名称	上海价格 （元）	台湾价格 （元）	上海与台湾 价格比	上海与台湾 比值比
复杂牙拔除术	70	173	0.4	0.7
静脉输液	8	14	0.6	1
电脑多导联心电图	20	29	0.7	1.3
压平眼压计眼压检查	15	19	0.8	1.4
Schiotz 眼压计法眼压检查	10	8	1.2	2.1
推拿治疗骨关节炎（大）	50	42	1.2	2.2

我们还可以进行水平比较。与浙江、江苏、广东比较，也可以找出上海需要优先调整的项目。上海新生儿护理的价格水平大幅低于广东和浙江，应该优先调整（表 14-5）。

表 14-5　上海与部分其他省市价格水平直接比较

项目名称	上海价格 （元）	江苏价格 （元）	浙江价格 （元）	广东价格 （元）	排序
一般物理降温	3	2	4	15	3
新生儿护理	14	13	30	40	3
微量泵输液	10	11	17.5	19	4
肠内高营养治疗	15	20	20	35	4
氧气吸入	2	3.5	6.5	6.5	4
雾化吸入	5	6	8	9	4
院前急救费	30	35	150	40	4
膀胱冲洗	6	15	15	12	4
肌内注射	1	1.3	2.2	2.5	4
静脉注射	2.5	2.6	3.3	3.5	4
抗肿瘤化学药物配置	2	21	11	16	4
大换药	20	21	26	23	4
特大换药	30	31	41	46	4
特级护理	36	62.4	60	168	4

调整框架：SPEED 模型·我们找出技术上或者理论上需要优先调整的服务项。为此，我们提出一个 SPEED 模型，即价格调整总量、不同的事先事后相关利益方的评价、数据的支撑、调整策略和实施方案。

S(Structure)：价格调整总量和比价结构(根据价格总量和医药改革挤出药品水分形成的调价空间，依据标化价值点数体系，筛选确定调整项目)。

P(Pricing)：指目标调整价格(通过结构优化法，结合实际成本，形成目标价格)。

E(Evaluation)：指事先和事后评估相关利益方影响(医保收支、患者负担、医院运行的直接和间接、短期和长期影响)。

E(Evidence)：指证据决策数据支持平台(通过完善数据信息平台，收集调价前后数据)。

D(Develop)：指形成价格调整策略和实施方案(确定调价时机、调整周期)。

·讨论建议·

在整个调价过程中，有两套参考方法，一个是 2012 版的国家项目规范，9 000 多项；还有一个是 2003 版的规范，4 000 多项。现在全国大部分地区还在实行 2003 版的，但我们要考虑逐步对接和实施国家 2012 版项目规范。

关于调整方式，我们不建议采用新旧项目价格直接平移的策略。我们觉得抓住腾笼换鸟，现在把 15% 的差率空间留出来以后，笼子里面换什么鸟是关键的，若换进去的鸟还是一样的就没什么意思了，换鸟是一个机遇，不单单是价格的问题，比价合理是关键。我们换鸟的时候，要让比价不断地合理化。

医保功能要按疾病严重程度、医生诊断和处理时间长短分等级；按医院类型、服务地区、就诊人次、初复诊分类计费。

圆桌对话

医改需要正向激励机制

左学金：金主任的方法没有客观有效的数据，没有实证数据的积累，肯定有一些项目偏高了，有一些项目偏低了，会不会造成有些项目特别推诿，医保参与招标很少。

金春林：左院长提了一个很好的问题，定服务价格的时候把药品和材料要剥离出去，我们方案也是这样的，所有服务项目的标化价值根据它的人力成本加分摊过来的运行成本，所以说我们已经按照您的要求剥离出来了。

浙江医疗服务价格调整的思考

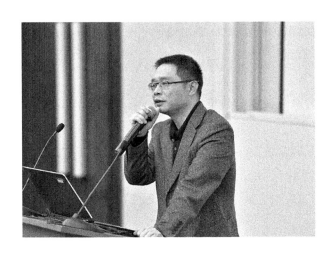

王桢

浙江省卫生和计划生育委员会医政处处长

2009 年以后，医改逐步深入到医院，越来越细，越来越深。这次改革为什么会涉及医疗服务价格的调整？起因就是取消了以药补医的机制。15%的药品零差价对于医院的经营和建设发展是至关重要的，医院的主要收支结余就是药品。如果这部分差价没有了，医院资金的缺口无法由财政承担。

·卫生行政部门要掌握医改话语主导权·

医疗服务价格调整也好，医疗付费方式改革也好，包括体制机制改革，很多时候不是卫生行政部门一家说了算，是相关部门在起主导。那么卫生行政部门为什么还要研究这个问题呢？因为这和我们切身利益是密切相关的，和医院的发展是密切相关的。在改革过程中，我们也要尽可能地去占据话语主导权。浙江在这一轮的公立医疗机构改革和医疗服务价格的调整中，我们卫生部门起到主导作用，是有话语权的。

·药品零差价后，钱从哪里来·

我们的改革工作是在 2001 年从 6 个县开始试点到 2012 年推广到所有

县，再到 2013 年推进到市一级。到目前为止，所有公立医院都已经实行了药品零差价。浙江省 2010 年全省药品销售额是 380 亿元。2014 年底这个数据是 480 亿元，平均每年增长 20 多亿元。这样的增长情况如果要财政来承担的话，政府不会答应。所以这个钱从哪里来？我们就考虑到要调整医疗服务价格。实际上在 20 世纪 80 年代时就研究过这个问题，当时就提出医务人员的劳务成本是远远高于医疗劳务收费的。也做过一些努力，但是没有很大的成效。所以借这次改革的东风，我们提出要调整医疗服务价格，侧重于体现医务人员的劳动价值。

· 医疗服务价格调整方案及调整后效果 ·

医疗服务收费分为五大类，包括床位费、诊查费、治疗费、手术费、护理费。其中诊查费由 1～2 元调整为 10～12 元；治疗费提高 35%～50%；手术费提高 30%～50%；护理费由 7～8 元调整为 15～18 元；床位费中三人床 40 元。这个能够弥补药品零差价损失的 50%。还有 10% 是通过精细化管理，降低医院运行成本省出来的。

药品零差率，医疗服务价格做调整，病人会怎么说？病人会说不掏左口袋的钱，掏右口袋的钱，这个改革有什么意义？怎么解决这个问题？不管是城镇职工医保、城镇居民医保还是新农合，都将新增的价格全部纳入到医保支付范围内。通过医保的报销政策使老百姓的医疗费用负担不至于增加。但这又带来下一个问题，医保的资金够不够用？是不是安全？我们在前期跟医保部门反复测算过。首先，用于药品费用的这 15% 医保资金是可以省出来用于支出。其次，医保资金总体上略有结余，能够支付。万一不够用怎么办，所以我们又出台一个政策——财政的保障政策。由政府财政资金对地方的医保基金进行托底，如果医保基金不够使用，由政府财政全额支付。所以通过这样的政策，使得浙江省公立医疗改革医疗服务价格调整政策能够比较有序地推进。

从推进的情况来看，基本弥补了药品零差价的损失，收入结构发生了变化，整体收费水平并没有增加。通过结构调整我们弥补了损失，收支盈余略有增长。原来医院收和支是不平衡的，收入略微低于支出。经过改革，大概还有 10% 的医院收入低于支出，比原来大幅度改善，整个医院的经济运行平稳。2014 年 4 月，我们全部实现了药品零差率，整个改革过程十分平稳。

· 对浙江医改探索的思考 ·

价格调整原则 · 一是要体现医务人员的劳务价值。我们五大类服务收费改革都是体现医务人员的劳务价值。二是要分级定价。在改革之初我们是在县级医院展开的,城市医院开展这项工作很困难,先是一个县一个县进行,然后突破到市。杭州情况比较复杂,既有省医院,又有市医院,又有县区级医院,杭州主城区医院是同步进行的。这项改革必定要一个区域里面政策基本一致,否则一个医院药品零差率,另一个医院药品不是零差率,很有可能出现在这个医院就诊,到那个医院配药的情况。三是差异定价。卫计委提出建立分级诊疗,这也是今后的重点任务。我们定价的时候也在考虑差异定价,三级医院里面的一、二类的小手术原则上是不调的,主要调三、四类的手术。鼓励大医院收大手术、复杂疑难手术,下面的医院收小手术。四是有升有降。有的项目价格要降,有的项目价格要升。我们当初选6个县小范围试点,发现问题后就可以及时进行纠正。

价格调整策略 · 一是总量控制。现阶段老百姓、政府、社会对医疗费用还是比较敏感的,所以要进行总量控制。还有一个目的是要绕过价格的听证程序。我们是在总量控制下面的价格调整,而不是单纯涨价。所以总量控制一方面是适应社会需求,另一方面是避免法规干扰。二是适度放权。浙江省在进行医疗服务价格调整初期,我们把价格调整的权限放到各个县,因为我们是以县为单位试点的。这样做有什么好处? 可以结合当地实际情况来制定价格,同时可以充分发挥各个地方卫生行政部门、社保部门、物价部门以及医院积极行动,这跟他们的切身利益密切相关,他们会开动脑子做价格调整的思考。所以适度放权可以充分发挥各个层面人员的积极性来帮助我们完善政策。三是小步不停。动态调整机制对于今后医疗服务价格的调整是十分重要的,这个动态不一定要跟油价一样调,但是需要定期进行,不光是调整医疗服务的成本,而是要改变现有的结构。现在我们进行了这样的调整,已经向合理方面在走,但还不能一步到位,需要逐步去做,因为老百姓、社会都要有一定的适应和承受能力。

防止出现的问题 · 一个是两头翘的问题。这边医疗服务价格调上去了,那边该控的费用没有控住,医疗费用还在上涨,政府的压力会非常大,尤其是卫生行政部门的压力会更大。其次是就医获得感。刚才讲到,省里面通过医保的支付政策,使得老百姓看病的时候有一个良好的获得感。还有一个是社会理解。这需要我们通过多途径的方式进行宣传，改革之初我们用了大量的宣传材料，如改革十问、改革百问，关于医疗服务价格的改革我们专门印了小册子发放到各家单位，在门诊、急诊公开的地方摆放，让他们阅读。

----------- 圆桌对话 -----------

药品零差价不能只靠卫生行政部门

左学金：北京、浙江都是这样，我们药品改革的限度就是最后一个环节15%的药品加成。我认为如果把15%作为我们满足的一个目标，那么，这个目标可能还不够高。15%应该很难满足医生的劳务费需求。

王桢：从卫生系统来讲，现在理论上是15%，有的药品可能是20%、30%，有的是8%或者是9%，浙江省平均下来是19%。流通领域的权限不在卫生行政部门。要解决流通领域以及个人的药品回扣问题，只能通过政策倒逼，比如说实施药品零差率以后，切断了医院领导层跟医院利益的关系。通过药品零差率把第一部分的水分挤出来。之后通过招标或者公开采购平台，逐步把药品价格降下来。

另外，关于药品招标的二次议价问题，这是一个悖论。如果进行二次议价，省级招标的意义在何处？而且招标形式是否妥当？从行政许可法来说招标是违法的，招标的主体应该是使用方。招标采购是最大的行政许可，在浙江和上海，只有进入招标目录的才能够在这个区域使用，其次就是最大类型的许可，这个实际上是不合适的。四川、重庆把招标采购改为招标平台这样的做法，我觉得下一步可以探索，将所有采购药品的种类、品规、价格、数量全部在采购平台上公示。每一家医院，小到卫生院，大到三甲医院，只要采购同样的药品，在招标平台上就可以看得出来。价格透明，互相进行比较，逐步把里面的水分继续降低，这就尤其需要定价部门做出相应的努力。

医药价格改革的目标与实现路径

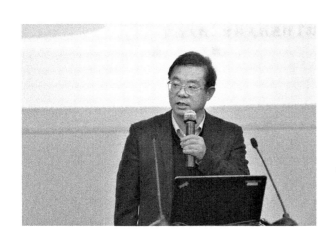

徐毓才
陕西省山阳县卫生局
副局长

医疗服务价格改革非常敏感。作为政府非常担心医疗机构出现服务价格调上去了,但是药品和耗材等其他价格降不下去,最终导致老百姓的负担增加,医疗保险基金出现崩盘。正是出于这种考虑,医改多年来在这方面总体比较滞后,进展缓慢。

· 价格改革是市场经济制度的核心 ·

吴敬琏教授指出,价格改革是市场经济制度的核心。目前我们医疗机构执行的医疗服务价格是 2002 年前后确立的。十几年来,社会物价总水平发生了"天翻地覆"的变化,而医疗服务价格并没有多大的提高。而且当初测算的价格还只是成本的一半。有人就调侃,十几年来,在中国,除了你我的个子和医疗服务价格没有涨,几乎找不到没有涨的东西了。

为什么这个事情非常重要呢? 为什么新医改推行好几年来,很多事情都越不过去,根本原因就是价格改革没有跟上,除了价格改革之外,还有人事薪酬制度改革也没有跟上,这个也很关键。

· 新医改六年多来，价格改革缺乏实质性动作 ·

医疗服务价格改革步子小，缺乏刺激·医疗服务价格改革步子总是很小，价格调整了以后医疗服务价格无法产生有效的刺激，也就是说，医疗机构对这个价格改革没有任何反应。

举一个陕西省的例子，陕西省医疗服务价格在 2012 年改革时调整了一次。基本原则是五提高、两降级、两取消、三不变。提高床位费、诊察费、级别护理费、中医治疗费；降级 CT 检查费和检验费；取消了挂号费和特需医疗费。三不变是涉及一些基本的标准，没有调整。总体上由于这次调整的结果基数比较小，医疗机构没有感觉。比如说床位费看起来提高了 50%，但是由于过去床位费的标准非常低，仅 10 元。诊察费调整了 40%，原先是 5 元，每住一次院可以收 5 元诊察费，调整后到了 7 元。而 CT 检查费降 20% 就由 200 元降低到 170 元。整体调整后，我们县级三甲医院做了一个测算，结果是县医院总收入减少，中医院有所增加。

另外，调整的项目非常少，而且在大部分调整的项目中医疗机构实际上能够用到的很少。比如说今年年初陕西省调整了一次医疗服务项目，调整了 138 项，但是二级医疗机构常用的只有十几项。虽然是调价了，但是意义不大。

药品价格管制失败·药品价格改革也不少。药品价格过去一直实行的是管制政策，基本上是失败的。近 20 年来，十八般武艺全上，曾经尝试过包括管制药品最高零售价、管制医疗机构的购销加价率、实施差别加价率、禁止折扣、管制单处方开药量和均次费用、管制药占比、强力推行政府集中招标采购、实行药品省级政府集中招标采购、零差价、禁止"二次议价"、单一货源承诺、严打回扣等商业贿赂行为、实行收支两条线等，实际上一一宣告失败，曾经先后进行了 32 次强制降价，均告失败。

药品集中招标采购失败·这几年国家一直在努力做药品集中招标采购。实践证明问题很多，有两个明显问题。一是导致药品价格虚高且不准"二次议价"，引发更为普遍而严重的腐败。二是药品价格虚低，低价药品没有竞争力，在"畸形"的药品招标规则下——参与的多方，包括主持招标方、生产企业、供货方、医疗机构从主观意愿上都不希望价格低，而希望价格低的被排除在外。

· 关键时刻，中央决定啃"硬骨头" ·

　　尽管这几年国家在不断想办法，放开基本药物目录，和分级诊疗制度衔接，但是效果还不够明显。2015年中共中央国务院出台了《关于推进价格机制改革的若干意见》，准备对医疗服务价格动手。国家的政策很明确，实行"公""私"不同政策，对于非公立医疗机构要求继续执行原来已经确立的医疗服务市场调价的政策。对公立医疗机构实行分类管理的政策。并第一次提出：药品实际交易价格主要由市场竞争形成，"凡是能由市场形成价格的都交给市场，政府不进行不当干预"。改革的最终目标是"药价要下去，服务要上去，医保要保住"。

· 怎么实现医药价格改革目标 ·

　　一是用好政府这只手，让政府之手有力到位而不越位。在这方面福建三明市进行了积极的探索，三明经验可资借鉴。突破"不准'二次议价'"的政策禁锢，大胆实行"药品限价采购"，大幅度挤出省级集中招标后没有挤干净的水分，给药品服务价格调整腾出了"笼子"。在腾出笼子之后，逐步完成了医疗服务价格调整，也就是完成了"换鸟"。有力地扭转了医疗保险基金大幅度亏损的窘境和危险局面，同时有效避免了医药购销领域的商业贿赂。我有一个考虑，能不能用好市场这只手，让市场只发挥作用而不使坏。具体的办法建立全国统一的公开透明的药品采购平台（医疗机构、药企、社会公众都可以随时查阅），由所有生产企业将自己生产的合格产品直接挂网，由医疗机构自主采购，由医疗机构选定的供货企业供货。去除一切中间环节，公开、公正、透明。废除目前采用的药品集中采购政策，建立起市场决定价格的药品价格形成长效机制，推行药品医保支付价改革或许是一条可行之路。

　　二是服务要上去，需要在药品价格回归理性的同时而非基础上或前提下，大幅度提高医疗服务价格，为避免难以控制，一是可以先调整一部分价格，三明市调整了80项就起到了"四两拨千斤"的作用。二是幅度必须足够，达到"阈上刺激"，产生"动作电位"。

　　三是发挥医疗保险的杠杆作用，控制费用，确保患者自付费用不超过控制标准。

　　四是采取有效措施，让医疗机构与政府、经办中心同心戮力，渡过难关。

我非常赞同医改很多政策的执行如果不调动医疗机构和医务人员的积极性，几乎是不可能实现的。任何政策能不能传导到医务人员的终端，最终决定着患者会不会受益。所以价格改革如果不考虑这些问题，即使服务价格调整了，但是医院内部的绩效考核没有把调整空间和医务人员的利益联系起来，最终还是起不了作用。这里面涉及医疗机构内部的改革。非常高兴今年国家卫计委出台了关于医疗机构内部核算制度的政策。如果把内部管理这一块搞上去，政府所采取的很多好的政策才能够最终传达到医疗机构和医务人员，最终才能使患者受益。

圆桌对话

从开放基药目录到最终废除药品招标采购

阿斯利康代表：我目前在做基层医疗，有一个问题要问徐局长，如果我们要去做分级诊疗就意味着整体药物的可及性一定要到基层去，以上海为例，有很多老年病人频繁到大医院就诊的原因，是在社区里面配不多他在大医院配到的自己常用的药，我们走访乡镇卫生院的时候也发现了同样的问题。关于价格，现在已经是零差价了，关于二次议价，国家虽已明令禁止，但在各地却频繁发生，这是大家面临的比较困难的问题。

徐毓才：关于基本药物目录的问题，我们国家在新医改有五项重点任务，其中有一项就是基本药物的制度推行，2009 版的基药目录是 307 种，2012 版是 520 种，不管是中成药还是基药都有所增加，基层没有药可用实际上有两方面的原因，一方面是目录不够，难以使大医院诊断清楚的疾病在基层买到药。其次是药品集中采购政策有问题，很多基层药品通过招标之后就没有了，所以根本没有配送到基层，这个缺口非常大。现在 520 种能够配送到基层的也不多，如果基层药品配不上，分级诊疗也很难实现，这个问题怎么解决？我个人的看法是，适当放开基层用药目录，从根本上直接放开。就是国家制定了一个基本药物目录，不管是城镇职工的医保，还是农村居民和城镇居民的医保，医疗保险可以纳入多医疗机构全额报销，其他药品按照一定的比例来报销。让医疗机构使用药品的过程直接放开，解决患者到基层看病的问题。

关于零差率和二次议价的问题，我个人认为，零差率从国家政策设计上是作为医改一个突破口，来倒逼其他政策跟进，但实际上其他的政策并没有跟进，而且倒逼也没有起到作用。零差率对医疗机构合理用药有没有作用呢？2014年卫生统计公报显示，不管是三级、二级医院还是基层医院，实际上人均用药的金额都是上涨的，医疗费用涨的幅度更高，所以药品的零差率没有起作用。现在允许二次议价，仅仅允许市一级政府可以砍价，但是医疗机构没有议价的权利，是这样的。如果废除了药品招标制度，就不存在二次议价了，直接是药品价格市场形成了，没有一次价格就不存在二次议价的问题。

相关政策文件

● 2015 年 10 月 12 日,中共中央、国务院发布《关于推进价格机制改革若干意见》。第七条明确提出"理顺医疗服务价格。围绕深化医药卫生体制改革目标,按照'总量控制、结构调整、有升有降、逐步到位'原则,积极稳妥推进医疗服务价格改革,合理调整医疗服务价格,同步强化价格、医保等相关政策衔接,确保医疗机构发展可持续、医保基金可承受、群众负担不增加……"

● 2015 年 10 月 21 日,国新办发布《开展医疗服务价格形成机制改革试点的指导意见》征求意见稿。新闻发布会里面提到三个结合:医保费用控费作用和价格改革相结合。科学补偿机制要结合,与患者减轻负担要结合。通过三个结合,确保医疗机构良性运行,医保资金可承受,群众负担不增加。

● 2015 年 10 月 27 日,《关于控制公立医院医疗费用不合理增长的若干意见》要求破除以药补医机制,理顺医疗服务价格。降低大型医用设备检查治疗价格,合理调整提升体现人员技术劳务价值的医疗服务价格。

中共中央、国务院关于推进价格机制改革的若干意见

2015 年 10 月 12 日

价格机制是市场机制的核心,市场决定价格是市场在资源配置中起决定性作用的关键。改革开放以来,作为经济体制改革的重要组成部分,价格改革持续推进、不断深化,放开了绝大多数竞争性商品价格,对建立健全社会主义市场经济体制、促进经济社会持续健康发展发挥了重要作用。特别是近年来,价格改革步伐大大加快,一大批商品和服务价格陆续放开,成品油、天然气、铁路运输等领域价格市场化程度显著提高。同时也要看到,一些重点领域和关键环节价格改革还需深化,政府定价制度需要进一步健全,市场价格行为有待进一步规范。为推动价格改革向纵深发展,加快完善主要由市场决定价格机制,现提出以下意见。

一、总体要求

(一)指导思想。全面贯彻党的十八大和十八届二中、三中、四中全会精神,按照党中央、国务院决策部署,主动适应和引领经济发展新常态,紧紧围绕使市场在资源配置中起决定性作用和更好发挥政府作用,全面深化价格改革,完善重点领域价格形成机制,健全政府定价制度,加强市场价格监管和反垄断执法,为经济社会发展营造良好价格环境。

（二）基本原则

——坚持市场决定。正确处理政府和市场关系，凡是能由市场形成价格的都交给市场，政府不进行不当干预。推进水、石油、天然气、电力、交通运输等领域价格改革，放开竞争性环节价格，充分发挥市场决定价格作用。

——坚持放管结合。进一步增强法治、公平、责任意识，强化事中事后监管，优化价格服务。政府定价领域，必须严格规范政府定价行为，坚决管细管好管到位；经营者自主定价领域，要通过健全规则、加强执法，维护市场秩序，保障和促进公平竞争，推进现代市场体系建设。

——坚持改革创新。在价格形成机制、调控体系、监管方式上探索创新，尊重基层和群众的首创精神，推动价格管理由直接定价向规范价格行为、营造良好价格环境、服务宏观调控转变。充分发挥价格杠杆作用，促进经济转型升级和提质增效。

——坚持稳慎推进。价格改革要与财政税收、收入分配、行业管理体制等改革相协调，合理区分基本与非基本需求，统筹兼顾行业上下游、企业发展和民生保障、经济效率和社会公平、经济发展和环境保护等关系，把握好时机、节奏和力度，切实防范各类风险，确保平稳有序。

（三）主要目标。到2017年，竞争性领域和环节价格基本放开，政府定价范围主要限定在重要公用事业、公益性服务、网络型自然垄断环节。到2020年，市场决定价格机制基本完善，科学、规范、透明的价格监管制度和反垄断执法体系基本建立，价格调控机制基本健全。

二、深化重点领域价格改革，充分发挥市场决定价格作用

紧紧围绕使市场在资源配置中起决定性作用，加快价格改革步伐，深入推进简政放权、放管结合、优化服务，尊重企业自主定价权、消费者自由选择权，促进商品和要素自由流动、公平交易。

（四）完善农产品价格形成机制。统筹利用国际国内两个市场，注重发挥市场形成价格作用，农产品价格主要由市场决定。按照"突出重点、有保有放"原则，立足我国国情，对不同品种实行差别化支持政策，调整改进"黄箱"支持政策，逐步扩大"绿箱"支持政策实施规模和范围，保护农民生产积极性，促进农业生产可持续发展，确保谷物基本自给、口粮绝对安全。继续执行并完善稻谷、小麦最低收购价政策，改革完善玉米收储制度，继续实施棉花、大豆目标价格改革试点，完善补贴发放办法。加强农产品成本调查和价格监测，加快建立全球农业数据调查分析系统，为政府制定农产品价格、农业补贴等政策提供重要支撑。

（五）加快推进能源价格市场化。按照"管住中间、放开两头"总体思路，推进电力、天然气等能源价格改革，促进市场主体多元化竞争，稳妥处理和逐步减少交叉补贴，还原能源商品属性。择机放开成品油价格，尽快全面理顺天然气价格，加快放开天然气气源和销售价格,有序放开上网电价和公益性以外的销售电价,建立主要由市场决定能源价格的机制。把输配电价与发售电价在形成机制上分开,单独核定输配电价,分步实现公益性以外的发售电价由市场形成。按照"准许成本加合理收益"原则,合理制定电网、天然气管网输配价格。扩大输配电价改革试点范围,逐步覆盖到各省级电网,科学核定电网企业准许收入和分电压等级输配电价,改变对电网企业的监管模式,逐步形成规则明晰、水平合理、监管有力、科学透明的独立输配电价体系。在放开竞争性环节电价之前,完善煤电价格联动机制和标杆电价体系,使电力价格更好反映市场需求和成本变化。

(六)完善环境服务价格政策。统筹运用环保税收、收费及相关服务价格政策,加大经济杠杆调节力度,逐步使企业排放各类污染物承担的支出高于主动治理成本,提高企业主动治污减排的积极性。按照"污染付费、公平负担、补偿成本、合理盈利"原则,合理提高污水处理收费标准,城镇污水处理收费标准不应低于污水处理和污泥处理处置成本,探索建立政府向污水处理企业拨付的处理服务费用与污水处理效果挂钩调整机制,对污水处理资源化利用实行鼓励性价格政策。积极推进排污权有偿使用和交易试点工作,完善排污权交易价格体系,运用市场手段引导企业主动治污减排。

(七)理顺医疗服务价格。围绕深化医药卫生体制改革目标,按照"总量控制、结构调整、有升有降、逐步到位"原则,积极稳妥推进医疗服务价格改革,合理调整医疗服务价格,同步强化价格、医保等相关政策衔接,确保医疗机构发展可持续、医保基金可承受、群众负担不增加。建立以成本和收入结构变化为基础的价格动态调整机制,到2020年基本理顺医疗服务比价关系。落实非公立医疗机构医疗服务市场调节价政策。公立医疗机构医疗服务项目价格实行分类管理,对市场竞争比较充分、个性化需求比较强的医疗服务项目价格实行市场调节价,其中医保基金支付的服务项目由医保经办机构与医疗机构谈判合理确定支付标准。进一步完善药品采购机制,发挥医保控费作用,药品实际交易价格主要由市场竞争形成。

(八)健全交通运输价格机制。逐步放开铁路运输竞争性领域价格,扩大由经营者自主定价的范围;完善铁路货运与公路挂钩的价格动态调整机制,简化运价结构;构建以列车运行速度和等级为基础、体现服务质量差异的旅客运输票价体系。逐步扩大道路客运、民航国内航线客运、港口经营等领域由经营者自主定价的范围,适时放开竞争性领域价格,完善价格收费规则。放开邮政竞争性业务资费,理顺邮政业务资费结构和水平。实行有利于促进停车设施建设、有利于缓解城市交通拥堵、有效促进公共交通优先发展与公共道路资源利用的停车收费政策。进一步完善出租汽车运价形成机制,发挥运价调节出租汽车运输市场供求关系的杠杆作用,建立健全出租汽车运价动态调整机制以及运价与燃料价格联动办法。

(九)创新公用事业和公益性服务价格管理。清晰界定政府、企业和用户的权利义务,区分基本和非基本需求,建立健全公用事业和公益性服务财政投入与价格调整相协调机制,促进政府和社会资本合作,保证行业可持续发展,满足多元化需求。全面实行居民用水用电用气阶梯价格制度,推行供热按用热量计价收费制度,并根据实际情况进一步完善。教育、文化、养老、殡葬等公益性服务要结合政府购买服务改革进程,实行分类管理。对义务教育阶段公办学校学生免收学杂费,公办幼儿园、高中(含中职)、高等学校学费作为行政事业性收费管理;营利性民办学校收费实行自主定价,非营利性民办学校收费政策由省级政府按照市场化方向根据当地实际情况确定。政府投资兴办的养老服务机构依法对"三无"老人免费;对其他特殊困难老人提供养老服务,其床位费、护理费实行政府定价管理,其他养老服务价格由经营者自主定价。分类推进旅游景区门票及相关服务价格改革。推动公用事业和公益性服务经营者加大信息公开力度,接受社会监督,保障社会公众知情权、监督权。

三、建立健全政府定价制度,使权力在阳光下运行

对于极少数保留的政府定价项目,要推进定价项目清单化,规范定价程序,加强成本监审,推进成本公开,坚决管细管好管到位,最大限度减少自由裁量权,推进政府定价公开透明。

(十)推进政府定价项目清单化。中央和地方要在加快推进价格改革的基础上,于2016年以前制定发布新的政府定价目录,将政府定价范围主要限定在重要公用事业、公益性服务、网络型自然垄断环节。凡是政府定价项目,一律纳入政府定价目录管理。目录内的定价项目要逐项明确定价内容和定价部门,确保目录之外无定价权,政府定价纳入权力和责任清单。定期评估价格改革成效和市场竞争程度,适时调整具体定价项目。

(十一)规范政府定价程序。对纳入政府定价目录的项目,要制定具体的管理办法、定价机制、成本监审规则,进一步规范定价程序。鼓励和支持第三方提出定调价方案建议、参与价格听证。完善政府定价过程中的公众参与、合法性审查、专家论证等制度,保证工作程序明晰、规范、公开、透明,主动接受社会监督,有效约束政府定价行为。

(十二)加强成本监审和成本信息公开。坚持成本监审原则,将成本监审作为政府制定和调整价格的重要程序,不断完善成本监审机制。对按规定实行成本监审的,要逐步建立健全成本公开制度。公用事业和公益性服务的经营者应当按照政府定价机构的规定公开成本,政府定价机构在制定和调整价格前应当公开成本监审结论。

四、加强市场价格监管和反垄断执法,逐步确立竞争政策的基础性地位

清理和废除妨碍全国统一市场和公平竞争的各种规定和做法,严禁和惩处各类违法实行优惠政策行为,建立公平、开放、透明的市场价格监管规则,大力推进市场价格监管和反垄断执法,反对垄断和不正当竞争。加快建立竞争政策与产业、投资等政策的协调机制,实施公平竞争审查制度,促进统一开放、竞争有序的市场体系建设。

(十三)健全市场价格行为规则。在经营者自主定价领域,对经济社会影响重大特别是与民生紧密相关的商品和服务,要依法制定价格行为规则和监管办法;对存在市竞争不充分、交易双方地位不对等、市场信息不对称等问题的领域,要研究制定相应议价规则、价格行为规范和指南,完善明码标价、收费公示等制度规定,合理引导经营者价格行为。

(十四)推进宽带网络提速降费。规范电信资费行为,推进宽带网络提速降费,为"互联网＋"发展提供有力支撑。指导、推动电信企业简化资费结构,切实提高宽带上网等业务的性价比,并为城乡低收入群体提供更加优惠的资费方案。督促电信企业合理制定互联网接入服务资费标准和计费办法,促进电信网间互联互通。严禁利用不正当定价行为阻碍电信服务竞争,扰乱市场秩序。加强资费行为监管,清理宽带网络建设环节中存在的进场费、协调费、分摊费等不合理费用,严厉打击价格违法行为。

(十五)加强市场价格监管。建立健全机构权威、法律完备、机制完善、执行有力的市场价格监管工作体系,有效预防、及时制止和依法查处各类价格违法行为。坚持日常监管和专项检查相结合,加强民生领域价格监管,着力解决群众反映的突出问题,保护消费者权益。加大监督检查力度,对政府已放开的商品和服务价格,要确保经营者依法享有自主定价权。

(十六)强化反垄断执法。密切关注竞争动态,对涉嫌垄断行为及时启动反垄断调查,着力查处达成实施垄断协议、滥用市场支配地位和滥用行政权力排除限制竞争等垄断行为,依法公布处理决定,维护公平竞争的市场环境。建立健全垄断案件线索收集机制,拓宽案件来源。研究制定反垄断相关指南,完善市场竞争规则。促进经营者加强反垄断合规建设。

(十七)完善价格社会监督体系。充分发挥全国四级联网的 12358 价格举报管理信息系统作用,鼓励消费者和经营者共同参与价格监督。加强举报数据分析,定期发布分析报告,警示经营者,提醒消费者。建立健全街道、社区、乡镇、村居民价格监督员队伍,完善价格社会监督网络。依托社会信用体系,加快推进价格诚信建设,构建经营者价格信用档案,开展价格诚信单位创建活动,设立价格失信者"黑名单",对构成价格违法的失信行为予以联合惩戒。鼓励和支持新闻媒体积极参与价格社会监督,完善舆论监督和引导机制。

五、充分发挥价格杠杆作用,更好服务宏观调控

在全面深化改革、强化价格监管的同时,加强和改善宏观调控,保持价格总水平基本稳定;充分发挥价格杠杆作用,促进节能环保和结构调整,推动经济转型升级。

(十八)加强价格总水平调控。加强价格与财政、货币、投资、产业、进出口、物资储备等政策手段的协调配合,合理运用法律手段、经济手段和必要的行政手段,形成政策合力,努力保持价格总水平处于合理区间。加强通缩、通胀预警,制定和完善相应防范治理预案。健全价格监测预警机制和应急处置体系,构建大宗商品价格指数体系,健全重要商品储备制度,提升价格总水平调控能力。

（十九）健全生产领域节能环保价格政策。建立有利于节能减排的价格体系,逐步使能源价格充分反映环境治理成本。继续实施并适时调整脱硫、脱硝、除尘等环保电价政策。鼓励各地根据产业发展实际和结构调整需要,结合电力、水等领域体制改革进程,研究完善对"两高一剩"(高耗能、高污染、产能过剩)行业落后工艺、设备和产品生产的差别电价、水价等价格措施,对电解铝、水泥等行业实行基于单位能耗超定额加价的电价政策,加快淘汰落后产能,促进产业结构转型升级。

（二十）完善资源有偿使用制度和生态补偿制度。加快自然资源及其产品价格和财税制度改革,全面反映市场供求、资源稀缺程度、生态环境损害成本和修复效益。完善涉及水土保持、矿山、草原植被、森林植被、海洋倾倒等资源环境收费基金或有偿使用收费政策。推进水资源费改革,研究征收水资源税,推动在地下水超采地区先行先试。采取综合措施逐步理顺水资源价格,深入推进农业水价综合改革,促进水资源保护和节约使用。

（二十一）创新促进区域发展的价格政策。对具有区域特征的政府和社会资本合作项目,已具备竞争条件的,尽快放开价格管理;仍需要实行价格管理的,探索将定价权限下放到地方,提高价格调整灵活性,调动社会投资积极性。加快制定完善适应自由贸易试验区发展的价格政策,能够下放到区内自主实施的尽快下放,促进各类市场主体公平竞争。

六、保障措施

价格工作涉及面广、政策性强、社会关注度高,牵一发而动全身。必须加强组织落实,科学制定方案,完善配套措施,做好舆论引导,为加快完善主要由市场决定价格机制提供有力保障。

（二十二）加强组织落实。各地区各有关部门要充分认识加快完善主要由市场决定价格机制的重要性、紧迫性和艰巨性,统一思想、形成合力,以敢啃"硬骨头"精神打好攻坚战。要深入调研、科学论证,广泛听取各方面意见,突出重点、分类推进,细化工作方案,及时总结评估,稳步有序推进,务求取得实效。影响重大、暂不具备全面推开条件的,可先行开展试点,发挥示范引领作用,积累可复制、可推广的经验。要以抓铁有痕、踏石留印的作风,狠抓落实,明确时间表、路线图、责任状,定期督查、强化问责,全力打通政策出台的"最先一公里"、政策实施的"中梗阻"与政策落地的"最后一公里",确保各项措施落地生根。

（二十三）健全价格法制。紧密结合价格改革、调控和监管工作实际,加快修订价格法等相关法律法规,完善以价格法、反垄断法为核心的价格法律法规,及时制定或修订政府定价行为规则以及成本监审、价格监测、价格听证、规范市场价格行为等规章制度,全面推进依法治价。

（二十四）强化能力建设。在减少政府定价事项的同时,注重做好价格监测预警、成本调查监审、价格调控、市场价格监管和反垄断执法、价格公共服务等工作,并同步加强队伍建设,充实和加强工作力量,夯实工作基础。大力推进价格信息化建设,为增强价格调控监管服务能力提供有力支撑。鼓励高等学校和科研机构建立价格与反垄断研究机构,加强国际交流合作,培养专门人才。整合反垄断执法主体和力量,相对集中执法权。

(二十五)兜住民生底线。牢固树立底线思维,始终把保障和改善民生作为工作的出发点和落脚点。推行涉及民生的价格政策特别是重大价格改革政策时,要充分考虑社会承受能力,特别是政策对低收入群体生活的可能影响,做好风险评估,完善配套措施。落实和完善社会救助、保障标准与物价上涨挂钩的联动机制,完善社会救助制度特别是对特困人群的救助措施,保障困难群众基本生活不受影响。加强民生领域价格监管,做好价格争议纠纷调解处理,维护群众合法价格权益。

(二十六)做好舆论引导。加大对全面深化价格改革、规范政府定价、强化市场价格监管与反垄断执法等方面的宣传报道力度,加强新闻发布,准确阐述价格政策,讲好"价格改革故事",及时引导舆论,回应社会关切,传递有利于加快完善主要由市场决定价格机制、推动经济转型升级的好声音和正能量,积极营造良好舆论氛围。

第十五章

基层医疗，多元办医

本章内容摘选自 2016 年 3 月 5 日，第十五期圆桌会议

我国基层医疗服务的缺失和缺位是造成看病难和看病贵的重要原因，也是医疗服务体系"倒金字塔"现象长期无法改变的重要原因。基层医疗服务的问题一方面与我国医生收入和就业体制有关，另一方面也与如何开展基层医疗有关。我们长期以来存在着认识上的误区，认为应该由政府和公立医疗机构来负责基层或基本医疗，让市场涉足非基本医疗。支持这种观点的一个理由是认为基层医疗关系到老百姓的生命健康，因此不适合交给市场；还有一个理由是担心基层无利可图，甚至会亏损，所以需要政府和公立机构来承担。然而放眼世界，事实恰恰与这种认识相反，世界各国的基层（基本）医疗多是由非公立医疗和市场发挥着主导作用，而支付方可以让政府或者社会医保发挥重要作用。

2015 年，政府发布了鼓励分级诊疗和社会办医的文件。一方面"基层首诊""双向转诊""上下联动"等要求加强了对基层医疗能力的需求。另一方面，政府也从多个方面放开了社会办医的限制。在这种供求两方面的推动下，社会多元化办医能否真正成为解决基层医疗需求的一道良方，让广大群众满足"家门口"的医疗服务需求。

本章将探讨如何打破传统思维，通过多元化办医来开展基层医疗。收集了三个不同的基层医疗样本来介绍他们的实践经验。同时还介绍基层医疗的投资机会和国际经验分享。希望通过解放思想、关注实践来激发大家对我国基层医疗的关心，同时促使政府政策的创新和开放，推动分级诊疗的落实。

做实平台，助力家庭医生工作室健康发展

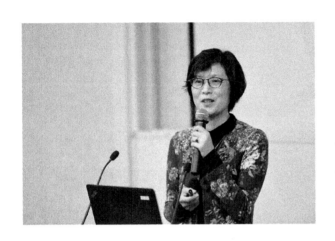

江萍

上海市长宁区卫生和
计划生育委员会副
主任

作为一位区县政府部门人员，我们的工作更多是在执行政策，而不是制定政策。医疗改革过程中大家所关注的热点和难点，对区县卫生来说也是难点。大家都讲多元化是所有制的问题，本次我想从服务的角度来谈一下，长宁社区怎么来做多元化的基层服务。

·理论与背景·

今天就以下四个问题，谈一些我的理解。

一，多元办医会不会改变社区卫生服务性质？

二，如果引入市场化机制，会不会冲击社区卫生服务公益性，带来社会不公平？

三，目前我们长宁区在医疗卫生方面，怎么样引入市场化的服务机制，或者是一种生产方式市场化机制？

四，在基层医疗卫生服务领域，一旦引入市场机制，为保证公益性，政府应该做什么？

历年医改政策释放的"市场化"信号·新医改在"十二五"期间制定的一些政策，释放了一些市场信号。尤其是 2015 年的两个非常重要的文件，一个

是关于分级诊疗,一个是关于社会办医。其实去年上海市政府发布了一个关于基层医疗改革的"1＋8"文件,这个文件也释放了在基层医疗平台上的一些市场信号。

社区卫生服务机构"五个平台"内涵·上海市政府社区基层医疗提出了五个平台,在这里与大家分享一下其内涵。第一,从提供方式来说,政府要把基层医疗和社区卫生服务机构打造成一个政府履行基本公共卫生的公共平台。第二,执业平台,这个是从生产方式提出的。第三,居民获得基层卫生服务平台,消费者怎么在这个平台上来享受我们的服务。第四是资源平台,是市场资源引入的整合平台。政府提出这个平台是开放的平台,这个平台可以引入市场机制,引入社会资源,一起来参与公共服务的提供。第五个是支持平台,主推医养结合这一老龄化社会亟须解决的问题。市政府的文件中,已经出现一个非常好的信号,就是把基层公共卫生、基层社区卫生机构打造为这样一个平台。其实也是一个多元平台。

机构和服务的公益性讨论·公益性可分为两类:一个是机构,一个是服务的公益性。大家都知道,社区卫生服务机构是公益性的。上海的社区卫生服务机构都是政府办的,这是一种组织公益性,是相关制度所决定的。

但服务性质跟机构性质不一样,引用胡善联老师的观点,我们的公共服务有三种产品:一种是公共产品,一种是准公共产品,一种是私有产品。卫生服务公益性应是产品服务的公益性,是由其本身公益性产品性质决定的,所以我觉得社区卫生服务性质的公益性,跟机构公益性,是不同的两个概念。

社区卫生服务产品公益性取决于它的提供方式,而不是一种生产方式。社区卫生服务机构是一个公共服务产品的生产者,而不是提供者。所以公共服务产品生产既可以是非营利性机构,也可以是营利性机构。社区卫生服务机构是根据自身的供给,既可以提供公共产品,也可以提供私人产品。

接下来我讨论的这个多元化的含义,是从服务公益性的概念阐述的。

· **实践与探索** ·

下面就介绍下具体的实践:我们是怎么按照"1＋8"文件的要求,开展社区基层医疗卫生服务实践与探索。长宁区卫生服务改革已经跟着国家医改经历了10年。上海基层卫生基础比较好,近300家社区卫生服务机构,都是原来机构转制过来的，也就是政府办的。整个医疗卫生改革有这样扎实的基础，我觉得这是一个有利因素，从外围来说也可能是不利因素。具体来讲，我们做了以下几点分析。

首先，我们探索的是服务，就是公共产品和准公共产品，基本医疗和基本公共卫生。所以我们首先要界定什么是公共服务的边界，要确定基本服务的项目。我们梳理了一下，基本公共卫生项目加上基本医疗服务，共有五大类、224个基本服务项目。我们把这些项目的核心内容进行了梳理，然后明确标化工作量，也是界定基本服务边界。

第二，我们建立基于基本服务项目的一个政府购买机制，也就是财政补偿机制。

第三，明晰平台与工作室的关系，进一步理清现在的社区卫生服务机构和服务的模式。我们目前是打造一个以家庭医生工作室为主，以家庭医生为核心的社区卫生服务机构运行的框架，好比机场和航空公司的关系。社区卫生服务机构如同一个机场，家庭医生工作室是一家家航空公司。

第四，工作室的建设与职能。现在在体制内的家庭医生工作室的成员，包括全科医生（有多位医生）、家庭医生助手。下一步要试点工作室开放，我们希望在人员组成中，既有社区卫生服务机构在编的医务人员团队，也有市场上的团队。所以人员来源可以包括体制内和体制外两类。

第五，平台的职能。社区基层卫生承接四个方面的功能。首先，任务的核定、目标的确立。怎么控制我们服务生产的质量，管理家庭医生工作室等。其次，平台上要有基本服务项目，比如公共卫生领域监测，还有一些基本医疗的支持平台。除了一些硬件以外，我们还可以促进人员发展，包括与上一级医院资源共享和信息资源共享等。最后是技术支持，包括信息中心、检验中心、诊断中心等。

· **市场化案例** ·

首先，在上海长宁区社区卫生服务机构平台上，我们目前已经开展技术支撑的市场化。例如在诊断方面的区域性临床检验中心，2007年开始就让社区卫生服务临床检验跟第三方检验中心进行合作，完成专业化集体外包。另外，我们的远程诊断中心，如B超、心电图等，也已经做得非常成熟。

第二，医药分开的市场机制。从2015年开始，我们把社区卫生服务站的处方外配,与药房和医药公司进行合作。老百姓可以拿着医生开的处方,直接到隔壁药房取药。

第三,我们实行了为全科团队增效减负的政策,帮助家庭医生配助手,减轻工作压力。现在国家全科医生很少,长宁区目前只有150名左右的全科医生。如果按照人口配全科医生,缺口仍旧很大。我们通过行政助手,帮助家庭医生减轻非医疗工作负担。

第四,我们也在探索全科医生多点执业。国外的医生,无论是全科医生,还是专科医生,收入中基本的一部分是体制内的绩效工资,另外很大的一部分是多点执业经费。长宁区也这样提倡,我们希望除了基本医疗卫生服务以外,医生可以到其他医疗机构进行多点执业,拿第二份薪酬。这样可以促进全科医生的职业发展,也符合国家要求我们推的全科医生多点执业。

第五,市场运作就是后勤社会化,我们长宁区服务中心所有的后勤,早在2001年已经外包给第三方公司运作。公立社区机构的事业单位性质是困扰整个基层卫生发展的一个重点。长宁区因为把检验、诊断、后勤等生产服务外包,所以可以把这些人员编制节省下来留给我们的医生,留给我们的护士,从而可以吸引人才。

·问题与挑战·

其实对于老百姓来说,他只要享受公共服务的可及性、公平性,并不关心谁来办医。对政府来说,只需要满足老百姓基层的卫生保健。政府购买方式是固定的,买谁都一样。所以最主要的挑战是政府怎么样履行监管职能。另外,需配套完善法律法规制度,包括财政投入、补偿机制,以及相配套的一些可行的实施途径。

圆桌对话

基层医疗形成机构内的市场竞争

胡善联:上海市社区卫生服务发展,我觉得最难的就是市场的引入和整合。上海社区卫生服务在以公立为主的垄断环境下,到底准备如何引入市场?包括全科医生、家庭医生或者是团队建设、社区服务等市场力量该怎么进入,这个是值得考虑的,也是难点。

江萍:首先,目前在上海市长宁区社区服务平台上工作的是体制内家庭医生团队。我们希望开放这个平台,有体制外的一个全科医生团队在我们平台上提供服务,形成机构内部的一种市场竞争机制。我觉得这有利于我们全科医生的发展。第二,这个平台是一个公共开放的平台,除了政府提供的一些基本的医疗公共服务以外,个性化产品和私人需要的健康产品也可以在这个平台上进行运作,这样可以提高机构平台的有效性。

基本医疗与多元办医之宿迁探索

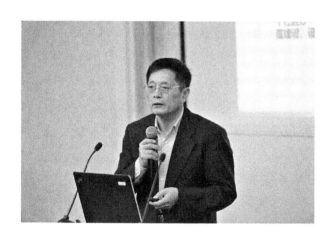

程崇高
江苏省宿迁市卫生局
副局长

16年前，宿迁推开了一场在全国引起广泛争议的以"公立医院改制、鼓励社会办医"为主的医改。由此形成了一个500多万人口的地级市基本医疗服务以民营医院提供为主的状况，专家称这是全国唯一的完全社会办医样本。在这种民营医疗体制下，十几年来，宿迁老百姓基本医疗状况究竟如何？接下来介绍六个方面内容。

· 宿迁经济社会发展状况 ·

任何一项改革都与所在区域时代背景有关，脱离时代背景的改革难以取得好的效果，离开时代背景也难以客观地评价改革成败。

宿迁地处苏北，1996年撤县建市。在全国范围来看，20年前宿迁的经济发展水平，相当于我国西部五省区平均水平。经过20年发展，我们向前大步迈进，现在经济发展水平相当于全国中等水平。虽然2015年宿迁城镇居民收入低于全国水平，但是农民收入是高于全国水平的。

· 宿迁医疗服务体系的改革探索 ·

2000年前宿迁医疗机构基本上全部是公办的。2003年，宿迁进行改革：一级以上医疗机构，全部改制为民营；还有最基层的，到 2012 年之前，基层医疗机构实际上分散单干；2013 年到 2015 年，政府在每一个社区都设办了一个社区服务站，并按照标准化的要求进行房屋建设、人员配备。到 2015 年底，政府只办了一个公立医院。

宿迁改革首先遇到的问题，公立医院都"卖"了，群众的基本医疗怎么办？这是大家比较关注的问题。改革者怎么想的？第一，我们原有政府设办的方式没有很好地解决老百姓问题。保证基本医疗方式，可以由政府直接设办医疗机构提供基本医疗服务，也可以通过购买服务的方式来提供基本医疗，且购买服务的方式可能效率更高。同时，政府对医疗服务的补助，可以是补供方，也可以补需方。但是补需方感受更好，公民更需要的是完善的医保制度，这个就是改革过程的情况。

·宿迁多元的基本医疗服务体系现况·

目前宿迁的医疗服务体系状况是每一个村都有一个政府设办的卫生机构。现在全市有医院 226 所，其中三级医院 5 所（政府办 1 所），二级医院 27 所，一级医院 196 所。乡镇、街道以上医院全部是民营的，县级医院也全部是民营，市级医院是以民营为主。每一个乡镇有 1～3 所一级医院。政府的力量主要办了 112 个社区卫生服务站，1 310 个村卫生室。

在改革后的医疗服务体系下，宿迁的医疗服务质量有了较大提高，主要体现在以下方面。

医疗服务供给有效改善·表现在三个方面，一个是医疗机构数量增加，质量提高。第二，医疗服务态度在改善，群众感受比较好。第三，群众就医比较方便。

改革前宿迁基本服务医疗状况比较不好，这个不好是跟我们周边地区比较，不是跟其他发达地区比较。全市拥有医疗卫生资产总额 4.95 亿元，人均卫生资产为 99 元，不到全省的 33%，是苏北五市平均水平的 58.8%。全市共拥有病床 5 230 张，每千人拥有床位数仅 1.03 张，是全省平均水平的 43.1%，是苏北五市平均水平的 63.6%。

改革后经过十几年的发展，2015 年底全市医疗总量达到 120 亿元，以前是苏北周边几个市平均水平，现在是超过平均水平。同时，卫技人员也保持增长，每千人拥有卫技人员由改革前的 1.69 人增加到 4.93 人，人员接近苏北平均水平。医疗机构大幅度发展，每千人拥有床位增长 4.04 倍。我们的医疗机构状况也是明显改善，很多医院过去是名不见经传，现在逐渐在全省、全国产生一定影响。

在医疗服务的供给上，宿迁基本上解决了看病难的问题。从患者就医状况看，新农合县外就医患者人次占就医总人次比例逐年降低，从 2009 年的 10.1%，降至 2014 年的 7.51%。根据估算，目前县内就医在 90% 以上。宿迁实施分级诊疗可能更有优势。

医疗服务价格不高 · 医疗市场的充分竞争，遏制了医疗价格不合理的增长。宿迁并没有出现一些人预测和担心的医疗服务价格高于公立医院地区的情况。相反，通过竞争，出现了医疗服务价格明显低于公立医院为主的地区。出院病人的平均费用较低。如作对比，宿迁的医疗费用一直也是低于周边的。根据分析可以得到一个结论，宿迁医疗服务价格相对不高。加上全民医保制度的初步建立，宿迁群众看病贵的问题得到有效缓解。

过度医疗状况不比其他地区严重 · 过度医疗是普遍存在而被社会热议的问题，对民营医院的怀疑尤甚。在民营医院为主的地区，虽然住院和门诊的均次费用不高，是否存在单价不高，但诱导消费次数多、总价高的问题？从医疗服务统计的情况看，与其他地区相比，宿迁呈现出低就诊次数、低住院率、低均次费用的特点，宿迁过度医疗的情况要好于公立医院为主的地区。

医保资金运行安全 · 宿迁的医保跟外地区不一样，我们的医保向所有医疗机构全面开放。这么多年下来，宿迁的医保情况保持平稳运行，没有出现大的资金风险和问题。至于新农合的状况，除了 2009 年和 2010 年的水平比较低，后面运营情况非常好，基本都是在可控范围内。

群众负担相对不高 · 根据资料分析，我们医保保险比例是逐年提高，2015 年新农合政策范围内补偿达到了 76.27%，实际上是整个医疗费用的 59.79%，基本上达到了我们预定的目标要求。城乡居民住院次均住院自付费用与城乡居民收入的比值在逐步降低，城镇职工从 2009 年的 0.185 降到 2015 年的 0.122；农民从 2009 的 0.338 降到 2015 年的 0.179。

· 宿迁乡镇医改的新探索 ·

2000 年实施的乡镇医改，将医疗服务部分转制为民营的乡镇医院，公共卫生服务仍由政府组建的乡镇卫生院承担，认为公共卫生服务不能交给社会,担心民营机构做不好。但多年的实践证明,民营医院有能力、有积极性承担公卫服务。

随着公共卫生的任务不断扩大,现有乡镇卫生院人手少,做好配合医院的公共卫生服务有困难。加上卫生部门行政体制改革,乡镇计生服务站的部分与医疗重叠的业务也可融合,有改革的必要。现阶段政府购买公共服务成为社会共识,所以宿迁又进行了乡镇医改的新探索。

2015年在全市各县区选择14个乡镇进行试点,效果良好,所以2016年在全市推开。总的改革模式就是过去乡镇医防分开,现在是医防结合。服务采用购买形式,改革路径是整合乡镇、卫生、计生这些机构的职能。改革前我们乡镇一共有3家卫生机构,包括乡镇卫生院,负责公共卫生;乡镇医院,负责医疗;还有乡镇计生。改革以后是两个,一个是乡镇卫生服务中心,是管理机构,另一个是乡镇医院(卫生院)。

·宿迁建立分级诊疗制度的基本思路·

宿迁以民营为主的医疗体制,在没有推行分级医疗的情况下,实现民营医疗机构自身适应市场竞争的行为,形成了患者就医大部分在基层医疗机构的状态。

宿迁下一阶段推行分级诊疗工作,将利用现有的体制优势,在村级、社区卫生机构政府兜底的前提下,政策引导,鼓励社会力量、乡镇(街道)卫生机构提升医疗服务能力,鼓励县乡医疗机构以产权、利益为纽带纵向合作。辅之以医保政策引导,县、乡、村三级医生与居民签约服务和信息化支撑,建立基层首诊、双向转诊、急慢分治、上下联动的分级诊疗制度。

国家推行分级诊疗要求保持现有体制优势,除了保持体制积极性,宿迁还有办医积极性。一个是强基层,用社会力量加强基层建设。同时推进签约服务,村医生和社区服务站医生结合,同时这个村医生跟乡镇街道进行签约,乡里医生与县级医生签约。还有医保政策引导,我们发现宿迁新农合外出就医比较少,职工医保比较多,大概是13%左右。后来比较一下,在市内和市外保险政策差别很小,市内报了73%,到市外是69%,所以医保政策引导还是比较重要的。医疗机构纵向合作,建立顺畅的双向诊断渠道,加强信息平台建设,为分级诊疗做好支撑。

圆桌对话

讨论：激励基层医疗，有服务才会有信任

俞卫：有的民营企业主责任心不够，可能只想赚钱，所以基层医疗这个大环境也是有风险的，不知道您怎么看这个问题。

程崇高：我们基层医疗结构，就是村一级的，以前名义上是政府办的，但实际上是单干。单干的话，病人来了，让医生加班没有问题，他的积极性很高。变成政府管以后，你就发现下班以后再找人很难找了。按照国家要求，我们要有制度，政府要兜底，但是执行问题很大，还是体制问题。现有体制下怎么解决问题？除了政府出钱，还要把绩效放大。基层医疗每看一个病人，要多拿点医疗费，但这个积极性跟过去相比还是有差距的。

同时，基层医生还要确保患者的信任。怎么做到？四个词，服务、比较、自由、竞争。让老百姓信任你就是服务一定要好。是否信任你，是跟其他服务比较的。再者病人是有自由选择权的，他可以选择你，也可以不选择你。

建立社区居民的健康管理平台

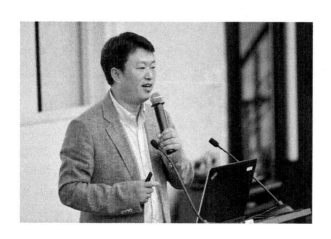

杨萨

云南新康医疗管理集团董事长兼 CEO

· 民营机构做社区医疗，符合世界医疗保健大趋势 ·

世界上很多国家基层医疗是私有化的，国有很少，我个人特别认同这一点。我们国家的基层医疗，在很多层面是非常完善的，只是怎么做的问题。从中心到站，三级医疗体系布局很科学，包括社区如何来做好居民的健康守门人。

· 我国基层医疗卫生存在痛点 ·

规则要求有很多项，考核指标有千余条细则，看都看不明白，不要说应对了。医生往上走是一定的，人才都想往上流动。还有一个是基层体制问题，政府主导的行政化的社区卫生服务站和卫生服务中心，行政级别最低，收支两条线，医护积极性差，早九晚五，提供不了居民满意的服务。另外，是医改的压力、政策方面的问题。政府为解决"看病难、看病贵"的难题，将重点放在加强基层服务能力建设上，实现首诊在社区、小病在社区的分级诊疗体系。社区医疗面临巨大压力。

· 新康的布局 ·

新康是把基层社区医疗机构连锁化、标准化。新康医疗成立于 2012 年，

2014 年获得 A 轮融资,2015 年获得 B 轮融资。新康医疗下面有医药的全资子公司,有专门投资社区机构的投资子公司,还有专门开发社区软件和大数据管理的子公司。

新康以城市社区为基础,建设居民健康信息连接,是各项服务平台机构。我们是一个社区居民管理平台。到目前为止,我们的网点有 50 家在昆明社区,覆盖 50 万人,建立了 50 万个真实有效的健康档案。2016 年还会继续增加 100 个社区在昆明市各组成城区。我们还在与 50 家非公立基层医疗进行深度的托管和合作,最后还有 100 家与政府合作,这是新康医疗目前的状况。

· 切入点:建好动态的居民健康档案 ·

新康医疗的切入点是居民健康档案。居民健康档案,我理解是居民全生命周期健康数据变化。我们分几段:0～6 岁,6～20 岁,20～60 岁。60 岁以后,每一个阶段都有专业的团队来对这个数据进行采集和互动。采集过程中,我们是通过信息收集,然后开始分析判断,制定一些治疗方案,最后实施,回过头来评价。秉承这样的原理,对居民健康档案进行互动,这是一个很大的课题。

· 新康医疗的生命时段健康管理体系 ·

家庭医生怎么提供服务?我们有了新康家庭医生 APP,医生通过 APP 管理社区居民。每一个档案网格式建设,把一个城市,我们管的辖区里,一个社区分多少栋楼,都通过信息化存在计算机里。每一个家庭都有 APP,我们不需要打电话,通过 APP 互动就可以了。家庭中的孩子需要打预防针也可以提醒,这个我们已经实现了。

医疗服务·我们社区不看疑难杂症,就看小病、常见病。我们要做大病的参谋、康复的助手。我们跟大医院建立很好的绿色通道,有很多联动服务。

药事服务·居民不用去社区医院,通过 APP 告诉医生哪里不舒服,网上药店直接给送过去。居民的信息档案是非常大的课题,需要大量信息数据。目前我们已经做到了通过网络管理公共卫生系统。

远程诊断·我们通过远程诊断跟三甲医院进行互动,告诉他什么情况,三甲医院给我们反馈,这个服务病人是需要付费的。然后社区药房帮助送到电子商务平台,整个模块进行数据收集。居民健康档案建立以后,是一个初级数据,最后将这些数据进行完善,才有第一步数据。第二步是数据互动。

可穿戴设备·我们对糖尿病、高血压都有可穿戴设备。社区病人的数据在我们社区中心服务里面,就可以进行全程监控。还可对重点人群进行管理,保证个人的健康。居民也可以通过我们 APP 和网站,看到他整个的健康信息变化和收集。所以对他的健康行为做一个管理,更多的是在预防方面做管理。

我们正在努力做的是与三甲医院进行数据互动。我们的病人送到三甲医院以后,三甲医院可以看到他整个状况的数据。在三甲做了医疗,回到社区来,数据也能回来。如果哪家三甲医院不跟我互动,我就不给他输送病人。三甲医院服务必须打通。

· 新康健康管理平台特点 ·

系统流程标准化,高度可复制性·管理上采取矩阵式管理模式,有一个公益团队是垂直管理到每一个社区每一个点。所以是非常标准的,是符合政府需求的,这个需求我们是高度统一的。

过程可控、可监督、可考核·如果把公共卫生服务委托给民营机构做,如何监督考核? 我个人建议是把信息系统放到你那里对接就可以了。

我们现在多维度、多渠道精准积累,社区居民健康档案维护好、互动好,实现居民健康大数据真实性和及时性。刚才讲的穿戴设备,重点人群现在状况是怎么样的,我们可以掌握,而不是今年和去年的数据。我们已经实现了多维度、高精准数据挖掘,未来会产生一些更大的社会和商业价值。

· 新康连锁基层社区医疗的成效 ·

有一些数据可以表明新康的成效。表 15 - 1 是新康运营社区中心门诊人次,对比区政府基层医疗的门诊人次,可以看到这个差距还是很大的。还有客单价,居民在社区里面接受医疗服务的价格也是不高的。就公共卫生服务人次来说,新康比政府设办的要高很多,因为我们要求数据互动,对团队考核是必须要互动的。

相比二级医院、三级医院的数据,新康虽然门诊人次对比差很远,但费用更低。从数据上来看(表 15 - 2),一个顾客在我们这里花的钱,跟三级、二级医院花的钱有很大差距。

表 15-1　新康医疗与公办基层医疗数据对比(门诊)

类　型	基础治疗门诊(人次/月)	客单价(元/人)	公共卫生健教服务(人次/月)	公共卫生重点人群体检(人/月)	0～6岁儿童预防接种量(人次/月)
新康运营	2 893	89.5	2 040	300	1 235
西山、官渡区政府运营	113	46.5	138	50	240
盘龙、五华区政府运营	1 100	70	270	60	500

注:数据来源于新康后台,昆明市某区2015年基层卫生服务年报表数据。

表 15-2　新康医疗与公办医疗数据对比(仅门诊)

类　型	基础治疗门诊(人次/月)	客单价(针剂+治疗费)(元/人)	检验费(元/次)	西药费(元/次)
新康运营	2 893	89.5	15～20	25～40
二甲医院(综合)	1.5万～1.8万	416.5	50	215
三甲医院(大内科)	5万～6万	200	60～150	100～300

圆桌对话

通过患者认同感激励基层医生

俞卫:在绩效激励机制方面,我估计公立和民营很难竞争。新康怎么看?

杨萨:这的确是一个挑战,除了绩效考核,还可以有另外一个点:社区里患者对这个医生的认同感,决定他的收入是多少。我们集团就是这样考核,医生有两个指标,一个是财务指标,一个是非财务指标。非财务指标是管辖人群动态,就是你管2 000人,这些人找你的频次有多少,通过系统考核以后,这个会有归纳。我们更强调医生服务意识和态度,他的技能我们采取IT手段帮助他提升,重点是服务的态度和时间。医生看病的时候,我们的视频监控可以看出时间,从服务诊断开始计时,10分钟少了都不行。我们更强调标准服务和绩效挂钩,以及跟患者之间的互动。

分级诊疗推进中的投资机会

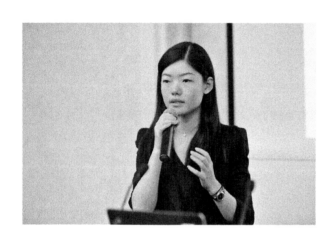

谢开

分享投资医疗基金投
资副总裁

· 医疗服务质量、易获得性、廉价性：你投哪两个 ·

医疗投资领域存在这样的一个三角，实际上是三个目标：即医疗服务质量、易获得性、廉价性，但这三个目标不可能同时达到，也要取其二舍其一。质量高价格便宜的，一定是一票难求；医疗服务好，想得到就能得到，这个定价相对是比较高。

不管创业者还是投资人，都可以去想一下，到底我们做的项目，我们做的服务，重点是满足哪两个点，放弃了哪一个点？

· 推进分级诊疗可能到了一个不一样的节点上 ·

过去几年医疗投资很火，这个市场很大，基层医疗需求也是越来越大。在这个市场里面，目前民营在基层医疗的占比还是很低，公立是绝对主导。

为什么推进分级诊疗？其实分级诊疗不是新鲜的话题和概念。从2009年医改到现在，一直在讲。我们从投资机构的角度来看，推进分级诊疗趋势不容置疑，从程序、从投资回报的角度，一定要看这个点到底有没有到。虽然一直在讲，但是推进力度比较弱，这一两年之间，我们确实看到，这个事情推进可能到了一个不一样的节点上。

"两会"上又讲到分级诊疗。新的工作目标要求到 2017 年,基层诊疗量占到整体 65%,二、三级医院向下级转诊数量增幅推到 10% 以上。如果按照这个数字计算,2 年时间内,会有 2 亿多人次向基层流动。

目前,政府已经开始用看得见、摸得着方式——经济杠杆、行政手段鼓励分诊。

· 趁"虚"而入:非一线发达地区土壤可能更适宜生长 ·

民营是针对公立体制相对薄弱、相对不足,或者是短时间内弥补有限的点进行发力。公立体系项目总体来说确实存在很多体制上的瓶颈,包括行政化管理机制、财政体系、人才、本身的先天功能定位,决定了公立做基层医疗,效率提升不是那么容易。这首先是我们投资机构看到民营做基层的机会。

我们这几年关注基层医疗领域的时候发现,最好最活跃的土壤其实是在不发达地区。我们听到很多例子,像宿迁、青岛等,这样的地区因为公立体制上财政拨款、当地财政收入、人才吸引力、人才储备的缺口等因素,政府不得不更加依赖其他力量把这件事情做好。

我之前跟新康医疗有过一些交流,我们拿昆明做例子。虽然整个大西南相对不发达,但云南省全省 4 700 万人口有 15% 是在昆明附近,有一定支付能力的城镇居民数量是可观的。昆明当地有 300 家基层医疗服务牌照,有 2/3 是私立的牌照。这是很惊人的数字,氛围也很活跃。因此,这个市场有先天条件,这样的需求正是创业的机会所在。

· 多点发力:上下贯通的"金字塔"商业模式 ·

分级诊疗是大的金字塔、大的三角。公立医疗机构本身分级诊疗希望建立这样的三角。体制之外的民营力量,也有不同角度、不同点,可以共同重构或优化体制外大的三角。怎么重构这个体制外三角,目前情况是什么都缺:缺少人才,政策出台也相对比较慢,缺上面高端服务,缺各种技术。

我们觉得未来两三年,甚至是三五年时间,还没有到体系闭环的时候,现在很多创业机构处在开环状态。每一个人把自己的事情做好:有人打地基,有人建很小的三角形砖块,最后把金字塔打实。我们看到有人做基层医疗,有人做医生集团想把人才流动性打通,有人做信息化事情,有人做中高端(想做金字塔的事情),有人做中间小的各种各样插件。

所以,这又是医疗领域与互联网或者是跟其他领域投资不一样的情况。其他领域与别人没有太大关系,我把理发、美容、外卖生意做好就行了,但是医疗领域,大家最后的终点是一致的。

如果把基层医疗——做"地基"这一块践行者的生意拿出来看,这里面又有一个小的金字塔、小的三角。新康医疗是围绕居民健康档案管理来做这件事情。这一层的居民,怎么样从这里面抽出一个小的三角来对他们进行回访,把里面人群的差异化需求区分出来,淘有更多增值服务需求的人,把他们管理起来。把从常见病到发生疑难病的这个服务通道打通,可以自己形成一个小的三角。

· 多点发力: 新型基层医疗机构将成为平台和入口 ·

投资不仅仅是自己建立所有环节,三角当中有很多可以发力的点。大三角建成了会是入口和平台,话语权不比高端医疗、三甲医疗弱,话语权会跟他们平等,甚至是超越他们。

这里有一个理念,怎么样把基层医疗做好。我们觉得是合作平台化,这是一个最大的或者是未来我们认为价值所在的地方。基层医疗平台,将来在上面叠加很多插件,会插上智能硬件。

· 勾画分级诊疗的理想国,寻找缺失拼图 ·

从另外一条线,就诊服务链条,即诊前、诊中、诊后几个流程看,我们思路是,三五年之后一个医疗的理想国应该是什么样。退回到现在,中间缺什么,中间的拼图就是我们寻找投资标的的地方。

从诊前家庭医生,包括体检机构,我们投了大型体检机构。这个诊前入口,到诊中,到专科,有服务属性的,也有医疗属性的,有很多投资机会,包括诊后康复。这里面其实有一些看起来好像是相对不那么赚钱。比如说诊后康复,康复病人在医院看来属于低质病人,占床位,产生的营收又不充分。从投资角度来看,康复做好了是比较好的生意,因为风险比较低,过程疗效是清晰可见的,病人医疗过程和运营体系相对容易标准化。同时又是跨学科综合的门类,有它的壁垒。从投资角度和医疗机构角度看,会看到不一样的价值。

· 什么是好项目 ·

具体到有什么好项目,市场大这是首先的,其次是行业基础。又讲到刚才说的,现在行业基础百废待兴,这里面会有一些人才流动,政策支持相对比较完善。你要有一点提前量,有创新的空间,对政策研究始终是我们关注的一点。

从模式角度上来讲,我们希望如果把这个壁垒跟可复制性画一条横轴和纵轴,我们希望是在弧线上。这个模式比较难复制,但是这个价值比较客观,或者是把可复制性做到极端,一些康复养护技术门槛没有那么高,把服务细节做到极致,这个是可复制的。

· 基层医疗适不适合风险投资 ·

讨论开始前俞卫教授问我一个问题,基层医疗投资看起来不是好生意,为什么要投? 刚才做了一些阐述,想重申一下到底适不适合投资。基层医疗的增长是线性的,是可以预期的,并且起步是面临非高收入、非高客单价的生意。风投是要求爆发式增长,要求快速回报,到底适不适合投资,我们觉得适合投资,中国有不一样的语境。

第一,快速增长过程中需求缺口很大,医疗服务首先要把缺口补了,然后再增长。这个增长性比我们想象的更可观。

第二,做基层医疗,首先要完成公共卫生服务职能和需求。在此之外,由于技术加入,由于远程医疗、医生集团、金融管理智能设备,比如说保险,还有其他专科服务等,上面插件多了,病人线性可以叠加非线性增长潜力。

分享一下我们在这个领域的作为。我们是综合性投资机构,关注医疗、互联网创新、智能工业。医疗基金投出去 30 个项目,整体有 100 多个项目组合。医疗服务是重点,占比是 13%,我们觉得还不够多,还希望在这个领域继续投资。分享投资投入的医疗项目包含器械、医药、生物各个领域,但医疗服务机构、实体服务机构投入的还不够多,我们希望在这两方面做更多投资,这里面很多移动医疗项目是跟基层医疗相关的。

圆桌对话

基层医疗是 J 型增长，目前需布局

俞卫：民营医疗中，专科医院的投资回报率很高，刚性很强，比基层的投资更有竞争力，从回报角度来讲，作为投资方，你们的投资角度有区别吗？如果回报率不高也投资，业绩就会有问题，您是怎么想的？

谢开：专科医院和基层医疗我们都投。这就像建房子，屋顶跟梁，还有窗帘，我们都要，我们是布局的概念，而且是时间跨度的概念。基层很难做，所以我们投资基层医疗服务项目是很慎重的，并且受政策影响很大。越难做越是有价值，你做好了，说明你的壁垒很强。这里面有一个时间概念，前三年苦和累，但是四五年以后会开花结果。所以我们投资是像"J"字形的，这个"J"是用来说明投资机构投项目的变化规律，放到创业项目同样适用。会有一个短期的下行，但是最后会上扬。

我们认为更多是从金字塔角度看到问题，这个信任和服务背后一定是激励机制，这也是民营医院胜过公立医院更有灵活性的一点。这个激励机制不管挂靠公司还是签约个人，背后一定是激励机制。若挂靠公司，公司把他与患者作为考核第一要素，跟绩效收入直接挂钩，医生还是会把这个机制做好。对于技术，我们觉得当你激励服务、激励信任、激励非医疗因素的时候，会发现一个问题，医疗很复杂，满脸笑容的医生不一定技术最好，有的技术好不一定带笑容。就是让专家团队做好他们的事情，把专家核心竞争力放到医疗上。这是我们看到的医疗创业机构尝试的模式。

基层医疗发展的国际借鉴

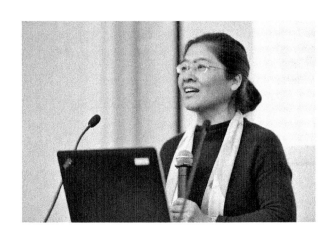

黄丞

上海交通大学安泰经
济与管理学院副教
授、博士生导师

　　我来介绍一下国际上医疗方面是怎么发展的。美国医疗是市场化的，自由度比较高。他们穷人和老人医疗，政府是担当的，只不过办的时候是私人办，无论是营利还是不营利。

　　我总结了几个部分，不一定妥当，大家可以交流。首先是新加坡模式；第二个是英国模式，它是以政府为主导，私立也发挥很重要的作用；第三个是德国模式。这三个国家的模式是比较经典的。在这个基础之上，谈一下对中国的思考。

·新加坡：强调政府补需方且重效率的基层医疗公私竞争发展模式·

　　私立机构是基层医疗服务的主力军·新加坡这个模式，毫无疑问它的医疗服务费用很低，占整个 GDP 4%，足以让我们惊叹，绝对可以说是亚洲第一。这是一个非常有效率的模式，公立部门实际上提供 20% 的基层医疗和 80% 的医院服务。

　　私立全科诊所在基层占主导地位，只有 18 家是公立的，私立的有 1 500 家，这个过程中私立竞争惨烈。公立联合诊所提供的服务与我们没有什么差别，是用政府补贴方式，使得更多低收入人群在便宜的地方得到服务。尽管新加坡政府也在努力提升联合诊所的服务水平和效率,由于公立联合诊所只有 18 家,通常比私立的全科诊所距离居民住所更远,等候服务时间更长,这样便为私立诊所提供了广阔的空间。

这里面的设施,我就不讲了。这里面有一个 CHAS,即社保援助计划。政府实际上在承担服务的时候,还是进行了分类。只有符合他的一些要求,才能作为定点机构,享受到一些更优惠的条件:或是政府对你的保障,或是对资质的认同。

私立诊所与公立错位竞争·新加坡在基层医疗这方面,私立部分是 81%,公立是 19%。但慢性病这一部分,公立是占 45%,实际上 18 个公立社区在兜底。我们就可以看到差别,所以这是公私竞争的,但是定位稍微错位一点。

具体而言,比如说收费,实际上病人自己花钱还是很贵的,居民或者是长期居民及公民是便宜的。所有这些都是现金支付,在与上一级医疗机构的连接中,经过转诊就便宜,不转诊就更贵。

如果你想服务是一致的,但是你的舒适度是有区别的,要求是不一样的。如果想等待时间短、诊断时间长,就得多花一点钱,所以还是错位竞争。你完全可以是慢性病诊断次数比较多,花费更多精力跟医生交流。要有一个取舍。

私立诊所持续发展的关键挑战·根据新加坡卫生部的数据,私立诊所面临着多项挑战(图 15 - 1)。首先,最大的挑战是药物成本,57%的诊所认为药物成本太高了。第二,来的患者人数减少。其他原因还包括租用费用、

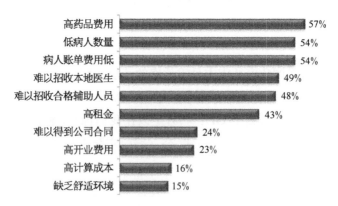

图 15 - 1　新加坡私立诊所面临的挑战,选项占总诊所的比例
(数据来源:新加坡卫生部)

场地贵等。去年我去意大利，他们说共享一个空间，来分担掉固定成本。中国跟他们相比，咱们是社区，本来就有更好的基础。

充分竞争使得私立诊所就诊量低·第一，私立诊所之间激烈竞争。第二，公立也是竞争对手。这样的竞争方式，引起了就诊量低，这说明竞争本身是有效的。如果说不是优质、不是低价、不是我的需求，那你就出局了，所以竞争的作用很关键（图 15 - 2）。

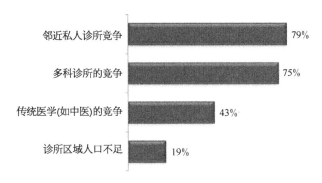

图 15 - 2 私立诊所低就诊量原因，选项占总诊所的比例
（数据来源：新加坡卫生部）

·英国：政府主导购买公平竞争的基层医疗公私竞争发展模式·

英国实行的是"国家卫生服务"（National Health Service，NHS），是政府主导医疗模式。英国 90% 以上的居民依靠 NHS 提供医疗保健，基本上实现了全民保障。

服务购买者与服务提供者分开的原则·NHS 最近在 2012 年推出医改方案，引起我们很大关注。虽然政府购买医疗服务的组织在变，但购买私立基层医疗的机制未变，其服务购买者与服务提供者分开的原则没有变，其新建立起来的内部市场制也没有变。

英国全科医生 75% 在私立诊所执业·作为医疗体系中坚力量的全科医生，有效地承担了整个医疗服务体系"守门人"的职能，完成了英国 90% 的门急诊业务和大部分公共卫生服务业务，却仅仅花费了 NHS 经费的 8%。英国的全科医生，75% 在私立诊所执业，英国政府签约购买其全科服务，贡献卓越。

私立诊所可以是合伙制，也可以是另外的方式，就是一站式服务。这里面不仅仅提供公共医疗服务，还有卫生服务、慢性病管理等。利用这个平台,更有效分流一部分高端人群,让它更具有成本效益。

余下 25% 左右的全科医生受雇于 NHS,由 NHS 分配到一个或多个全科诊所工作,每周有规定的工作时间。他们的雇佣关系也不像我们中国的方式是固定的,实际上是双向选择的,同时不限于在 NHS 固有的诊所工作,完全可以多点执业,只要通告一声得到他们的允许就可以了。

全科医生的收入情况·对于 25% 的 NHS 雇员,他们拿到的工资是固定的,有时也会上下浮动,但风险比较小。自由执业的全科医生通过与 NHS 签订服务合同,即政府购买服务。其收入一般是 NHS 雇员收入的 2 倍,主要由四部分构成:人头预付、收入保障、质量考核和其他收入来源(包括出租固定资产的收益和开处方的收入等)。全科医生在人头预付和收入保障这两部分的收入由不同类别的合同所决定。私立诊所的医生,在这个过程中承受的压力也比较大,毕竟涉及很多不确定性。

全科医生之间对患者的竞争是英国全科医生最根本的特征·目前居民自由选择签约医生,居民"用脚投票""钱跟人走",全科医生积极争取患者。全科医生要想获得更高的收入,只有提高自己的竞争力,既要签约更多的患者,又要让患者少生病。

按照英国的规定,凡拥有合法执业资质的全科医生,皆可自由开设诊所,诊所数量不受行政管制,由此实现优劳优得、不劳不得。

·德国: 社会医疗保险基金购买的多层竞争基层医疗发展模式·

疾病基金会作为医疗保险购买方与门诊医疗服务提供方代表的医师协会签约,由医师协会负责基金会与医师之间的保险基金支付并监管医师。

提供非住院型医疗服务的人大多是家庭医生,其大多数是个体执业(约 75%),只有少数人联合执业或受雇于其他机构。绝大多数家庭医生是众多社会医疗保险机构的定点服务提供者。

在德国,所有社会医疗保险机构均实施"守门人"制度。值得一提的是,在德国,扮演"守门人"角色的家庭医生不限于全科医生,也包括一些专科医生,近期专科医生与全科医生联合执业的小型综合诊所备受欢迎。

·可借鉴的国际经验·

第一,政府购买私立基层服务这一部分,应该说是一致的,无论表现形式怎么样都是一致的。

第二,制度设计不同,但均设法形成公私竞争格局,尤以私立为主,赋予基层医疗重要地位,这是他们的共性。如果我们想借鉴,这一点是最重要的。

第三,基层医疗的有效提供,形成了整个医疗提供体系健康有效运行的根基。

· 几点思考

我们可以在借鉴的基础上,设想我们自己的问题,我就粗略地讲一下我的观点。

一,政府为"基本医疗卫生制度"公共产品向全民提供承诺"买单",并确保制度。

二,加强基层医疗、基本医疗购买的标准制定,相应地确定准入、公平竞争、退出的机制和有效执行,体现依法治医,私立机构完全可以获得平等进入的待遇。

三,加大政府扶持、投入、购买和监管机制。

四,谁可以提供有价值的服务,就可以去购买,这个购买可以惠及百姓。私立机构平等被引进来、被应用是很正确的方式。购买基层医疗的时候就应该进行付费,怎么样给予激励机制可以争取到患者,这里监管毫无疑问是非常重要的。前面三个国家是发达国家和高度法治国家,我国目前还有一段距离。

五,积极探索"互联网+"医疗信息平台,创建公开、协同共赢、有效共享利益机制的新基层医疗发展模式。我们进入"互联网+"时代,这个工具可以为我所用,更好地推动这方面的发展。

相关政策文件

● 国务院办公厅,《关于推进分级诊疗制度建设的指导意见》,2015 年 9 月 11 日。国办发〔2015〕70 号。
● 国务院办公厅印发《关于促进社会办医加快发展若干政策措施的通知》,2015 年 6 月 11 日。国办发〔2015〕45 号。

国务院办公厅关于推进
分级诊疗制度建设的指导意见

国办发〔2015〕70 号

各省、自治区、直辖市人民政府,国务院各部委、各直属机构:

建立分级诊疗制度,是合理配置医疗资源、促进基本医疗卫生服务均等化的重要举措,是深化医药卫生体制改革、建立中国特色基本医疗卫生制度的重要内容,对于促进医药卫生事业长远健康发展、提高人民健康水平、保障和改善民生具有重要意义。为贯彻落实《中共中央关于全面深化改革若干重大问题的决定》和《中共中央、国务院关于深化医药卫生体制改革的意见》精神,指导各地推进分级诊疗制度建设,经国务院同意,现提出如下意见。

一、总体要求

(一)指导思想。全面贯彻党的十八大和十八届二中、三中、四中全会精神,认真落实党中央、国务院决策部署,立足我国经济社会和医药卫生事业发展实际,遵循医学科学规律,按照以人为本、群众自愿、统筹城乡、创新机制的原则,以提高基层医疗服务能力为重点,以常见病、多发病、慢性病分级诊疗为突破口,完善服务网络、运行机制和激励机制,引导优质医疗资源下沉,形成科学合理就医秩序,逐步建立符合国情的分级诊疗制度,切实促进基本医疗卫生服务的公平可及。

(二)目标任务。

到 2017 年,分级诊疗政策体系逐步完善,医疗卫生机构分工协作机制基本形成,优质医疗资源有序有效下沉,以全科医生为重点的基层医疗卫生人才队伍建设得到加强,医疗资源利用效率和整体效益进一步提高,基层医疗卫生机构诊疗量占总诊疗量比例明显提升,就医秩序更加合理规范。

到 2020 年,分级诊疗服务能力全面提升,保障机制逐步健全,布局合理、规模适当、层级优化、职责明晰、功能完善、富有效率的医疗服务体系基本构建,基层首诊、双向转诊、急慢分治、上下联动的分级诊疗模式逐步形成,基本建立符合国情的分级诊疗制度。

——基层首诊。坚持群众自愿、政策引导,鼓励并逐步规范常见病、多发病患者首先到基层医疗卫生机构就诊,对于超出基层医疗卫生机构功能定位和服务能力的疾病,由基层医疗卫生机构为患者提供转诊服务。

　　——双向转诊。坚持科学就医、方便群众、提高效率,完善双向转诊程序,建立健全转诊指导目录,重点畅通慢性期、恢复期患者向下转诊渠道,逐步实现不同级别、不同类别医疗机构之间的有序转诊。

　　——急慢分治。明确和落实各级各类医疗机构急慢病诊疗服务功能,完善治疗—康复—长期护理服务链,为患者提供科学、适宜、连续性的诊疗服务。急危重症患者可以直接到二级以上医院就诊。

　　——上下联动。引导不同级别、不同类别医疗机构建立目标明确、权责清晰的分工协作机制,以促进优质医疗资源下沉为重点,推动医疗资源合理配置和纵向流动。

二、以强基层为重点完善分级诊疗服务体系

　　(一)明确各级各类医疗机构诊疗服务功能定位。城市三级医院主要提供急危重症和疑难复杂疾病的诊疗服务。城市三级中医医院充分利用中医药(含民族医药,下同)技术方法和现代科学技术,提供急危重症和疑难复杂疾病的中医诊疗服务和中医优势病种的中医门诊诊疗服务。城市二级医院主要接收三级医院转诊的急性病恢复期患者、术后恢复期患者及危重症稳定期患者。县级医院主要提供县域内常见病、多发病诊疗,以及急危重症患者抢救和疑难复杂疾病向上转诊服务。基层医疗卫生机构和康复医院、护理院等(以下统称慢性病医疗机构)为诊断明确、病情稳定的慢性病患者、康复期患者、老年病患者、晚期肿瘤患者等提供治疗、康复、护理服务。

　　(二)加强基层医疗卫生人才队伍建设。通过基层在岗医师转岗培训、全科医生定向培养、提升基层在岗医师学历层次等方式,多渠道培养全科医生,逐步向全科医生规范化培养过渡,实现城乡每万名居民有 2～3 名合格的全科医生。加强全科医生规范化培养基地建设和管理,规范培养内容和方法,提高全科医生的基本医疗和公共卫生服务能力,发挥全科医生的居民健康"守门人"作用。建立全科医生激励机制,在绩效工资分配、岗位设置、教育培训等方面向全科医生倾斜。加强康复治疗师、护理人员等专业人员培养,满足人民群众多层次、多样化健康服务需求。

　　(三)大力提高基层医疗卫生服务能力。通过政府举办或购买服务等方式,科学布局基层医疗卫生机构,合理划分服务区域,加强标准化建设,实现城乡居民全覆盖。通过组建医疗联合体、对口支援、医师多点执业等方式,鼓励城市二级以上医院医师到基层医疗卫生机构多点执业,或者定期出诊、巡诊,提高基层服务能力。合理确定基层医疗卫生机构配备使用药品品种和数量,加强二级以上医院与基层医疗卫生机构用药衔接,满足患者需求。强化乡镇卫生院基本医疗服务功能,提升急诊抢救、二级以下常规手术、正常分娩、高危孕产妇筛查、儿科等医疗服务能力。大力推进社会办医,简化个体行医准入审批程序,鼓励符合条件的医师开办个体诊所,就地就近为基层群众服务。提升基层医疗卫生机构中医药服务能力和医疗康复服务能力,加强中医药特色诊疗区建设,推广中医药综合服务模式,充分发挥中医药在常见病、多发病和慢性病防治中的作用。在民族地区要充分发挥少数民族医在服务各族群众中的特殊作用。

(四)全面提升县级公立医院综合能力。根据服务人口、疾病谱、诊疗需求等因素,合理确定县级公立医院数量和规模。按照"填平补齐"原则,加强县级公立医院临床专科建设,重点加强县域内常见病、多发病相关专业,以及传染病、精神病、急诊急救、重症医学、肾脏内科(血液透析)、妇产科、儿科、中医、康复等临床专科建设,提升县级公立医院综合服务能力。在具备能力和保障安全的前提下,适当放开县级公立医院医疗技术临床应用限制。县级中医医院同时重点加强内科、外科、妇科、儿科、针灸、推拿、骨伤、肿瘤等中医特色专科和临床薄弱专科、医技科室建设,提高中医优势病种诊疗能力和综合服务能力。通过上述措施,将县域内就诊率提高到90%左右,基本实现大病不出县。

(五)整合推进区域医疗资源共享。整合二级以上医院现有的检查检验、消毒供应中心等资源,向基层医疗卫生机构和慢性病医疗机构开放。探索设置独立的区域医学检验机构、病理诊断机构、医学影像检查机构、消毒供应机构和血液净化机构,实现区域资源共享。加强医疗质量控制,推进同级医疗机构间以及医疗机构与独立检查检验机构间检查检验结果互认。

(六)加快推进医疗卫生信息化建设。加快全民健康保障信息化工程建设,建立区域性医疗卫生信息平台,实现电子健康档案和电子病历的连续记录以及不同级别、不同类别医疗机构之间的信息共享,确保转诊信息畅通。提升远程医疗服务能力,利用信息化手段促进医疗资源纵向流动,提高优质医疗资源可及性和医疗服务整体效率,鼓励二、三级医院向基层医疗卫生机构提供远程会诊、远程病理诊断、远程影像诊断、远程心电图诊断、远程培训等服务,鼓励有条件的地方探索"基层检查、上级诊断"的有效模式。促进跨地域、跨机构就诊信息共享。发展基于互联网的医疗卫生服务,充分发挥互联网、大数据等信息技术手段在分级诊疗中的作用。

三、建立健全分级诊疗保障机制

(一)完善医疗资源合理配置机制。强化区域卫生规划和医疗机构设置规划在医疗资源配置方面的引导和约束作用。制定不同级别、不同类别医疗机构服务能力标准,通过行政管理、财政投入、绩效考核、医保支付等激励约束措施,引导各级各类医疗机构落实功能定位。重点控制三级综合医院数量和规模,建立以病种结构、服务辐射范围、功能任务完成情况、人才培养、工作效率为核心的公立医院床位调控机制,严控医院床位规模不合理扩张。三级医院重点发挥在医学科学、技术创新和人才培养等方面的引领作用,逐步减少常见病、多发病复诊和诊断明确、病情稳定的慢性病等普通门诊,分流慢性病患者,缩短平均住院日,提高运行效率。对基层中医药服务能力不足及薄弱地区的中医医院应区别对待。支持慢性病医疗机构发展,鼓励医疗资源丰富地区的部分二级医院转型为慢性病医疗机构。

(二)建立基层签约服务制度。通过政策引导,推进居民或家庭自愿与签约医生团队签订服务协议。签约医生团队由二级以上医院医师与基层医疗卫生机构的医务人员组成,探索个体诊所开展签约服务。签约服务以老年人、慢性病和严重精神障碍患者、孕产妇、儿童、残疾人等为重点人群,逐步扩展到普通人群。明确签约服务内容和签约条件,确定双方责任、权利、义务及其他有关事项。根据服务半径和服务人口,合理划分签约医生团队责任区域,实行网格化管理。签约医生团队负责提供约定的基本医疗、公共卫生和健康管理服务。规范签约服务收费,完善签约服务激励约束机制。签约服务费用主要由医保基金、签约居民付费和基本公共卫生服务经费等渠道解决。签约医生或签约医生团队向签约居民提供约定的基本医疗卫生服务,除按规定收取签约服务费外,不得另行收取其他费用。探索提供差异性服务、分类签约、有偿签约等多种签约服务形式,满足居民多层次服务需求。慢性病患者可以由签约医生开具慢性病长期药品处方,探索多种形式满足患者用药需求。

(三)推进医保支付制度改革。按照分级诊疗工作要求,及时调整完善医保政策。发挥各类医疗保险对医疗服务供需双方的引导作用和对医疗费用的控制作用。推进医保支付方式改革,强化医保基金收支预算,建立以按病种付费为主,按人头付费、按服务单元付费等复合型付费方式,探索基层医疗卫生机构慢性病患者按人头打包付费。继续完善居民医保门诊统筹等相关政策。完善不同级别医疗机构的医保差异化支付政策,适当提高基层医疗卫生机构医保支付比例,对符合规定的转诊住院患者可以连续计算起付线,促进患者有序流动。将符合条件的基层医疗卫生机构和慢性病医疗机构按规定纳入基本医疗保险定点范围。

(四)健全医疗服务价格形成机制。合理制定和调整医疗服务价格,对医疗机构落实功能定位、患者合理选择就医机构形成有效的激励引导。根据价格总体水平调控情况,按照总量控制、结构调整、有升有降、逐步到位的原则,在降低药品和医用耗材费用、大型医用设备检查治疗价格的基础上,提高体现医务人员技术劳务价值的项目价格。理顺医疗服务比价关系,建立医疗服务价格动态调整机制。

(五)建立完善利益分配机制。通过改革医保支付方式、加强费用控制等手段,引导二级以上医院向下转诊诊断明确、病情稳定的慢性病患者,主动承担疑难复杂疾病患者诊疗服务。完善基层医疗卫生机构绩效工资分配机制,向签约服务的医务人员倾斜。

(六)构建医疗卫生机构分工协作机制。以提升基层医疗卫生服务能力为导向,以业务、技术、管理、资产等为纽带,探索建立包括医疗联合体、对口支援在内的多种分工协作模式,完善管理运行机制。上级医院对转诊患者提供优先接诊、优先检查、优先住院等服务。鼓励上级医院出具药物治疗方案,在下级医院或者基层医疗卫生机构实施治疗。

对需要住院治疗的急危重症患者、手术患者,通过制定和落实入、出院标准和双向转诊原则,实现各级医疗机构之间的顺畅转诊。基层医疗卫生机构可以与二级以上医院、慢性病医疗机构等协同,为慢性病、老年病等患者提供老年护理、家庭护理、社区护理、互助护理、家庭病床、医疗康复等服务。充分发挥不同举办主体医疗机构在分工协作机制中的作用。

四、组织实施

(一)加强组织领导。分级诊疗工作涉及面广、政策性强,具有长期性和复杂性,地方各级政府和相关部门要本着坚持不懈、持之以恒的原则,切实加强组织领导,将其作为核心任务纳入深化医药卫生体制改革工作的总体安排,建立相关协调机制,明确任务分工,结合本地实际,研究制定切实可行的实施方案。

(二)明确部门职责。卫生计生行政部门(含中医药管理部门)要加强对医疗机构规划、设置、审批和医疗服务行为的监管,明确双向转诊制度,优化转诊流程,牵头制定常见疾病入、出院和双向转诊标准,完善新型农村合作医疗制度支付政策,指导相关学(协)会制定完善相关疾病诊疗指南和临床路径。发展改革(价格)部门要完善医药价格政策,落实分级定价措施。人力资源和社会保障部门要加强监管,完善医保支付政策,推进医保支付方式改革,完善绩效工资分配机制。财政部门要落实财政补助政策。其他有关部门要按照职责分工,及时出台配套政策,抓好贯彻落实。

(三)稳妥推进试点。地方各级政府要坚持从实际出发,因地制宜,以多种形式推进分级诊疗试点工作。2015 年,所有公立医院改革试点城市和综合医改试点省份都要开展分级诊疗试点,鼓励有条件的省(区、市)增加分级诊疗试点地区。以高血压、糖尿病、肿瘤、心脑血管疾病等慢性病为突破口,开展分级诊疗试点工作,2015 年重点做好高血压、糖尿病分级诊疗试点工作。探索结核病等慢性传染病分级诊疗和患者综合管理服务模式。国家卫生计生委要会同有关部门对分级诊疗试点工作进行指导,及时总结经验并通报进展情况。

(四)强化宣传引导。开展针对行政管理人员和医务人员的政策培训,把建立分级诊疗制度作为履行社会责任、促进事业发展的必然要求,进一步统一思想、凝聚共识,增强主动性、提高积极性。充分发挥公共媒体作用,广泛宣传疾病防治知识,促进患者树立科学就医理念,提高科学就医能力,合理选择就诊医疗机构。加强对基层医疗卫生机构服务能力提升和分级诊疗工作的宣传,引导群众提高对基层医疗卫生机构和分级诊疗的认知度和认可度,改变就医观念和习惯,就近、优先选择基层医疗卫生机构就诊。

附件:分级诊疗试点工作考核评价标准

国务院办公厅

2015 年 9 月 8 日

第十六章

新药审批，如何加速

本章内容摘选自 2016 年 6 月 4 日，第十六期圆桌会议

近年来，我国医药产业快速发展，药品医疗器械质量和标准不断提高，公众用药需求得到了较好的保障。然而，药品医疗器械审评审批中存在诸多问题，主要如药品注册申报积压严重，一些创新药品上市审批时间过长，部分仿制药质量与国际先进水平存在较大差距等。出现上述问题，有着深刻的历史、体制和机制等方面的原因。

我国曾经历过药品严重短缺的年代，现代制药业起步较晚，标准偏低。多年来，国家采取将地方审批药品集中到国家统一审批、药品标准由地方标准升级为国家标准、提高 GMP 认证水平、推进仿制药与原研药质量和疗效一致性评价等措施，以提高药品质量，但总体上仍然存在药品审批标准不高、管理方式落后、审评审批体制僵化、机制不合理等问题。此外，企业低水平重复申报，部分注册申报临床数据不真实、不完整、不规范等问题也比较突出。针对这些问题，2015 年国务院发布了《关于改革药品医疗器械审评审批制度的意见》（国发 44 号），文件包括了一系列重要的改革措施和政策，在我国医药行业引起了强烈反响。

本章内容来自 2016 年 6 月 4 日召开的第十六期卫生政策上海圆桌会议。会议邀请了来自上海市食品药品安全研究会、复星医药集团、上海医药集团和礼来公司等政府或企业机构的专家代表，分享了他们对新药审批改革的看法和体会，深度解读了新药审批改革的现状，并对未来的发展作了展望。此外，来自医药行业内外的其他嘉宾也对该问题进行了热烈讨论。

CFDA 药品审评审批制度
改革及其趋势展望

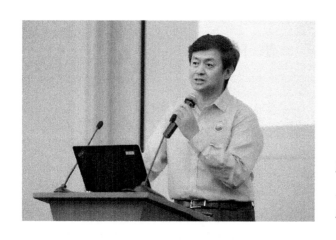

唐民皓

上海市食品药品安全
研究会会长

· 中国医药研发生产现状：多、小、散与技术创新弱 ·

  最近国家在"十三五"规划征求意见稿中用了两组数据：① 中国的药企有 5 000 多家，有一半的销售收入低于 5 000 万元，前十强只占了国内市场的 15%，表明我们的企业多、小、散。② 现有的 12 万个化学药品和生物制品批文中，共有通用名 2 750 个，其中有 34.98% 的药品品种有超过 10 家企业在生产，有 5.78% 的药品品种超过 100 家企业在生产。还有 15.92% 的获批化学药品和生物制品在医疗机构和零售终端均无销售记录。

  由这两组数据，我们可以看到当前医药行业同质化严重、产品低水平重复、技术创新能力弱。政府的审批和监管应该保证优胜劣汰，使我们好的企业做强做大，这是监管部门不可推卸的责任。

· 改革的六方面新希望 ·

  2015 年是国家药品审批制度改革的破冰之年，沉寂这么多年之后，大家在推动药品审批、推动药品行业改革方面看到了新希望。

一，国务院出台《关于改革药品医疗器械审评审批制度的意见》，这是国务院首次对药品审批的大篇幅政策规划。

二，调整了药品医疗器械注册收费制度。

三，2015年7月开始对药品临床数据进行核查。

四，推动药品上市许可持有人制度试点（MHA）。

五，开展仿制药质量和疗效一致性评价。

六，第十版的《药典》于2015年面世，提高药品审批标准。

· 改革药品器械审评审批制度 ·

在国务院的改革审评审批制度意见里面，讲了五个方面的大框架。

第一，提高质量，建立科学高效的审批体系，使审评审批的制度有效、安全，质量可控。

第二，解决注册申请积压问题。CFDA和CDE（Center for Drug Evaluation，总局药品评审中心）积压了大量的审评审批资料，接下来政府要求严控供大于求的药品和工艺落后的药品。

第三，提高仿制药质量，加快仿制药质量一致性评价。到2018年底前，完成基本药物口服制剂与参与制剂的质量一致性评价。

第四，鼓励研究和创新新药，优化审批程序，对临床需加快审批，开展上市许可人制度。

第五，要提高审评审批透明度，公开医疗药品器械注册的受理、技术审评等各个环节的条件与要求。

· 新政效果 ·

根据CDE和CFDA 3月份发的2015年药品审评审批报告，2015年全年完成的审批任务是9 601件，比去年完成增加了90%。审批任务积压由2015年高峰时的22 000件，降低至年底的不到17 000件。

· 调整药品医疗器械注册收费制度 ·

去年制定了新的收费标准，取消了1995年到现在20年的"低价"收费。国产新药注册费从原来的1万多元，调整为62.4万元，提升幅度非常大。调整的目的就是通过价格的提升，提高注册成本，促使药品优胜劣汰。这样会把一些低质量,或者不值得推动的产品挡在门外。

· 开展药物临床试验数据自查核查 ·

自查和核查,从方向上是对的,但其中可能有执行的问题。总体上,中国的医药行业需要有这样的改革。

据 2016 年初报告统计,截至 2016 年 1 月 12 日,撤回和不通过的申报是 1 151 个,占自查核查总数的 80%,其中企业主动撤回占到 77%。实际上,超过 80% 的企业都觉得自己原来申报的东西有问题。如果依法办事,企业应该坚持,但最后把申报撤回来了,企业首先应该自责。所以我认为,产品不是靠监管出来的,强大的监管加上我们企业强大的自律和公信力才可以,监管只是起到辅助作用。

· 推进药品上市许可持有人制度试点 ·

2015 年 11 月,全国人大授权北京、天津、河北、上海、江苏、浙江、福建、山东、广东和四川 10 个省市进行试点,开展药品上市许可持有人制度。原来的《药品管理法》明确规定,上市许可必须是一个药品生产企业,但是现在我们把它分离了,研发机构、研发单位等非生产企业也可以做,这样会激发生产力的调整。如果试点可行的话,就会修改完善成新的《药品管理法》,如果不行再修改。

· 开展仿制药质量和疗效一致性评价 ·

2016 年国务院办公厅又发布了《关于开展仿制药质量和疗效一致性评价的意见》。其中有几个方面需要注意,一个是评价对象和时限。对不同类型和批准上市日期的仿制药,有不同的评价要求。第二个是参比制剂遴选原则。企业可以自己选择产品制剂,行业协会也可以参与进来,组织同品种企业提出意见。同时,应该及时公布参比试剂的信息。第三个是方法的选择,药品生产企业应采用体内生物等效试验的方法进行一致性评价,符合豁免生物等效制剂的品种,允许企业采取体外溶出度试验的方法进行一致性评价。

同时,也要强调企业的责任,一致性评价责任主体是企业,企业应主动选购参比制剂开展相关研究,确保质量和疗效与参比制剂一致。同时,国务院也规定了鼓励措施,鼓励企业开展一致性评价。

·监管理念重塑——监管与促进并重,政府与社会协力·

从政府主管部门到研究机构,我有两个体会,一个是监管与促进并重的问题。现在大家都不敢再提"促",实际上作为监管部门,除了监管之外,还要提升企业的能力。德国药企有问题自己叫 FDA 来。日本现在监管部门很大的职能是在监管的同时帮着企业促进新药上市。

第二个是政府与社会协力的问题,要社会共治,要建立现代化的国家治理体系。现代化国家治理体系不是政府一家说了算,需要企业、行业、社会、第三方机构协力,政府只是当中的一方。在现阶段政府要起到引导的作用,逐步引导全社会都来推动食品药品行业的发展。药品的审评审批加速,从长远的角度考虑,应当发挥企业主力军的力量,这样才会推动医药行业更好的发展。

圆桌对话

一致性评价更要符合国情

屠永锐:我认为一致性试验是必须要做的,目前一致性评价的政策已经确定了。第一标准由谁来定;第二现在在医院里做生物等效性试验有困难。这是两大难关。

同时我个人认为,一致性评价需要分门别类。总体上我国很多仿制药还是非常好的,但有些品种较差。我们应该先对此进行分类,哪些药与原研药的质量是比较接近的,哪些是有待提高的,这样分类制定政策。质量太差需要推倒重来的就推倒重来,介于这两者之间的制定相应的解决方案,这样一致性评价政策也会更容易落地。中国人用的药是以仿制药为主,想要我国的制药行业强大、可持续发展,仿制药是一定要做好的。

唐民皓:我同意。中国的国情是发展中国家的国情,如果我们回归到医药是什么国情呢?我前面讲的"多、小、散"。这么多小企业、跨国企业,这就是中国的国情,我们所制定的政策不能离开国情,包括进行一致性评价。

现在一致性评价作为未来"十三五"规划一项非常重要的工作,我们不要挑战它,也挑战不了。但是实际上这项工作在"十二五"规划中就提出来了,只是在推进过程中遇到很多具体的问题,我们希望"十三五"规划中能把政策制定得更细一点,让政策更具可预见性,政策更加有确定性。因此,当务之急是要推动政府提高工作透明度。

变革的发展和趋势

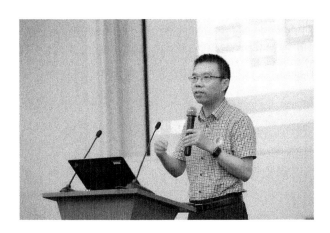

邵颖
上海复星医药(集团)
副总裁兼研发中心
主任

·经济全球化推动行业变革·

我们行业真正的变革还是经济全球化的结果。经济全球化最大的特征是竞争，竞争的本质是技术与资本。商品除了价格的基本属性之外，我认为最典型的特征是技术和资本的有机结合。商品的流动就是技术和资本的流动。谁掌握了先进的技术和资本的配置，谁就是游戏规则的制定者，比如华为，华为就是现在通信行业里规则的制定者。而全球十大制药企业、美国的FDA，是医药行业规则的制定者。

·行业的发展要素：市场与准入标准·

行业发展的决定要素，首先是市场。预计 2020 年中国的药品市场是全球最大的，所以跨国公司想离开又不敢离开。中国的本土企业则是进入了不同的发展阶段。以前中国是缺医少药，大量仿制，今天我们是要提升产品的品质。现在国产的彩电基本和国际产品一样了，但是药品的品质与国际上的高端品质还有差距。

第二个是市场准入的标准，市场需求决定了市场的准入标准。这也是决定产业集中度的核心。市场准入标准有两个要素：第一个是临床价值，就是这个产品到底有没有临床价值，患者能否获益；第二个是支持这个价值的数据是不是合规，是不是真实可靠。药监局去年的几个核心动作，一个是强调了价值，第二个是强调了数据的核查。其实这些内容早就有了，但一直是落地的程度不够。

当然更重要的是竞争性，竞争性取决于监管当局的理念和规则。改革开放30多年来，所有的行业都走出去了，唯独健康医药行业没有走出去，而且这个行业还是国家占垄断地位最小的行业。这还是监管理念的问题，过去的几十年我们一直在计划经济向市场经济转变的过程当中，行政的色彩远远大于市场的色彩。所以竞争性完全取决于监管者，因为他是制定游戏规则的。

· 改正监管理念，才能达到监管效果 ·

过去的监管效果总是不好，药品生产质量管理规范（Good Manufacturing Practice，GMP）和药品经营质量管理规范（Good Supply Practice，GSP），都没有完成减少药企的目的。2010年实行了欧版的GMP，说是世界最严的GMP，但是到目前为止还是有4 700家药企，尚有2 000多家等待审批。这是因为我们GMP的理念跟国际GMP的认知相差非常大：国际上一致认为GMP是一个从业的最低标准，但是我们把GMP当成一个证书。

中国现在还没有产品的质量是研发出来的理念，特别是高层，认为产品的质量还是监管出来的，检验出来的。我一直反对标准提高工程，因为标准提高的行为应该是一个企业的主动行为，不是一个政府行为，但国家却为此花了很多钱。企业的主动行为才会产生竞争性，而我们标准提高过程最后变成了国家行为，脱离了产品本身特性。

· 药品新政："洗牌"集结号 ·

监管新政的核心内容就是44号文件。这个新政带来的是行业"洗牌"的集结号。其核心要素就是产品市场准入的技术标准和国际全面接轨。还有全面提升研发和评价，市场准入和监管标准也要与国际接轨。44号文件出台之后打了一套"组合拳"，核心就是提升标准。

未来五年可能是一个很艰难的大浪淘沙的过程。这其中有三大核心要素：

第一个是上市许可持有人制度（MAH）。MAH 最大的差异是资源配置，核心的目标也是明确责任和资源配置。这打破了中国过去实体经济的监管理念，并会重构产业链：以研发和市场为主导，制造业则被选择。更重要的是全球化资源配置和产业过程中的数据全球化。这会打开一扇大门，迎接全世界的竞争者，迎接全世界的研发资源和资本资源进入中国市场。

第二个是一致性评价。一致性评价最大的影响在于行业的集中度，会带来市场大洗牌。因为根据"三个三"的原则之后，产品如果没有通过一致性评价，就会在市场中失去地位。一致性评价核心内容是研发标准国际化。既然研发标准国际化，我们的产品自然就国际化了，不再形成一个中国市场和国外市场两个产品标准，而是标准一体化。

最后是临床试验的备案制，从仿制药的临床试验备案制到新药临床试验 IND（Investigational New Drug，临床研究申请）制度。药品研发过程本是一个探索过程，我们却变成一个行政审批过程，其实是把整个研发的产业链人为地过滤开来了。IND 制度对未来中国的研发有很大的影响，回归到研发规律的核心，让临床价值与效用成为关键评价要素。IND 制度会鼓励创新，引进全球的研发资源到中国来，我个人感觉是最大的利好，特别是在推动全球同步开发方面。

· 研发企业和制造业的洗牌 ·

新政下最大的困难是研发成本激增。研发的企业成本和风险大大提高，研发型企业也会大洗牌。目前国内大概有几万家研发型企业，我相信能够活下来的会很少。因为研发周期长，现金链条长，而且风险也很大。以前有临床批件可以卖，现在生物等效性试验不做就没有收益。

产业链上面临最大挑战的是制造业。目前为止存量文号的未来价值十分不确定。按照一致性评价，绝大部分现在企业的文号价值作用会丢失，而且大部分企业的质量管理体系不能实现未来 CMO 的要求。所以现有的固定资产和无形资产会极度贬值。同时在上市许可人制度下，研发型企业和营销型企业作为上市许可人会增加新的竞争要素。所以对制造业来讲只有全面提升质量管理体系，接轨国际标准。品牌为王的时代应该将要到来。

总结一下，未来的发展趋势就是产业与市场国际化，研发方面应该以专业和资本有效组合,在全球进行资源配置,并按照国际标准同步开发。制造业应该以卓越的质量管理体系与高效率为竞争要素。我们认为智能制造、深度的专业分工和全球竞争才是制造业的未来。这个深度的专业分工就是改变了以前的监管方式,比如包材、包装的专业监管等。而且这种分工可能是在全球,完全取决于资本和技术。

市场准入是以综合优势(临床价值为核心)为竞争要素,主要还是国家药物政策。国家药物政策应该是解决中国到目前为止,在生活需求基础之上的高品质产品。当然还要解决可支付性的问题,包括全面医保和创新药特殊保险的建立。这些要素最终决定中国制药行业的发展,只要放眼世界,以国际化为标准,我相信这条路会越走越宽。

┈┈┈┈┈┈┈┈┈┈┈┈┈┈┈┈┈┈┈┈┈┈
圆桌对话
┈┈┈┈┈┈┈┈┈┈┈┈┈┈┈┈┈┈┈┈┈┈

明确目标人群,合理分配资源

邵晓军:去年开始保监会引入了一个概念叫最优产品,最优产品是突破社保目录的,基本上所有的药品,只要社保不赔的,商保就赔。这就关系到创新药的支付问题,怎么支付?

邵颖:国内外关注点不一样,因为中国有13亿人,首先要保证13亿人常规疾病的用药。美国已经在解决少数人的问题,中国现在还是解决大部分人的问题。

创新药支付体系不是基本药品的问题。全民健康保险是保基药,不是保创新药的。我个人反对把创新药纳入国家的基药保险,因为产生不了价值,价格上不去。基药保险是用国家有限的资金,让老百姓看绝大部分常态病时有保障。如果把创新药拿到基药里面去可能"死"得更快,因为它的投入和产出完全不匹配。美国的创新药做得好,高额商业保险起了很大作用。政府的资源很有限,应该以国家的基金来撬动商业保险,对大病商业保险,对创新药的商业保险,这才是解决的根本途径。

开放共赢，一致性评价的合作机会

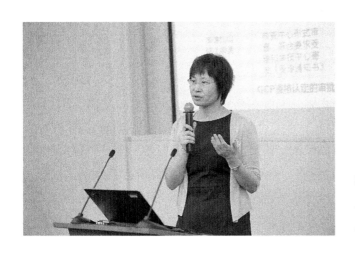

柯樱
上海医药集团科
研发展部总经理

· 一致性评价：服务少、价格高 ·

2015 年 8 月出台的一致性评价的整个框架让我们感到很惊讶：从以体外溶出为主，转向了全面评估，就意味着每一个品种就相当于重新做一个，而且比重新做一个投入还要大。

一致性评价需要做生物等效性评价。但是现在我们了解下来，可以完成这一评价的药物研发外包服务公司（Contract Research Organization，CRO）还是不多的。另外，一致性评价的报价飙升，根据医药魔方的数据（国泰君安医药团队整理），目前国内比较大的 CRO 公司对药学部分和生物等效性试验（Bioequivalency，BE）部分的报价为，药学部分是 200 万～350 万，BE 是 200 多万到 350 万。

· 生物等效性试验：进展困难 ·

事实上，我们现在调研下来，国内有资格接 BE 的机构大概有 122 家，愿意接 BE 的机构大概只有五六十家。所以这就意味着整个 BE 下一步试验的推动非常困难。

生物等效性试验是针对健康受试者的,而政府的管理目标,第一是保护受试者的安全;第二要获得可靠真实的临床数据,所以只要守住这两个底线就可以往下做。因此试验放在医疗机构没有问题。对于绝大多数基于健康受试者的 BE,只要能符合药物临床试验质量管理规范(Good Clinical Practice,GCP)和其他监管的要求,完全可以学习国外,把它挪在医院体系之外。国家下一步应该根据管理的风险等级原则,对临床基地进行一个细分的专业化的管理,允许这种具有资质的非医疗机构来承办独立第三方的生物等效性试验。

· 风险可控,放开准入,细化配套管理 ·

政府部门应该承担起监管责任。所谓的监管,不仅仅是要代替市场,去整肃这个环境,我觉得应该做一些更加细致的事情,包括建立一期临床、生物等效性受试者的数据库等。每一个做试验的人都来这个数据库登记一下,一来登记的时候就知道哪些受试者是不能用的,哪些是能用的。如果要做的更细一些,应该对健康受试者采取实证上岗的机制,这样整个风险就得到了完全控制,整个 BE 的价格也会大幅度下降,效率就能够提升。我们一直说提高效率,其实就是这种方式:在保证风险可控的前提下放开准入。所以我觉得这样就可以让专业的人做专业的事情,大家各挣各的钱。在这方面,国家下一步应该做细化配套的管理。

· 未来期望: 细化政策,提高质量 ·

虽然一致性和原来溶出相比,又增加了对比杂质以及辅料等要求。但原料没有在一致性评价里出现,所以希望能够尽快落实一致性评价资料当中补充申请的关联申请,包括原料药和辅料等一系列的关联审评。这样一致性评价才真正能在 2018 年底做下去。

在 2007 年以前,我们国家批了很多的批文,核心内容是低水平、广覆盖。当时认为既然缺医少药就多批一些,让大家都能用上。但现在不一样,下一步肯定要提高医疗保障水平,意味着要提高医疗服务的水平,提高用药的水平,所以我们现在要提高质量,要淘汰掉质量不好的,我们要开始创新,找到更好的治疗方案。

新药审批改革对跨国企业发展的影响

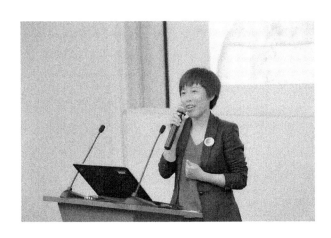

韩青

礼来公司医学注册事
务总监

整体来说，新药审批改革为跨国药企创新药的引入带来了积极的影响，有望加速跨国药企创新药审评审批。

·44号文件改革前景光明·

根据44号文件的精神，我们跨国药企认为有如下积极的趋势和影响：允许国际同步研发，甚至参与早期的研发；鼓励国内临床试验机构参与国际多中心临床研究；加快创新药审评审批，缩短审评时间；强调临床需求。

所有这些积极的影响我相信会改变跨国药企在创新药引入中国的策略，例如在国外的研发中，他们会在更早期考虑中国的需求，在策略的制定当中会把中国考虑进去。

我认为国内在注册申报方面，可以尝试一些新的途径。现在我们跨国药企创新药基本上是以国际多中心临床研究的途径来申报的，但是在将来注册创新药的途径应该会有新的尝试。另外是缩短审评时间，药品审评中心今年和去年比，审评时间已经有了明显的缩短。这实际上为我们中国参加国际创新药的国际多中心临床研究，尤其是关键性的临床研究提供了机会和保障。

·配套措施不完备，不确定性强·

虽然前景是很光明的，但是在这个过程中仍存在着很多不确定性。主要在于以下几点。

化学药品分类的相关细节不清晰·首先，作为配套措施化学药品的分类细节不清晰。化药基本分为五类，作为跨国药企，我们认为能够参与，或者能够被隶属在化药的一类、二类和化药的1.5类。但是到目前为止，实际上没有任何一个定义，来界定新药分类的时间是在申报临床阶段，还是在申报进口注册阶段。如果是在临床阶段，那是否面临着申报进口注册阶段？虽然分类是有了，但是临床的技术要求却没有公布。如果我们能够作为一个新药来申报，那么在这个过程中到底是否需要在中国开展一期到三期的全部临床研究？如果国外已经有充分的临床数据，是否按照科学的研发规律，我们制药提供通过桥接的研究，提供没有人种差异就可以了？

CMC变更申报缺渠道·中国的临床申请提交，对药品的化学、制造和控制（Chemical，Manufacturing and Control，CMC）的要求非常多。给大家举个简单的例子，进口药按照一类申报，提交了之后，受理大厅给我们开具了检验通知书，要求我们做质量标准复核，但是对于国产化的新药，这一步是在新药申请（New Drug Application，NDA）时候才要求的。创新药在早期研发过程中CMC在不断变化，包括处方、工艺、标准，甚至生产厂都在不断变化。但是很遗憾，根据现在的法规，无论是在临床申报阶段，还是批了临床以后到临床之前报NDA的时候，我们都没有一个合规的途径能够申报这些变更。这些变更我们只有两种选择，一种是把临床批件撤回来重新报。另一种是我们一直坚持在临床申报阶段的那些工艺等，直到报NDA批准之后，拿到进口注册证我们再报变更。但这会影响药物上市的时间，对中国患者来说是不公平的，本来可以用更好的工艺生产出来更好的药品，为什么不能给中国患者用更好的呢？

优先审批标准不明确·作为配套措施，CFDA公布了优先审评审批的公告，但标准不明确。药审中心已经公布了五批优先审批的名单：两批仿制药，一批儿童用药，一批HCV用药，一批抗肿瘤药。但是这些优先审批的药品是怎么选择出来的？标准是什么？对外并没有一个公布。

临床数据核查标准不清·药企作为生产厂，大多都能接受临床数据核查，保证患者用药安全有效。我们第一批自查的1 622个品种当中，已经有

1 179个申请自动撤回了,193个申请实际上是临床豁免的,根本没有在中国开展。54个申请不予批准,196个还在等待核查。

核查是必要的,但是我们核查的标准和操作跟国际上通行的方法不一致。核查的法规和要求有几个定性,比如不完整、不规范、不真实、不可溯源。这样的定性其实会给后续的药品审评审批带来很大的困难。还有核查的信息不公开,比如什么时候核查,核查完了以后是怎么定性的?有没有通知企业?核查之后何时能够批准?所有这些都应该在公开透明的标准之下。

遗传资源管理申报时间长·还有一点,人类遗传资源管理。这不是44号文件的配套措施,但是人类遗传资源管理越来越严格,在任何国际合作中涉及人类遗传资源的行为均需要获得批准,这个适用范围包括采集、收集、买卖和出口。举个例子,对于跨国药企来说,绝大多数药品的注册需要在中国开展临床试验,血样的采集和检测是非常普遍和必要的措施。即便是这样一个简单的操作,我们也需要得到人类遗传基因办的批准,而且这个批准需要在申请人和临床研究机构签订合同之前就完成,之后才能够再去过伦理。虽然我们欣喜地看到审评的时间在缩短,但是又增加了人类遗传资源管理的审批,无形中增加了4~8个月,所以我们的临床试验开始的时间并没有明显提前。

价格承诺影响创新积极性·根据44号文件的要求,申请新药注册的企业需进行上市后的价格承诺,承诺上市后价格不高于原产国或我国周边可比市场价格,涉及的范围包括一类、二类和1.5类药品化药。这可能对国内创新药的研发、投资,包括创新环境的建立是有影响的。另外,我们也担心是否存在药检部门因为价格的考量而偏离风险决策的风险。

圆桌对话

一致性评价是证明国内药企的机会

蔡江南:相对于中国企业,44号文件对于外企是不是更加利好的一个文件?去年出台药品价格的改革,基本上取消了独立定价,对原研药的特殊待遇,包括药品招标也听到了很多外企的抱怨,结合这两面的政策,国内企业和外资企业对今后的发展是怎么样的看法？

柯樱：44 号文件鼓励创新型企业，创新型企业和创新型产品应该是最受益的。跨国药企本来就是研发驱动型的公司，所以肯定是受益者。对于中国药企来说，过去因为产品质量上不去，所以一直被压低价。我们和罗氏也有合作，并对产品做过全面的质量对比，结果没有任何差距。但是大家就是认为我们的产品质量有问题，定价太高。因此国企没有办法只能降价。

如果要是做了质量一致性检验，能够把这个观念翻过来，那也是一个好事情。所以对国内企业来说，一致性检验是一个来证明自己的机会，熬过这个时间就是好的开始。这个过程的确会消灭很多小企业，但这是改革的阵痛。

韩青：我并不认为 44 号文件对外企就比对国企更好。其实到现在为止，国家管理机构并没有把进口药真正考虑为创新药。这次更多的是鼓励国内企业的创新，而且这也非常重要。

药品和其他产品不一样，药品是要治病救人的，它不应该有什么国界，只要是好的药品就应该给人民来用。国家的职责就是从方方面面保护人民，包括治病救人。这种情况下我觉得不用分成进口和国产，创新药真的具有临床价值就应该被鼓励。

但为什么主要的研发创新还是在国外？一是现在中国的机制或法规可能还有待于提高和改进。另外，在全球，包括像日本的创新药企的申报，一般情况下也会选择美国 FDA 作为第一个申报机构。还有一点，跨国药企挣的钱绝大多数还是来自欧美、日本这些国家，中国实际上在这方面利润比较少，只占总体盈利的很少一部分。

相关政策文件

● 国务院，《关于改革药品医疗器械审评审批制度的意见》（国发〔2015〕44 号），2015 年 8 月 9 日。

● "食品药品监督管理总局介绍药品医疗器械审评审批制度改革情况"，2015 年 8 月 18 日。文字实录链接：http://www.xinhuanet.com/live/20150818h/wzsl.htm。

国务院关于改革药品医疗器械审评审批制度的意见

国发〔2015〕44 号

各省、自治区、直辖市人民政府，国务院各部委、各直属机构：

近年来，我国医药产业快速发展，药品医疗器械质量和标准不断提高，较好地满足了公众用药需要。与此同时，药品医疗器械审评审批中存在的问题也日益突出，注册申请资料质量不高，审评过程中需要多次补充完善，严重影响审评审批效率；仿制药重复建设、重复申请，市场恶性竞争，部分仿制药质量与国际先进水平存在较大差距；临床急需新药的上市审批时间过长，药品研发机构和科研人员不能申请药品注册，影响药品创新的积极性。为此，现就改革药品医疗器械审评审批制度提出以下意见：

一、主要目标

（一）提高审评审批质量。建立更加科学、高效的药品医疗器械审评审批体系，使批准上市药品医疗器械的有效性、安全性、质量可控性达到或接近国际先进水平。

（二）解决注册申请积压。严格控制市场供大于求药品的审批。争取 2016 年底前消化完积压存量，尽快实现注册申请和审评数量年度进出平衡，2018 年实现按规定时限审批。

（三）提高仿制药质量。加快仿制药质量一致性评价，力争 2018 年底前完成国家基本药物口服制剂与参比制剂质量一致性评价。

（四）鼓励研究和创制新药。鼓励以临床价值为导向的药物创新，优化创新药的审评审批程序，对临床急需的创新药加快审评。开展药品上市许可持有人制度试点。

（五）提高审评审批透明度。全面公开药品医疗器械注册的受理、技术审评、产品检验和现场检查条件与相关技术要求，公开受理和审批的相关信息，引导申请人有序研发和申请。

二、主要任务

（六）提高药品审批标准。将药品分为新药和仿制药。将新药由现行的"未曾在中国境内上市销售的药品"调整为"未在中国境内外上市销售的药品"。根据物质基础的原创性和新颖性,将新药分为创新药和改良型新药。将仿制药由现行的"仿已有国家标准的药品"调整为"仿与原研药品质量和疗效一致的药品"。根据上述原则,调整药品注册分类。仿制药审评审批要以原研药品作为参比制剂,确保新批准的仿制药质量和疗效与原研药品一致。对改革前受理的药品注册申请,继续按照原规定进行审评审批,在质量一致性评价工作中逐步解决与原研药品质量和疗效一致性问题;如企业自愿申请按与原研药品质量和疗效一致的新标准审批,可以设立绿色通道,按新的药品注册申请收费标准收费,加快审评审批。上述改革在依照法定程序取得授权后,在化学药品中进行试点。

(七)推进仿制药质量一致性评价。对已经批准上市的仿制药,按与原研药品质量和疗效一致的原则,分期分批进行质量一致性评价。药品生产企业应将其产品按照规定的方法与参比制剂进行质量一致性评价,并向食品药品监管总局报送评价结果。参比制剂由食品药品监管总局征询专家意见后确定,可以选择原研药品,也可以选择国际公认的同种药品。无参比制剂的,由药品生产企业进行临床有效性试验。在规定期限内未通过质量一致性评价的仿制药,不予再注册;通过质量一致性评价的,允许其在说明书和标签上予以标注,并在临床应用、招标采购、医保报销等方面给予支持。在质量一致性评价工作中,需改变已批准工艺的,应按《药品注册管理办法》的相关规定提出补充申请,食品药品监管总局设立绿色通道,加快审评审批。质量一致性评价工作首先在 2007 年修订的《药品注册管理办法》施行前批准上市的仿制药中进行。在国家药典中标注药品标准起草企业的名称,激励企业通过技术进步提高上市药品的标准和质量。提高中成药质量水平,积极推进中药注射剂安全性再评价工作。

(八)加快创新药审评审批。对创新药实行特殊审评审批制度。加快审评审批防治艾滋病、恶性肿瘤、重大传染病、罕见病等疾病的创新药,列入国家科技重大专项和国家重点研发计划的药品,转移到境内生产的创新药和儿童用药,以及使用先进制剂技术、创新治疗手段、具有明显治疗优势的创新药。加快临床急需新药的审评审批,申请注册新药的企业需承诺其产品在我国上市销售的价格不高于原产国或我国周边可比市场价格。

(九)开展药品上市许可持有人制度试点。允许药品研发机构和科研人员申请注册新药,在转让给企业生产时,只进行生产企业现场工艺核查和产品检验,不再重复进行药品技术审评。试点工作在依照法定程序取得授权后开展。

(十)落实申请人主体责任。按照国际通用规则制定注册申请规范,申请人要严格按照规定条件和相关技术要求申请。将现由省级食品药品监管部门受理、食品药品监管总局审评审批的药品注册申请,调整为食品药品监管总局网上集中受理。对于不符合规定条件与相关技术要求的注册申请,由食品药品监管总局一次性告知申请人需要补充的内容。进入技术审评程序后,除新药及首仿药品注册申请外,原则上不再要求申请人补充资料,只作出批准或不予批准的决定。

　　(十一)及时发布药品供求和注册申请信息。根据国家产业结构调整方向,结合市场供求情况,及时调整国家药品产业政策,严格控制市场供大于求、低水平重复、生产工艺落后的仿制药的生产和审批,鼓励市场短缺药品的研发和生产,提高药品的可及性。食品药品监管总局会同发展改革委、科技部、工业和信息化部、卫生计生委制定并定期公布限制类和鼓励类药品审批目录。食品药品监管总局及时向社会公开药品注册申请信息,引导申请人有序研发和控制低水平申请。

(十二)改进药品临床试验审批。允许境外未上市新药经批准后在境内同步开展临床试验。鼓励国内临床试验机构参与国际多中心临床试验,符合要求的试验数据可在注册申请中使用。对创新药临床试验申请,重点审查临床价值和受试者保护等内容。强化申请人、临床试验机构及伦理委员会保护受试者的责任。

(十三)严肃查处注册申请弄虚作假行为。加强临床试验全过程监管,确保临床试验数据真实可靠。申请人、研究机构在注册申请中,如存在报送虚假研制方法、质量标准、药理及毒理试验数据、临床试验结果等情况,对其药品医疗器械注册申请不予批准,已批准的予以撤销;对直接责任人依法从严处罚,对出具虚假试验结果的研究机构取消相关试验资格,处罚结果向社会公布。

(十四)简化药品审批程序,完善药品再注册制度。实行药品与药用包装材料、药用辅料关联审批,将药用包装材料、药用辅料单独审批改为在审批药品注册申请时一并审评审批。简化来源于古代经典名方的复方制剂的审批。简化药品生产企业之间的药品技术转让程序。将仿制药生物等效性试验由审批改为备案。对批准文号(进口药品注册证/医药产品注册证)有效期内未上市,不能履行持续考察药品质量、疗效和不良反应责任的,不予再注册,批准文号到期后予以注销。

(十五)改革医疗器械审批方式。鼓励医疗器械研发创新,将拥有产品核心技术发明专利、具有重大临床价值的创新医疗器械注册申请,列入特殊审评审批范围,予以优先办理。及时修订医疗器械标准,提高医疗器械国际标准的采标率,提升国产医疗器械产品质量。通过调整产品分类,将部分成熟的、安全可控的医疗器械注册审批职责由食品药品监管总局下放至省级食品药品监管部门。

(十六)健全审评质量控制体系。参照国际通用规则制定良好审评质量管理规范。组建专业化技术审评项目团队,明确主审人和审评员权责,完善集体审评机制,强化责任和时限管理。建立复审专家委员会,对有争议的审评结论进行复审,确保审评结果科学公正。加强技术审评过程中共性疑难问题研究,及时将研究成果转化为指导审评工作的技术标准,提高审评标准化水平,减少审评自由裁量权。

(十七)全面公开药品医疗器械审评审批信息。向社会公布药品医疗器械审批清单及法律依据、审批要求和办理时限。向申请人公开药品医疗器械审批进度和结果。在批准产品上市许可时,同步公布审评、检查、检验等技术性审评报告,接受社会监督。

三、保障措施

（十八）加快法律法规修订。及时总结药品上市许可持有人制度试点、药品注册分类改革试点进展情况，推动加快修订《中华人民共和国药品管理法》。结合行政审批制度改革，抓紧按程序修订《中华人民共和国药品管理法实施条例》和《药品注册管理办法》等。

（十九）调整收费政策。整合归并药品医疗器械注册、审批、登记收费项目。按照收支大体平衡原则，提高药品医疗器械注册收费标准，每五年调整一次。对小微企业申请创新药品医疗器械注册收费给予适当优惠。收费收入纳入财政预算，实行收支两条线管理。审评审批工作所需经费通过财政预算安排。

（二十）加强审评队伍建设。改革事业单位用人制度，面向社会招聘技术审评人才，实行合同管理，其工资和社会保障按照国家有关规定执行。根据审评需要，外聘相关专家参与有关的技术审评，明确其职责和保密责任及利益冲突回避等制度。建立首席专业岗位制度，科学设置体现技术审评、检查等特点的岗位体系，明确职责任务、工作标准和任职条件等，依照人员综合能力和水平实行按岗聘用。推进职业化的药品医疗器械检查员队伍建设。健全绩效考核制度，根据岗位职责和工作业绩，适当拉开收入差距，确保技术审评、检查人员引得进、留得住。将食品药品监管总局列为政府购买服务的试点单位，通过政府购买服务委托符合条件的审评机构、高校和科研机构参与医疗器械和仿制药技术审评、临床试验审评、药物安全性评价等技术性审评工作。

（二十一）加强组织领导。食品药品监管总局要会同中央编办、发展改革委、科技部、工业和信息化部、财政部、人力资源和社会保障部、卫生计生委、中医药局、总后勤部卫生部等部门，建立药品医疗器械审评审批制度改革部际联席会议制度，加强对改革工作的协调指导，及时研究解决改革中遇到的矛盾和问题，各地区也要加强对改革的组织领导，重大情况及时报告国务院。

国务院

2015 年 8 月 9 日